THINKr
新思

新 一 代 人 的 思 想

An Intimate Geography

女性之书

WOMAN

爱自己，从了解你的身体开始

[美] 娜塔莉·安吉尔 著

黄琪 译

NATALIE ANGIER

中信出版集团｜北京

图书在版编目（CIP）数据

女性之书 /（美）娜塔莉·安吉尔著；黄琪译 . --
北京：中信出版社，2023.2
书名原文：Woman: an intimate geography
ISBN 978-7-5217-4965-6

Ⅰ. ①女… Ⅱ. ①娜… ②黄… Ⅲ. ①女性-生理卫
生 Ⅳ. ① R173

中国版本图书馆 CIP 数据核字 (2022) 第 218433 号

女性之书
著者： [美] 娜塔莉·安吉尔
译者： 黄琪
出版发行：中信出版集团股份有限公司
（北京市朝阳区东三环北路 27 号嘉铭中心 邮编 100020）
承印者： 宝蕾元仁浩（天津）印刷有限公司

开本：880mm×1230mm 1/32 印张：16 字数：347 千字
版次：2023 年 2 月第 1 版 印次：2023 年 2 月第 1 次印刷
京权图字：01-2022-6178 书号：ISBN 978-7-5217-4965-6
定价：88.00 元

献给凯瑟琳·伊达（Katherine Ida）

目 录

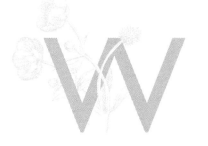

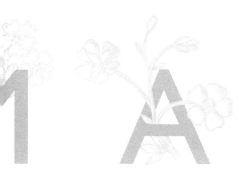

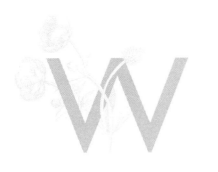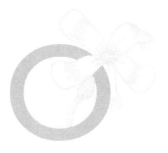

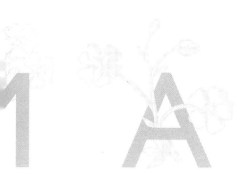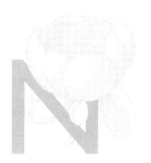

序

卡罗巴塔克人是传统的农民，居住在印度尼西亚北苏门答腊高原上散落的小村庄里。他们生活艰难，勉强维持温饱，服饰明艳，极少接触西方媒体。这里的男人喜欢双脚硕大的女人。最后这点似乎无关紧要，但华盛顿大学的人类学家杰夫·库什尼科（Geoff Kushnick）在 2013 年 9 月的《人性》（*Human Nature*）杂志上提出，卡罗巴塔克男性偏爱大脚女性，有悖达尔文的男性择偶理论。

根据研究领域中较为光鲜而亮眼的所谓进化心理学，在选择心仪的伴侣时，男性和女性演化出了截然不同的内在审查标准。据说女性想要对方供养自己并帮助抚育孩子，因此会在男性身上寻找地位和财富的标志——善用矛，钱包鼓鼓，等等。男性则想要生育力旺盛的配偶，会搜寻代表年轻和适婚的特征：头发光滑，嘴唇饱满，乳房坚挺。女性的脚往往会随年纪和分娩次数增加而变宽，进化心理学家认为，脚的大小也应被男性纳入对女性适婚度的考量，并且男性很可能觉得女性精巧的小脚要好过他们丑陋的蛮脚。果真，很多跨文化研究似乎证实了小脚偏好，让胖子沃勒

（Fats Waller）的老歌词"你的脚太大，我不想要你"得到一点科学加持。

但杰夫·库什尼科发现，卡罗巴塔克男性拒绝附和这首歌。杰夫向 159 位卡罗巴塔克男性展示了一组女性图片，由同一女性的五张剪影组成，除脚的大小有异，每张图片的其他细节均相同。受试男性都认为，脚最大的那张图比其他四张更具吸引力。此外，他们特别**讨厌**脚最小的女性形象——而这张图片却被以往的受试者认为最迷人。后来证明，卡罗巴塔克人的偏好并非个例。库什尼科重新研究了跨文化偏好的调查结果，发现整体而言小脚广为流行，但也存在相当多的文化差异：一个文化的城市人口越少，以及与西方媒体的接触越少，该文化中的男性越可能喜欢脚大的女性。

关于脚的研究回应了对进化心理学教条的其他质疑：比如所谓蜂腰的普遍吸引力。据说全天下的男性，相较于体型浑圆敦实的女性，更喜欢腰臀比大的女性。毕竟，最能证明"女性处于花样年华"的，莫过于沙漏形的身材吧？然而这条原则也被发现了例外：一些"蒙昧落后"文化中的男性宣称喜欢粗腰女性，而认为拥有"理想"腰臀比女性的纤腰看上去有些病态。这些观点不同的男性同样来自鲜少接触西方媒体的偏远文化群落，不知道碧昂斯，也没听说过塑身内衣。杰夫·库什尼科写道，如他的调查一样，很多类似的研究"冲击了某些进化心理学理论的普遍性概念"，并对"一刀切"模式提出质疑。可能，仅仅是可能，库什尼科大胆提出假设，人类的择偶偏好是"变动的"，会随当地情况而变化，而非由人的染色体成分注定。虽于西方人来说难以理解，但温饱型社会中的男性或许更倾向于选择壮实稳健的女性，而对**娇痴**洛丽塔从头到脚呈现的"年轻符号"无动于衷。

我提出这一点是因为，《女性之书》最终探讨的是进化心理学引发的一些有关男女差异问题的妄言和争议——如称女性害羞、讲究，男性滥情、不检点，或说女性不如男性迷恋权力和成就。喂，这可是好事，我们能给学校的烘焙义卖多做些红丝绒杯子蛋糕呢。《女性之书》首次出版后，达尔文理论在人类行为研究方面的应用分化成多种学派，其中一些相当复杂且富有创意。研究者自称进化人类学家、人类行为生态学家、进化发展生物学家，或干脆自诩为科学家。他们将人类视为拥有漫长混乱历史的聪慧动物，投身于破译生物学与生命发展历程、基因与文化、个体差异与人类共性等复杂关系的事业中。很多进化学派的学者私下对进化心理学这个分支学科在智识上的好高骛远表达过疑虑，此类学科最热情的支持者能将对男女差异的深层进化根源的初步发现轻松描述成荡气回肠的传奇。然而，公开反对进化心理学的说法很需要勇气，因此，我欣赏库什尼科对人类择偶偏好"一刀切"模式的勇敢质疑。当别人挑战自己的核心理念，或自己对某个数据集的解读遭到责问，进化心理学家动辄生气，敏感过度。他们会指责对方无知，说别人不相信进化，说政治观点蒙蔽了科学判断，云云。戴维·巴斯（David Buss），进化心理学界的元老，将自己比作伽利略——坚持太阳中心说、反抗黑暗势力的真理守护者。爱丽丝·伊葛莉（Alice Eagly）和温迪·伍德（Wendy Wood）这两位受人尊敬的心理学家，熟知达尔文理论，2012 年发表了一份脚注丰富的长篇报告，题为《关于两性行为异同的生物社会学阐述》（"Biosocial Construction of Sex Differences and Similarities in Behavior"）。她们探讨了古今多种文化中性别心理的巨大差异，并指出这种差异对关于男女本性的"本质主义"观点提出了挑战。报告引发的反响属预料之中，斯克兰顿大学的巴里·库勒（Barry Kuhle）在《进化心理学》期刊上抨击伊葛莉和伍德是"性别女权主义者"，说她们的思想"需要进化"。她们的脚兴许也很大。

这场关于进化心理学的争端不过是小吵小闹。很多人对半遮半掩的主张和不容置辩的论断太当真，有人还动用了自己的影响力。2005 年，哈佛大学当时的校长劳伦斯·萨默斯发表著名言论，称科学界上层梯队缺乏女性人才，与性别歧视或兼顾育儿及工作关系不大，更多与女性天生数学能力和竞争意识相对薄弱有关。大量批评者称萨默斯的观点有《使徒书信》的意味。按照《使徒书信》中福音故事的说法，女性明理且心智健全，是多线程能手，因此大家自然期待她们置于认知钟形曲线中段的大拱弧下。而男性是风险承担者，是猎手，他们胎儿般的脑瓜经过睾酮协助疯狂运转一番，最后迫降在智商分布图的两端。结果呢？男性中有更多天才，也有更多傻瓜，同时男性做事的劲头也更威猛。

萨默斯的言论引发了轩然大波。他说的是否有几分道理？数学天分是否更眷顾阳刚的脑袋？趋势线可没这么说。30 年前，在全美标准化数学考试的高分获得者中，男女比例为 13∶1；如今比值为 3∶1，且仍在缩小，有些国家男女的数学差距已完全消失。至于说志向抱负是否为男性专有，唔，劳伦斯·萨默斯倒是很想当美联储的主席，但对他来说很不幸，他在 2013 年毫不避讳、很爷们地公开争取的职位，被珍妮特·耶伦（Janet Yellen）抢走了。

进化心理学是主题丰富的矿藏，我于其中掘采不疲，想要深挖的读者可以在这本新版《女性之书》附录中找到我写的有关此类话题的其他文章。

除《使徒书信》的闹剧外，过去关于女性身体局限的很多观念最近也有所动摇。例如，如今有证据表明，女孩出生时可能并没有携带一生中的所有卵子——长久以来这是生殖生物学的一条基本认知——而是在出生后继续制造新卵子。近来科学家已可将女性骨髓细胞转变为精原干细胞，三针疫苗可阻断人乳头瘤病毒（HPV）中最险恶的毒株，宫颈癌可能会在不远的将来成为历史，不过对于每年糟心的宫颈涂片检查（我希望男性同胞不用遭同样的罪），我们仍然只能是盼着它随之消失。

女性健康领域的最大变化，大概是宛如神药的激素替代疗法的华丽失败。激素替代疗法曾是年长女性疾病的一站式解决方案。在我写作本书的年月，倍美安（Prempro，雌激素和人工孕酮结合的药物）之类的药物风头正劲，数以百万计的 50 岁以上绝经女性曾服用此药。倍美安和其他类似药物被宣传为等同于治疗糖尿病的胰岛素，或治疗甲状腺疾病的思特罗德（Synthroid，左甲状腺素纳的商品名），是解决绝经这种激素"不足"症的明智选择。越来越多的证据表明，雌激素能够帮助更年期的女性免受大大小小的痛苦：潮热、情绪波动、骨折、心脏病、阿尔茨海默病等。为消除雌激素对子宫内膜的过度刺激而补充孕酮，貌似能化解多种衰老的烦恼。

很多批评者对激素疗法的快速应用表达了顾虑。有证据表明乳腺癌风险升高与激素替代疗法相关，令人担忧。他们认为，与每月的月经周期中短暂的激素高涨不同，日复一日将身体置于雌激素这样的强效激素中，可能会带来其他长期副作用。他们强烈控诉将绝经定义为缺陷或疾病而非年长女性的普遍特征。将年过半百的半数人口可预测的阶段变化与糖尿病类疾病等而视之，当真合理吗？受糖尿病影响的人相比之下可少多了。当然，女性的身体已进化出一些方法来适应卵巢不可避免的告别。

我在第十二章中列举了支持和反对激素疗法的各类观点，我当时表示，当涉及 16.2 万名参与者、长达 15 年的"妇女健康计划"（Women's Health Initiative）于 2006 年基本完成时，我们将有更多认识。在临床试验中，接受激素疗法的女性与服用安慰剂的对照组女性进行比较——我和很多人认为，结果会是描画激素疗法利弊的混合肖像：增了几例乳腺癌，减了几例心脏病；血块增加了，但记忆力提高了。嗬，女性朋友们，我们错了。2002 年，研究者提前叫停试验，因为激素替代疗法的表现非常糟糕。在规模较小、监管较松的试验中看上去进展顺利的一种疗法没有达到"妇女健康计划"的规范标准。长期摄入这杯激素"鸡尾酒"不仅让女性乳腺癌患病风险比之前很多人预测的高出很多，降低的心血管疾病发病率也并没有消弭恶性肿瘤的高发。相反，服用激素的女性相比对照组女性，心脏病发作和中风次数显著增多。进一步分析表明，神经系统变性疾病也存在类似趋势：使用激素非但没有如狂热的雌激素拥护者描述的那样促使思维敏捷，实现大脑突触网络的繁荣盛世，反倒使年长女性的痴呆发病率增长了一倍。试验中激素疗法仅有的明确优点不足称道：只有潮热频次和骨折风险降低了。

几乎一夜之间，激素替代疗法的光环消失了。在绝经的疾风骤雨中寻求宁静港湾的女性被建议尽可能缩短激素的使用周期。担心骨质疏松的纤弱女性被建议服用健骨药物，如福善美（Fosamax），或者练举重——我最喜欢的解决人生所有问题的办法。从 2000 年到 2010 年，医院开给病人使用激素替代疗法的处方减少了 75% 以上。有研究者认为，近年来乳腺癌发病率下降的直接原因就是激素使用量的减少。

是的，激素替代疗法的伟大"承诺"如今已随风而逝，但第十二章探讨的其他话题也很重要。绝经是自然选择造成的适应现象，还是人类寿命非自然延长的副产品？有何证据可证明女性身体生来能接受卵巢雌激素的最终锐减呢？为鼓励继续讨论此类问题，也为保留人们对激素替代疗法神话的历史看法，我对此章文字未做改动。它至少是一则警示故事，说明看似具有反省精神的相关医学研究实则容易误导我们，而在证明药物或医疗手段的有效性上，这些研究又无法通过严格的大型双盲临床试验。

在其他方面，我认为《女性之书》收到的反响不错——恐怕比作者本人的口碑要好。本书的核心话题——女性的力量、美和身体的韧性，从 X 染色体到卵细胞，到乳房和阴户，再到母爱和女儿心；女性的进攻性、竞争性和残酷心理的本质；女性对姐妹情的原始渴望，这种情谊出于某种原因感觉像是我们灵长类应得的权益——都着实值得探讨。无论你认可与否，我希望你在阅读过程中多少能获得乐趣。

《女性之书》首次出版时，我的女儿凯瑟琳还在蹒跚学步。如今她即将步入大学。我打出这串文字时，内心一阵激动。她打算学习生物学，她的高中同学说她"能发现新物种"。她会弹钢琴和管风琴，她灵动的双手奏出的乐曲总令我沉醉。她已长成一位美丽的年轻女子，她是我狂野叛逆的女战神，无论她去往何方，我的爱都会追随她。

娜塔莉·安吉尔

2014 年

导言

步入光明

本书是一首对女性身体的赞歌——赞颂其构造，其化学组成，其演化，其欢乐。这是一本私密之书，在其中我试图独立思考身为女性的生物学意义，而不落入生物决定论的泥淖中。这本书写到我们对女性形象所做的传统联想——子宫、卵子、乳房、经血、全能的阴蒂——和我们一般不会想到的关联——运动、力量、进攻性和愤怒。

这是一本喜悦之书，喜悦深植于肉体，源自躯体之美。女性的身体值得酒神狄俄尼索斯式的热情敬重，为了证明我的观点，我会召唤我最熟知和喜爱的众神和群魔。我要呼唤科学和医学来勾勒出一幅女性特有部位的运作图，展现暗藏其下的机制。我要诉诸达尔文和进化理论，厘清女性私密特征的起源——我们的身体有如此外观和表现的原因，为何它们表面润泽平整，机制却繁乱复杂。我求索于历史、艺术和文学，想要探究前人对女性身体部位或身体冲动的认知。我仔细却又随性地甄别，试图从人类对遗传、大脑、激素和发育的已有显著进步的理解中挑拣出解释女性欲望和行为的文本。我筛选出一些思想和理论——关于乳房的起源，性高潮的目的，女性对自己母亲的苛责之爱，以及女性间友好互助的原因。有些理论相对混乱。有些理论被我提到，是因为我在调研过程中不经意发现它们很迷人——比如克里斯滕·霍克斯（Kristen Hawkes）提出，老祖母在自己的卵巢衰亡后顽强活着，是人类延续的保证。我也因为某些理论体现出矛盾性并敢于突破关于女性"本质"的派别之见而推崇它们；我还将其他一些理论视作新娘结婚时抛撒的大米，愿它们能带来幸运、喝彩、希望和自由。

诚然，女性的身体不易得到狄俄尼索斯式的尽情崇拜，因为数世纪以来女性的身体都受着不容挣脱的凝视。人们对女性要么评价过高，要么完全不屑。女性被视为第二性，人类的初稿，有缺陷的性别，默认的性别，安慰的奖品，女淫妖，男性成功路上的绊脚石。我们淫荡，或过于正经，或难以驯服，或不食人间烟火。我们忍受的污名化隐喻并非只有怀上没人要的胎儿。

但，女人们，我们知道这些看法都是糟粕：话说得虽漂亮、周全，甚至不失恭维，可归根到底，还是糟粕。我们喜欢男人，会和男人一起生活，但有些男人却就我们，我们的身体，和我们的心灵，说出骇人听闻的不实言论。就拿男性对女性私处的迷思来说吧。男性看着女性的身体时，无法轻易看到外生殖器；女性身上这片实用的三角毛发，像一片天然的无花果叶，遮蔽了外阴的轮廓。与此同时，男性渴望突破这层毛发的阻隔，进入更为幽闭的内生殖器，到达阴道的神圣殿堂。难怪女性总与内部联系在一起。男性想得到他们无法看到的东西，认为女性会因自己的防御工事而沾沾自喜。女人是碗，是瓮，是洞穴，是丛林。我们是黑暗的神秘物质。

我们是隐秘的褶皱，原始的智慧；我们永远是子宫，孕育生命，释放生命，再次将生命吸收进潮湿而深邃的幽径中。"男性的性欲，此时，回归到原初，啜饮着生命的甘泉，进入幽暗的神秘地带，在这里，上即是下，死即是生。"约翰·厄普代克（John Updike）如此写道。

姐妹们，我们是杯盏瓶盒，是容器吗？我们是蜷伏于自身子宫中结网的蜘蛛，还是困于隐蔽深渊中的盲蛛？我们如此内化，如此玄奥吗？赫卡忒*啊，不！我们与男人一般无二。没错，男人外化的阴茎，似乎在身体之外的世界赋予他们搏斗周旋的能力，但男性阴茎带给他们的感觉，与女性阴蒂带给我们的感觉一样，同样美好，同样来自深处，世人皆有；不论脚趾的主人是男是女，性高潮时脚趾不都一样颤抖？男性的睾丸在外部，女性的卵巢退居内部，就在髋骨下方不远。两种器官都会释放自己的产物，调动各自的内分泌和生殖力。男性与女性一样，都住在自己的想象里，囚禁于局限的理解中。

与此同时，无论男女，都不很清楚自己体内每时每刻的运作机制，不了解肝脏、心脏、激素、神经元的功能。拥有强大的内部活动并不会给男性或女性加上什么神秘光环。我不会因为有胰脏而化身成让人捉摸不透的谜之神。

怀孕可能是将女人视为地下巫师这种观念的典型例证，但即便在孕期，母亲也常常与其拥有的幽眇魔力不搭界。我想起自己孕晚期那会儿的昏天黑地，胎儿在腹中一刻不停地躁动。但我不清楚他是在用脚踢，用胳膊捣，还是在用头撞他的羊膜蹦床，更不知道

---

* 赫卡忒（Hecate），希腊神话中的女神，陆海空的统治者，也司职生育、教育、丰收、财富等。——编者注

他是否快乐、焦虑或无聊。在做羊膜穿刺前，我确信直觉——女性抑或母亲的直觉，还是与爬行动物一样的直觉？——已经告诉了我胎儿的性别。那是一种终极本能，嘶吼着"是个男孩"。我梦见一枚卵子，明亮的品蓝色。醒来后，我为这个象征含义背后赤裸的炫耀心态感到羞愧。我想，至少这是板上钉钉的了：妈妈要生个儿子喽。然而，羊膜穿刺的结果正相反：胎儿是个女孩。

将女性身体与神秘及**至圣所**等同，实在愚不可及。我们与黑夜、大地，当然还有月亮，也有联系，如同好莱坞老套音乐剧里的反弹球，敏捷地周而复始，"无法更改"。我们因排卵而盈满，我们因经血而亏缺。月亮的引力牵拉着我们，拖拽着我们的子宫，甚至让我们痛经。我亲爱的女性朋友们，你们是否想过在深夜溜出去对着满月嚎一嗓子？或许有过吧；毕竟满月是如此皎美，尤其当它落在地平线上，微微晕染成乳黄色的时候。但这种想畅快嚎叫的欲望与购买卫生棉没什么关系；事实上，我想，我们中来月经的大部分人，压根就不知道月经跟月亮的轮转如何呼应。但瞎话经久不衰，我们总会遇到关于女性的陈词滥调，像是对有机食品成分的描述："大自然的周期是女人的周期。女性的生物性是一系列往复的回归，起点与终点汇成一点。"卡米拉·帕格利亚（Camille Paglia）在《性面具》（*Sexual Personae*）中如是写道。

女性等于自然周期，所以女性没有梦想着来一场摆脱自然周期的超验性或历史性大逃离。女性的性成熟意味着与月亮的联姻，时盈时亏。古人知道，女性与大自然的日程密不可分，那是她无法拒绝的约定。她知道自己没有自由意志，因为她并不自由。她没有选择，只能接受。无论她想不想做母亲，大自然的生育法则都将她束缚在不容更改的轮回中。月经周期如同警示钟，不会停止，直到大自然一声令下。月亮、月份、月经：都是月，属于同一个结界。

是的。词源学向来是真相的仲裁者。

近来那些老掉牙的言论复苏，让女性惊恐又愤怒。我，或许你也是，姐妹们，还以为这些套话早就被粉碎得精光了呢。多年来我阅读和写作的领域是生物和进化，"科学"像驴尾巴，被顽固的现实主义牢牢地粘在女性的屁股上，着实让我生厌。我很讨厌在进化心理学或新达尔文主义或性别生物学书籍中读到对女性的刻板描述：说女性相较男性而言，性欲冷淡，相对更渴望一夫一妻制；而在严格意义的性范畴外，女性相对缺乏对成功和名望的兴趣，更**爱顺其自然**而非**有所作为**，生性安静、自制，更为"友好"，缺乏数学能力，诸如此类，简直要倒退到克罗马农人*那隐约的开端去。我也厌烦进化学对女性本质的竭力解释，说女性应该坦然笑对这些说法。

有人说我不应该让自己的女性主义、支持女性的观点阻碍我认清"现实"，这也让我腻烦。我厌烦这些是因为我爱动物性，我爱生物学，我爱身体，尤其是女性的身体。我爱当大脑抑郁、不受控制时，身体给予大脑的帮助。现在有很多关于女性本质的故事非常干瘪、残缺、不准确，完全没有事实依据，在我听来一点也不真实，我怀疑其他很多女性也和我一样对此不以为然，她们本来就对所谓的科学解释大体持嗤之以鼻的态度。

与此同时，反对达尔文主义和女性身份生物学观点的标准论

---

* 克罗马农人（Cro-Magnon），欧罗巴人种的古代代表，广义上是旧石器时代晚期智人的通称，生活年代距今超过1.5万年。——编者注

断也不总会成功，这些言论常常基于对身体的否定，或至少否定了身体对行为的影响。这就好像说我们只是纯粹的精神和意志，精神上可以重生，跟身体没半点关系。大部分谴责达尔文主义和生物主义的人，唉，都是女性主义者和进步人士、品行高尚的好公民，而我一般也争取成为其中一员。无论是攻击声称女性消极的谬论，还是指责表明男女数学能力存在永恒差异的研究，这些批评的声音往往有理可据。但，这些批评最多只能提出反对而已，令人失望。批评者挑出错误，发发牢骚，点到即止。激素不算，胃口不算，气味、感觉和生殖器统统不算什么。严格说，身体是车辆，不是司机。一切都是习得的，一切都是社会建构，一切都是文化制约的结果。批评者通常持有一个未明说的前提，认为人类是**特殊的**存在——或更好或更差，但最终与进化过程的其他生物作品相比是不同的。他们的意思是，我们对其他物种的研究基本无助于我们了解自身，对女性尤其无益。将我们女性与实验室雌鼠相比较，能让我们捞到什么好处呢？

其实，我们研究其他物种很有助于了解自己。这是当然的。如果观察其他动物时，人不能从其行为中观见自身的相似之处，怎能自称为人类呢？比方说，我就想学习其他动物。我想学习草原田鼠与亲朋好友和睦共处的理念。我想学习我的猫，它们是专业的养生大师，我要像它们一样好好睡觉。我要学习倭黑猩猩：雌倭黑猩猩只要摩擦生殖器，就能愉快地搞定争吵；我要重新发现相互支撑的姐妹情中的价值，就像倭黑猩猩那样利用姐妹的帮助，免受体形更大的雄性骚扰。如果女性要向大众和司法部门曝光性骚扰、家暴和强奸等事件，只有通过姐妹们组织的长期运动才能成功，而雌倭黑猩猩对此早已驾轻就熟。

我认为我们可以学习其他物种，也可以从我们的过去和我们自身中学习，因此我将这本书写成一首女性的科学幻想曲。科学很容易被滥用，但我们可以用得其法。我们可以利用科学提升自己或娱乐自己。系统发育学、个体发育学、遗传学、内分泌学，都可以为我们所用，我是一个毫不脸红的拿来主义者。我阅读有关女性染色体的资料，探索 X 染色体为什么那么大，想知道它是否具有优秀的特点（答案是肯定的）。我好奇为什么女性生殖器有自己独特的气味。我探索女性一生中的化学变化——在哺乳期，月经期，青春期初始，绝经期，等等——思考每个阶段如何挣脱单调的身体稳态，获得通透而敏锐的感觉。我们每个人都不是封闭的系统，而是在各自的世界中悬浮，我好奇身体如何从外部吸收化学信号，而这种容纳世界的动作又如何影响我们的行为——或者说概念是如何兑现的。本书的写作总体上由小入大，从卵子的紧实形态讲到我们所谓爱的甜蜜泥潭。全书分两大部分：第一部分主要围绕身体结构——如艺术品般的女性身体；第二部分关于身体系统，探究女性的行动和欲望的激素基础和神经基础。

我想稍说几句本书没有涉及的问题。这本书写的不是性别差异的生物学，无关男女的相似或不同。出于需要，本书使用了很多男性生理学的资料。女性要了解自己，一方面要与女性相互比较，另一方面则要跟男性比较。但我不会去深挖某些研究，比如男女在想起快乐往事或购物清单时脑内亮起的不同区域，或是女性爱谈感情而男性爱看曲棍球的原因。我不比较男女的学习成绩。我不追问哪个性别嗅觉或方向感更好或者谁天生路盲。即使在第十八章中，我剖析了进化心理学家对所谓男女生殖策略差异的解释，但我仍对两性差异之争兴趣缺缺，我更想质问进化心理学对女性本质的苍白理解。总之，本书并非性别战争的檄文，而是一本关于女性的书。我希望我的读者男女兼有，但估计主要对象会是女性。

此外，本书并不实用。这不是一本女性健康指南。我会尽力在科学和医学方面做到严谨，也会在必要的地方寸步不让。例如雌激素。雌激素是我最倾心的话题之一，我试图在那一章赞美这首结构分明的交响诗。雌激素如一把双刃剑，一面带来生机和脑功能，一面带来死亡；无论乳腺癌的根源是什么，这种疾病都往往是通过雌激素形成的。因此我既庆幸自己生而有之，又从未寻求补充。我从未吃过避孕药，对于雌激素替代疗法也持保留态度，我会在适当的时候讨论，但绝无引导各位读者的意图。我写的这本书不是《我们的身体，我们自己》（Our Bodies, Ourselves）的续篇，因为我们所有女性主义者的作品都是从这本好书中孵化出来的，无须无谓地模仿。

本书起初着眼于解决"何为女性"这一问题。但我不由带着自己的偏见、过往印象，笨拙地跑偏到女性气质的话题上，我的私心像没塞好的衣角扑扑翻飞。最后，当然，每位女性都必须看看她先天和后天所得的泥土，自己判断是什么让她成为一个女人。我只希望能够证明身体是部分答案，是通往意义和自由的地图。哈佛医学院的玛丽·卡尔森（Mary Carlson）发明了"解放生物学"（liberation biology）一词，解释说生物学知识可以被我们用来治愈心灵创伤，理解恐惧，善用拥有的事物，珍惜爱我们的人。这是个非常妙的词。我们需要解放，需要永远革命。还有哪里比我们久居的宫殿门口更适合出发呢？

第一章

~~~~~~~~~~~~

解读卵子

一切始于完美的太阳状细胞

几个成年人与可爱的婴儿共处一室，就像把一桶黄油摆在正午的阳光下。围在婴儿床周围没一会儿，大人的老胳膊老腿变得柔软起来。他们的眼睛里蒙上了愉悦的迷雾。他们抛开智商，发现了语言的新大陆——男高音，女高音，猪崽叫。要是他们触摸了婴儿的小手，那么请洗耳恭听他们对指甲又添了哪些新赞美。没有什么比新生儿的指甲更能锁定成年人疼爱的目光，可爱的小指甲里凝聚着婴儿的早慧。看那小小的指甲根，上面白眉毛似的角蛋白，甲床上弯弯的淡黄色，煞有介事得让人难以抗拒：这指甲看起来真有模有样！我们爱婴儿的指甲，因为它经得起夸耀，虽小巧，却是大人指甲的忠实翻版。比起大腿、眼睛或耳蜗，婴儿的指甲更能提供其成年状态的预览。于是，我们会觉得，未来有了保障。

不过，我却倾向选择卵子一窥乾坤。

怀孕中期得知怀的是女儿，我开始想象自己站在有两面对立镜子的房间中，看向其中一面时，也能看到另一面镜子里的自己，仿佛有无穷个自己的影像。妊娠第 20 周时，我女儿只有 9 盎司[*]，

---

[*] 用作质量单位时，常衡 1 盎司 ≈ 28.35 克。——编者注

她那香蕉大的身体保持着一种姿势，仿佛我基因的延续化作一团葡萄藤漂浮在子宫内。在胎儿期半程时，她已经长出一生中的所有卵子，那些卵子码在她的卵巢里，而这时她的卵巢还不及你刚读到的一个字大。我女儿的卵子是蓄势待发的画笔，是隧道尽头的亮光，是一种拟生体验。男孩在青春期时才会产生精子——他们骄傲的"种子"。而我女儿的性细胞，**我们的**种子，却在出生前就选定，染色体打点妥当，她父母的历史碎片都装进了卵子的磷脂行囊。

人们经常拿俄罗斯套娃来打比方。这种说法随处可见，尤其在形容科学谜题时（解开一个谜题，又会遇到新谜题）。现在便是用套娃描述母系嵌套本质的好时机。你可以想象一个卵形的娃娃，还要考虑到世代相承无可抵挡的不可测性和流动性。打开卵形的母亲，看到里面卵形的女儿；打开女儿，里面的卵子会笑脸相迎着裂开。你永远无法推算出有多少代在等着你，你希望这种迭代永远继续下去。我的女儿，就是我的俄罗斯套娃。

我刚才说，我女儿在胎儿期中段已长有全部卵子。实际上，她的卵子数量远远超过了她的容纳能力，就像补贴丰厚的禽类养殖场。她携带的全部卵子比实际拥有的多得多，在月经初潮前，她会失去大部分亮晶晶的生殖细胞。妊娠 20 周是女性一生中卵原细胞载量的巅峰，女性胎儿携带有 600 万到 700 万颗卵子。在子宫中接下来的 20 周里，胎儿的 400 万颗卵子会死亡；到青春期，只有 40 万颗卵子活下来，其余的都悄无声息地消逝而去。

在女性的青年和中年早期，消耗战仍在继续，不过节奏更为从容。女性最多会排出 450 颗卵子，若长期怀孕，数字会因孕期无排卵而更小。

到绝经期，即使卵巢中剩有卵子，也会寥寥无几。余下的卵子都消失了。身体把它们召了回去。

这是生物的基本规律。生命很富饶，生命很挥霍，生命只有靠透支才能延续下去。你只管肆意地制造，然后再剔除、清理，由繁入简。大脑在海量细胞死亡后得以定型，从簇拥的一团原始神经变成分明而有序的结构；人类大脑完成发育时，在婴儿期，90%原来的脑细胞都会衰亡，剩下的光荣军团要继续生命的战斗。四肢也是如此发展的。在胚胎形成过程中，手指和脚趾要从将其连在一起的皮膜中分化出来，否则我们从羊膜水族馆里钻出来时就带着鳍和蹼了。

女性初始的数百万卵子在一个叫作细胞凋亡的先天程序中被清理得干干净净。卵子不是简单地死去，而是自杀。卵子的细胞膜像被风掀动的衬裙皱起来，裂成碎片，被相邻的细胞一点点吸收掉。自我牺牲的卵子悲情又不失优雅地让位，给姐妹们腾出充足的孵化空间。我喜欢**细胞凋亡**这个词，喜欢这个英文单词发出的声音：a-POP-tosis。卵子像被戳破的肥皂泡，叭的一声裂开，一道紧凑的折射光闪过，**嘎嘣！**当女儿在我肚子里长到差不多时，她那些新鲜的小卵子每天会数以万计地爆裂。她出生时，我想，她的卵子是她身体里最珍贵的细胞。

近几年科学家对于细胞凋亡做过很多研究。他们对每种有人出资研究的疾病追根溯源，不管是癌症、阿尔茨海默病还是艾滋病，他们都将其与身体控制自身组织衰亡的能力缺陷联系起来。就像孕妇总能看到周围有一群大肚子，科学家总能看出每个病人或体弱的小白鼠身上的细胞凋亡出了岔子。科学家们保证，搞清细胞凋亡的原理会有助于疾病的治疗和缓解。我们不必思考疾病或机能障碍；我们可以赞扬那些凋亡的大军，用感激的涕泪为它们送行。是啊，太浪费了；是啊，制造出这么多细胞，随即毁灭，貌似很蠢，但若大自然很吝啬，还能否有所发展呢？如果大自然不是**宽裕**得如此令人放心，我们还能看到如此喧腾的多样性，能见到形形色色的物种吗？这样想想：没有淘汰，就没有精挑细选。不敲破蛋壳，就做不成蛋奶酥。大浪淘沙后活下来的卵子将会是巢中最美味的蛋。

因此，从蛋的角度来说，我们都不是随随便便的可怜虫，不像很多人在青春期黯然地认定的那样，是偶发事件或奇怪运气的产物。（为什么选我，天啊？那种邪门的事是怎么发生的？）我们之所以这样，而非那样，不是邪门，我们长成这样之前，很多可能性已经被过滤掉了。我以前想过，生命为什么会运行得如此顺畅，人类和其他动物怎么会完完整整地被生出来——为什么没有出现更多发育的灾难。我们都知道，在妊娠早期会出现更高概率的自然流产，我们也听说过，大部分自然流产是幸运的筛选，杜绝了染色体畸形胎儿的出生。而早在流产前，当不完美的卵子遇到差劲的精子，会出现大范围的细胞凋亡，不断出现否定的判决。你不行，你也不行，你呢，肯定不行。通过细胞自杀，我们最终得到肯定——价值千金的判决，罕见而美好。

我们都是那些得到肯定判决的结果。我们都很宝贵，我们通过了检验，我们经历了胎儿阶段的卵母细胞大灭绝。这样看来，至少——从机械精神层面看——我们是天之骄子。我们是好卵，每个人都是。

如果你的卵子从未出过岔子，如果你从没担心过自己的生殖力，很可能是你没怎么想过卵子的问题，或者从来没在卵子的尺度上思考过，不知道卵细胞所拥有的特殊能力。想起卵或蛋，你想到的是食物：水煮蛋，炒鸡蛋，或因过敏而不能吃蛋。也许孩提时你很幸运，在后院发现过一个鸟巢，里面有两三颗知更鸟蛋，每颗都青白柔软，你屏住呼吸才敢摸一摸。我在少女时期并不愉悦地熟识了一种动物的卵——蟑螂卵；通常我看到的是一个空的卵鞘，里面的部队早已安全撤离。空卵鞘如同一只用尽的弹壳，证明着蟑螂的强大。

卵的象征性在很多文化中体现在其椭圆的形状上。地球世界之卵，底部较宽厚以承载我们，接近顶点处较窄，好像在指向苍穹。在中世纪绘画和教堂壁面上，神圣的基督坐在卵形的天穹中：赋予世界生命之人降生于这个世界，使世界不会灭亡。复活节时我们绘制彩蛋庆祝重生；蛋中是生命，两手空掌合拢的姿态仿佛也是在环抱生命。印度教的象头神和湿婆，或坐或舞于卵形的背景图案中，上面饰有火焰。乔治娅·奥基弗（Georgia O'Keeffe）所画的阴户状花朵，层层叠叠的花瓣像是俄罗斯套娃的蜡笔抽象画，让人想到卵，仿佛女性的生殖能力蕴藏于女性外生殖器的形象中。

鸡蛋或其他鸟蛋是成功的包装品。雌鸟在与雄鸟交配前，生殖道中早有一颗卵准备就绪。雌鸟的卵为胚胎提供所需的营养，雏鸟得以具备足够的力量自己啄破蛋壳。蛋黄之所以富含胆固醇，被人们视为有风险的美食，是因为生长中的胎儿需要丰富的胆固醇来搭建细胞膜，构筑整个身体。鸟卵配备有蛋白质、糖、激素和生长因子。只有食物储备得满满当当，鸟卵才能成功受精，外面封上几层碳酸钙蛋壳，最后被产下来。鸟蛋一般是椭圆形，部分出于空气动力学原因：椭圆形使经过鸟泄殖腔——等同于其他动物的产道——的奥德赛之旅更为顺畅。

我们女孩儿被叫作"chicks"，在英国则被叫作"birds"，但没必要傻傻地将人类的卵与鸟蛋做比较。人类女性的卵同其他哺乳动物的卵一样，都与飞禽的蛋截然不同。女性的卵子没有蛋壳，也没有蛋黄；卵子的水状部分，即细胞质，如果大到能用手指戳一戳，摸上去会有点蛋黄质感。不过人类的卵子没有提供给胚胎的食物。每个月排卵期都会有一个卵子跃跃欲试地饱满起来，全然不像冷月那样坑坑洼洼。

我有个建议。我们别把太阳单留给男性。难道日日照耀众生的太阳战车，所有座位只能留给赫利俄斯、阿波罗、拉神、密特拉和其他黄金男孩吗？这是对神话的误解，因为女性的卵子才最像光芒万丈的太阳：卵子都是完美的球体，在火舌中熠熠生辉。

马利亚·布斯蒂略（Maria Bustillo）博士个子不高，体形丰满，45 岁上下，常露出会心的浅笑，好像生活中总有可乐的事情。她是古巴裔美国人，长得敦实，但不胖，乌黑的头发不长不短。作为不孕症专家，布斯蒂略如同现代的得墨忒耳，熟练地采集和操纵人类的卵子，如同低调的魔术师。她帮助渴望成为父母的夫妇怀上孩子，她是这些家庭的女神。但她也有爱莫能助的时候。对于她无力帮助的夫妇，每一轮 IVF 或 GIFT 等于将数万美元冲进了马桶，无论怎样祈祷也无济于事。*这是不孕不育症治疗的现状，我们常常听说和读到：治疗非常昂贵，失败率很高。但布斯蒂略依然保持着微笑，从容地做着自己的工作。同事都喜欢与她共事；病人也欣赏她的坦率和她从不居高临下的态度。一见到她，我立刻发自内心

---

* IVF 指 in vitro fertilization（体外受精），相对的概念是传统的 in vivo fertilization（体内受精）。GIFT 指 gamete intrafallopian transfer（配子输卵管内移植），这是一种体外受精的延伸技术，是将卵子和精子注入女性的输卵管中，希望精子和卵子能找到彼此，结合成受精卵。

地喜欢上了她。只有一次，她说的话让我意识到，哦，是啊，她是外科医生，还是个爱说俏皮话的荒野女牛仔。她在做阴道手术前一边洗手，一边复述多年前从导师那里听来的玩笑。"他对我说：'做阴道手术前洗手，就像拉屎前淋浴一样。'"布斯蒂略说。因为阴道非常脏，她继续说，所以双手带入阴道的东西不会比那里已经存在的东西更脏。（顺便指出，这种生理认知是老男人在信口雌黄，全属胡扯，我们会在第四章谈到这个问题。阴道完全不脏。所以，如果我们狼狈地爬上妇科检查台时问上一句："大夫，汝净手乎?"算过分吗？）

我来到纽约西奈山医学院拜访布斯蒂略，想看看卵子是什么样。我见过很多卵子标本，但只看过照片，从未亲眼见过人类的卵子。亲眼见到人类的卵子并不容易。卵细胞是人体中最大的细胞，但仍非常小，直径只有 0.1 毫米。拿婴儿的头发在纸上扎个小洞，就是一枚卵子的大小。另外，**照理说**卵子不应该被看到。人类的卵子，与其他哺乳动物的卵一样，生来属于黑暗，在脏器的幽深处孕育故事——我们应该庆幸，因为我们聪明、饱满而复杂的大脑成长于斯。孕育于体内的胎儿享受着保护，可以长时间自由自在地徜徉，发育出巨大的脑袋。我们可以给单词 egghead（学究）赋予新含义：由幽闭的卵子长成的大脑袋。

精子的状态变幻不定。精细胞与卵细胞相比只有一丁点那么大，不能说有什么光鲜的招牌艺术。但是，精子生来是要外显的，会公开消耗，很容易被贴上"技术窥阴癖"的标签。300 年前，安东·范·列文虎克在发明显微镜原型后所做的第一件事，就是将人类精液抹在载玻片上，放到神奇镜片下观察。男士们，先让我把我的受精卵偏见放一边，说两句精子在放大时呈现的壮观景象：泪珠形状的精子，活力十足，愣头愣脑，冲撞，旋转，摇摆，晕头转向，如原始鞭毛再现。要想体验显微镜下的华丽冒险，一滴精液远胜课本常举例的绿藻标本。

女性的身体会通过细胞凋亡消灭卵子，但并非没有代价。如何能看到卵子呢？一个办法是找到捐卵者：一个既仁爱又糊涂，既浪漫又爱财的女人，她得接受全身麻醉，即布斯蒂略所谓的"失忆奶"，才感觉不到自己的身体在战斗中的肆意哭嚎。

贝丝·德洛基（Beth Derochea）拍着肚子，低声说："我好肿！全身都是激素！我对我丈夫说，你离远点儿！"贝丝28岁，看起来要更年轻5岁。她是一家出版公司的行政助理，希望升职到编辑岗位。她的头发又黑又长，随意梳着偏分，笑时微微露出不整齐的牙齿。"我希望孩子别遗传我的牙齿！"贝丝说，"其他都行，就是别像我的牙——我的牙真不太好。"她心情很好，话多，外向；劣质的病号服也没让她觉得别扭。她到处闲逛，爱笑，说话时比手画脚。"贝丝很棒！"房间里的一名护士说。"我好穷，"贝丝说，"我有点不好意思承认，我真的欠债了。"这是她来西奈山医学院的原因之一，她来捐卵子。她的骨盆现在一碰就痛，她的卵巢肿得有核桃大小，而正常的卵巢只有杏仁大，她的鼻孔要插管，她要浑身浸润在"失忆奶"的麻醉中。

若有人要设计生育崇拜的产品，贝丝·德洛基可以被做成崇拜的偶像。她的头发或指甲可以放进护身符里，像圣人的遗骨保存在圣物箱中。这是她第三次捐卵。读研期间她捐过两次卵，每次捐29枚左右。这次她来，是因为酬劳有2 500美元。但这只是部分原因。她还有她并不介意甚至很喜欢捐卵的理由。她和她丈夫还没有生自己的孩子，但她告诉我她喜欢扮演妈妈的角色。她像个母亲那样照顾朋友；她敦促她们在冬天穿暖和点，叫她们多吃水果蔬菜。她喜欢给别人的宝宝换尿布，轻轻摇他们入睡。她喜欢用自己的种子播种他人的喜悦。她觉得她的卵子不专属于自己。身为科幻书迷的她给我讲了罗伯特·安森·海因莱因写过的一段话。"'你的基因不属于你，'他说，'它们属于全人类。'我非常认同。我的卵子，我的基因，它们甚至不是我自身的一部分，而是我分享出去的东西。跟献血差不多。"

按照这种慷慨的、几近共产主义式的理解，我们所有人都游弋在同样的大基因池里，或是在人类的永恒长河中垂钓。如果我的鱼线用完了，你可以把钓到的鱼分些给我。出于这种情绪和正义感，贝丝说，哪怕不付她钱，她也会捐卵。"不付钱，我大概不会捐三次，但肯定会至少捐一次。"她说。

贝丝的这种情感很少见。在很多欧洲国家，有偿捐卵是非法的，没人会干这种事。布斯蒂略说，她最近参加了一个生命伦理学会议，与会的医生、科学家、法律制定者和专业领域的思考者被问到一个纯出于好奇的问题：在场的人愿不愿意捐卵。"没人举手，"布斯蒂略说，"只有两个人后来说如果为亲人或朋友会考虑考虑。"贝丝没有为亲朋好友捐过卵。她从未见过接受她卵子的夫妇，她也不会见到可能长成的后代，而且她并不在乎。她不为自己卵子的后续而感伤，也不对自己未知的孩子抱有幻想。"我尽量让自己不要怀有投资的想法。"她说，冷静得像尊文艺复兴时期的圣母雕像。

我对布斯蒂略说，最佳的捐卵者——处于生育力顶峰，30岁出头或更年轻的女性——正好碰到人生中最需要钱的节点，其实是件好事。捐卵者赚的一分一毫都是名副其实的血汗钱。在我见到贝丝的三周前，她开始给自己注射亮丙瑞林——一种在排卵周期开始阶段大脑产生的强效化学物质。连续一周，她每晚用一根糖尿病人用的细针往自己的大腿注射。不是什么大事儿，她说。几乎看不出来。嗯，我说。可我心想，哦，是啊，是啊，别人都能这么做，我就不行，我总觉得染上毒瘾最糟糕的部分不是毒品会毁掉人的一生或者让人感染艾滋病，而是老得用**针**去**扎自己**。

亮丙瑞林之后还有更厉害的。贝丝要用一个双筒注射器，里面是注射用尿促性素（普格纳）和注射用尿促卵泡成熟激素——促进卵巢进入亢进状态的排卵激素混合物。（顺便说一句，普格纳是从绝经女性的尿液中分离出来的。绝经女性的身体已经非常习惯月经周期，由于缺乏卵巢的反馈，会产生浓度极高的排卵激素。）准备注射时需要全神贯注，要保证将注射液抽入皮下注射器时别带进气泡，否则人会有空气栓塞的危险。这回的针筒更粗，也意味着注射针头更大，注射过程更痛苦。这一针贝丝打在屁股下部，要打两周左右，每晚都打。不算恐怖，不算煎熬，但她承认她也不想每个月都忍受这个。在这个谈不上煎熬的过程快要结束时，为促进最后阶段的排卵，贝丝给自己来了一针人绒毛膜促性腺激素，针筒仍粗得令人不安。

这期间，除了每晚的注射，贝丝还要反复去医院做超声波，检查卵巢的膨大情况。过多的注射液使她显得臃肿，但她仍有心情拿自己的急躁开玩笑。我与她聊天时，她迫不及待地想要把那几克卵子卸下。她的两个卵巢好像塞得满满的两袋橘子，每只橘子都是被三周的激素不自然催熟的卵子。在正常的周期中，卵巢只会排出一颗卵子。但此时的贝丝像个奥林匹克选手，在一个月里要将两三年的卵母细胞集中贡献出去。没有证据表明她会损失两三年的寿命，或者她的生育能力会有所下降。毕竟，所有女性的卵子都绰绰有余。想想每段财务期末，管理层会如何处置没用完的预算：嘎嘣！所以医学界的得墨忒耳女神不过是在调用迟早会被细胞凋亡挪走的那部分资源。

不管怎么说，贝丝的家族彰显着生育崇拜：她所有的兄弟姐妹都生了很多孩子。"生孩子是我们自然会做的事。"她说。有专家提出，使用生育药物会提高患卵巢癌的风险，但贝丝并不担心。这方面的数据尚无结论，而且比起贝丝使用的促排卵药，癌症更多与克罗米芬相关。"如果我们有卵巢癌家族史，我会更担忧些，"她说，"但现在，我不操心。可能有点傻，但我不担心。"

贝丝躺到手术台上。他们先给她吸氧，再给她上麻药。他们问她是否觉得有困意。"嗯！"她喃喃道。一会儿她便瘫软得像达利的钟了。手术助手将她的腿固定在台边的脚托架上，用碘酒擦拭她的外阴。碘酒看上去像经血，从她的大腿内侧滴滴答答流到手术台上。布斯蒂略飞快走进来，清洗双手，说着大便和阴道的玩笑——说归说，她依旧会认真洗手。她坐到手术台尾端的脚托架边，准备突破人体屏障中较易攻陷的缺口。助手将一台便携式超声仪器推到台边，递给她超声探头，那形状很像个仿真阳具。她在探头上套上一个有弹性的乳胶套（她说"这是避孕套"！），并在探头上安好一根针。这根针是用来吸取卵巢中成熟的卵子的。

布斯蒂略将魔杖探入贝丝的阴道，一直伸到其中一侧阴道腔的顶部，那里是子宫颈两边的环形陷凹，是阴道的尽头。探针刺穿穹隆壁，经过盆腔腹膜（包覆腹部脏器的一层浆膜），最终穿过卵巢。提取卵子的整个操作都需要布斯蒂略盯着超声显示屏完成。仪器通过高频声波的反弹，在屏幕上清楚显示出卵巢的黑白图像。屏幕左上角显示着探针的行踪。卵巢看上去像巨大的蜂巢，密布着肿胀的深色卵泡，每个卵泡直径有 2 毫米。这些都是贝丝辛勤的夜间注射催熟的卵泡。现在整个屏幕都是卵泡的画面。布斯蒂略双眼紧盯着屏幕，操纵着针尖探头，刺穿每个深色网格，将卵泡里的液体全部吸走。收集的液体流经探头的管道进入烧杯。悬浮在液体中的卵子看不见，但确实存在。卵泡里的液体刚被吸走，卵泡就立即坍缩，从画面上消失了。没多久，卵泡微胀起来，这一次里面充入的是血。

刺！刺！刺！布斯蒂略非常迅速地完成刺穿和吸取动作，所有卵泡像手风琴一样动起来：先是缩紧，继而充血。刺！刺！刺！看着都疼；站立的我甚至都想夹紧双腿。一位手术助手告诉我，做这个手术时也有要求不用麻药的女性，但她们都后悔了。手术进程中她们都尖叫了起来。

摘除完左卵巢的成熟卵子，布斯蒂略将探头移到另一侧阴道穹隆，对右卵巢重复同样的操作。对两边卵巢的所有动作持续了大约 10 分钟。"好啦，就这么多。"布斯蒂略说着，抽回探头。一股鲜血从贝丝的阴道流出来，像浩荡大军撤离前放出的一把火。护士帮她清理干净，唤她的名字，摇她的胳膊把她叫醒。贝丝！贝丝！结束了，我们做完了，我们把你摘干净了。你的基因现在漂浮在公共基因池里，别的女人很快会徜徉其间，寻求与孩子的洗礼。

回到实验室。胚胎学家卡罗尔–安·库克（Carol-Ann Cook）正在清点这天的收获：29 枚卵子，与前两次从贝丝·德洛基那里采集到的一样多。这个女人的果园真多产！库克保存好贝丝的果实，缺乏可用卵子的妇女可以用自己丈夫的精子使这些卵子受精。

使用捐赠者的卵子进行体外受精这项技术自 20 世纪 70 年代

引进以来有了更光明的前景。尝试体外受精的大多数女性正濒临耗尽自身的生殖力和耐心。她们处在 30 岁的尾巴和 40 岁的开端。出于某些尚未明确的原因，"年长"女性的卵子不复柔韧和强健——其实我很讨厌用"年长"这个词来描述任何 80 岁以下的人，更别说我的**同辈**。她们的卵子不会自然成熟，不容易受孕，受精成功后也不像年轻女性的卵子那样会稳稳地固着在子宫内。年长的女性通常会开始尝试用自己的卵子进行体外受精。她们更偏爱自己的基因组，自己的祖传分子。是啊，为什么不呢？婴儿与书，本质上相差甚微，当然要书写点自己了解的东西。于是她们经历了贝丝·德洛基经历过的一切，预先注射几周激素。不过，话说回来，她们没法产生几十个卵，每次只有三四个，其中几个可能已经失去活力。生育之神尽力保佑培养皿中看上去最健康的卵子与其伴侣的精子结合成胚胎。两天左右，一团漂浮在液体中的胚胎细胞，被细管送入阴道，经过子宫颈，到达子宫。不是什么大事：眨眼间就能完成。唉，但是对于这些女性来说，也可能眨眼间失败。这种技术在大部分人身上都失败了。年长女性使用自己的卵子通过体外受精而怀孕并产下婴儿的概率大约为 12% ～ 18%。如果你得知自己患癌的存活率也是这个数字，大概会心灰意冷吧。

一位年长女性可能会尝试体外受精一到两次，甚至三次，但如果那时她仍未怀上携带自己 DNA（脱氧核糖核酸）的成果，她可能会就此放弃。这时医生可能会建议使用捐赠者的卵子，将年轻女性的种子与年长女性丈夫（或恋人或男性捐精者）的精子结合，将生成的胚胎移植到年长女性的子宫。使用捐赠的卵子可以让 40 岁的女性在生殖层面具有 25 岁的活力。谁知道什么原因呢？但确实如此，很管用，你虽不再拥有很多青春的可能性，但突然间，有

40%的机会在一轮体外受精的操作后生下孩子。这个数据像真实婴孩的啼哭声般激荡人心。如果瓶中的酒足够新鲜，瓶子和标签旧点似乎也无妨。

看来还是卵子起着决定作用。卵子，而非子宫，影响着未来的发展。卡罗尔-安·库克取出一枚贝丝的卵子，放在高倍显微镜下，视频显示器上出现图像。"这颗卵子很美。"布斯蒂略说。"她的卵子都很美。"库克补充说。这些是健康年轻女性的卵子。它们的光彩无法掩饰。

想到卵子，会让人联想到天堂和天气。卵子的形状像太阳，卵子也如太阳一样饱满和神秘。卵子是人体里唯一的球形细胞。其他细胞，有的像系紧袋子的盒子，有的像墨水滴，有的像中间没捏好孔的甜甜圈，而卵子是几何学家的理想形状。这种形态很有道理：球体是自然界中最稳定的形状之一。如果想保管你最神圣的传家宝——你的基因，那可得把它们埋藏在球形的藏宝箱里。同珍珠一样，卵子可以数十年不朽，且很难压碎，需要它们来受精时，它们会屁颠屁颠地顺着输卵管赶来。

卡罗尔-安·库克谈了些卵子的细节。屏幕上，泛着银白光的大圆球周围有些像稀奶油的渍迹，也很像儿童所画的蓬松的白云。这种云朵状的结构叫作卵丘。卵丘细胞分布于卵母细胞外，其黏性物质可以将放射冠包裹在卵子周围。卵子的放射冠如同日冕，是一种透明的光环，从卵子外围延展出很长距离。放射冠好似女王的王冠，上面的凸起和膨大都衬托出卵子精确的圆形。放射冠中有紧密排列的哺育细胞，它们会保护卵子，给卵子提供营养，还能作为精子的航线或站台，引导精子笨手笨脚的小鞭毛朝着卵子的外壳游去。卵子这层著名的外壳叫作透明带，是哺乳动物的卵子所具有的最接近于蛋壳的结构。透明带是由糖蛋白组成的厚实网络，精妙得如同磁场。透明带会邀请精子探索自己的地形，但发现对方不合适后会断然拒绝。它会分辨敌友。透明带可谓生物多样性的母矿，这里规定着大自然的条条框框。透明带的糖蛋白结构变化很小，不太容易匹配。比如，黑猩猩的基因与人类基因99%以上相同，伦理方面若可接受，将黑猩猩的精细胞直接注入人类的卵细胞，这种人工杂交是可行的，能够形成胚胎。但在有性繁殖的自然限制下，黑猩猩的精子并不能突破人类卵细胞戒备森严的透明带。

透明带只会放过一个精子，同种类型的其他精子会被其阻挡在外。在受精前，透明带的糖蛋白开放而友好，会在精子头部寻找类似的糖蛋白。透明带一旦与精子头部连接，就会将精子吸入，之后变得僵硬。透明带的糖蛋白会缩回去。卵子心满意足，不再想要其他DNA。徒留门外的其他精子很快死去。不过，透明带的工作尚未结束。透明带如同一件厚实的冲锋衣，保护着怯生生的胚胎沿输卵管慢慢落入子宫。受精一周左右，当胚胎成功附着在子宫壁后，透明带才会分解，让胚胎与母亲血脉相依。

放射冠、卵丘和透明带不是卵细胞本身，而是卵细胞外部的配件。我说卵细胞是太阳，是生命之光，并非夸大其词。卵子在身体中是少数的细胞，在能力方面也很稀缺。没有其他细胞能制造新生命，用一套完整的基因白手起家，造出一个完整的个体。我前面提到，哺乳动物的卵不像鸟蛋，因为哺乳动物的卵细胞不能供应胚胎发育所需的营养。哺乳动物的胚胎必须将自己与母亲的循环系统拴在一起，通过胎盘获得食物。从基因的角度来看，哺乳动物卵子的细胞质是一个自给自足的完备世界。蛋奶状的细胞质中有一些因子（如蛋白质，或者说核酸）可以让基因组自发实现其存在的目的，逐字逐句地复制自己所属物种的生命密码。这些来自母亲的因子尚未确认其作用，但早在多个方面各显神通。1997 年，英国科学家宣布他们克隆了一只成年绵羊，取名多莉，当时全世界爆发了对克隆人、人类的失能、上帝的流放等话题的热议。如果克隆人的前景存在伦理困境，那么人类无尽的绝望对摆脱这种困境毫无助益。但多莉可爱的羊脸仍展现着卵子的神奇能力。因为卵子成就了克隆。在实验中，科学家从一只成年绵羊的乳房中提取了一个细胞，从这个乳腺细胞中移除了细胞核——细胞中的基因储蓄库。如果需要成年个体的基因，从任何器官中都可以获得。动物体内的所有细胞都有一套相同的基因。乳腺细胞同胰腺细胞和皮肤细胞不同，是因为众多基因中有些基因得到了表达，有些基因没有表达。

卵子很民主。它给予所有基因发声的机会。科学家采集了绵羊的一颗卵细胞，摘除细胞核，取走卵子的基因，只留下卵子的躯干，即不是蛋黄胜似蛋黄的细胞质。科学家将乳腺细胞的细胞核安放在卵子细胞核原来的位置，再将这个古怪的嵌合体，人造的米诺陶洛斯，放入另一只绵羊的子宫。卵细胞的躯干支持了整个成年羊基因组的重生。卵细胞抹去历史，拭去乳腺供体细胞的奶渍，让原来的基因焕然一新。卵细胞中母体的因子使得基因组重现生命的华彩——重造了所有器官、组织型和羊的一切。

在人体所有细胞中，单单卵细胞本身就能实现所有细胞的功能。如果将肝细胞或胰腺细胞放入子宫，并不会长出婴儿。这些细胞有制造新生命的基因，却没有创造生命的天资。难怪卵细胞会非常大。因为卵细胞怀揣着生命的秘密。卵细胞内复杂的分子结构或许可以解释为什么成年女性无法产生新的卵子，为什么女性生来就具备了所有卵子，而男性却在一生中可以不断迸发新的精子。科学家往往很关注卵子和精子之间的强烈差异，相对于女性卵子有限的数量和不断下降的质量，男性精子产量丰富且可持续产生。他们总不无赞许地提到精子的生产力。"男性的心脏每跳动一下，他就制造出了一千颗精子！"拉尔夫·布林斯特（Ralph Brinster）在1996年5月的《华盛顿邮报》上大言不惭地写道。"女性生来携带的卵子是她余生的所有，"布林斯特继续写道，"卵子自出生便开始衰老。"但精子那点再生能力也不足以称道吧。细菌每两分钟都能数量翻倍呢。恶性肿瘤杀死患者后，癌细胞也可以在培养皿中持续分裂多年。卵细胞大概像神经元，成年阶段不再增员：它们已洞悉世事。卵子必须筹办舞会。精子只消出席——当然，一定要打扮得帅气体面才行。

第二章

拼贴画式想象

理解"女性"染色体

基思和阿黛尔争执不休，像两只公猫，或者两个酒劲发作的伐木工。基思看书时会为论点搜罗弹药。他涉猎广泛，阅读时如饥似渴，遇到个把证据都会拿来完善自己关于男女有别的结论。他认为，男性是追寻者，负责争取和创造；他们创建了我们目之所及的一切，高楼林立的都市乃至杜撰出的神灵，都是男性制造的世界，而他们也因自己的聪明和忙碌吃尽苦头。女性则起稳定作用，她们是治疗人类急功近利的扩张主义的一剂软膏，黏合着造房的砖瓦。这种想法不稀奇：常见的二元对立，进取者对应既成者，骚动派对应温和派，复杂对应简单。

　　有一天，基思读到染色体。他读到，人类有 23 对染色体，男性和女性的染色体除了第 23 对染色体——性染色体不同，其余的都一样。在这个特例中，女性有两条 X 染色体，男性有一条 X 染色体和一条 Y 染色体。女性的两条 X 染色体与其余染色体看起来差不多。染色体都长得很像 X。当处于人体细胞内部时，染色体紧紧挤压和缠绕，不像 X，而像个发结。将它们从细胞中取出，梳理开，放在显微镜下，让遗传学家或羊膜穿刺技术员检查时，它们看来就像松软胖乎的 X。因此，女性拥有 23 对，或者说 46 条 X 形状的染色体，而男性拥有的染色体中 45 条为 X 形状，另有一条是独树一帜的 Y 染色体。Y 染色体如代表它的字母 Y 一样，粗而短，分三叉，与细胞内其他染色体的形状截然不同。

基思猛然悟到，哪怕在微观层面，哪怕在构筑人类的基因模板上，也镌刻着男性优于女性的印记。女性如同她们的两条 X 性染色体：单调。这种话大家都听过。男性却有一个 X 一个 Y：多元。这是基因层级的创新，是摆脱原初乏味的一次出逃。Y 染色体是极具创意的提喻，是天才之作。于是基思对阿黛尔说，染色体证明了男性的优越性。你有两条 X，因此枯燥无趣，而我呢，有一个 X 一个 Y，多带劲。

阿黛尔和基思两人都不太懂遗传学，但有人脑袋排污，阿黛尔还是闻得出的。她嗤笑着，对基思的理论不予理会。阿黛尔不接受这套逻辑，基思很生气。这场辩论同过去的争吵一样，不断升级。基思说的当然不是所有男性，他在说他自己。他坚持认为自己的需求和洞见高于阿黛尔，阿黛尔也承认这点。但她就是不服输。

我父母在自家公寓里多次上演这样的戏码，身为孩子的我们无奈地扮演着观众。这是我唯一一次记忆犹新的辩论。X 与 Y 的世纪之战。我之所以记得，部分是因为这理论很奇怪，也因为我第一次听到男性全面优越的论调从人嘴里冒出来。我记仇了。我的感情受到了伤害。我父亲言语上攻击我母亲倒没什么——我早已习惯。但他竟然说所有女性像自身的染色体一样乏味，当然也包括我。

染色体这事没有结束，不时会引发恼人的舌战。从某些方面说，性别基本由性染色体决定。如果你是女性，那么你身体中的每个细胞都携有 1 对 X 染色体和其他 22 对染色体。如果你是男性，你知道自己有个 Y，分子级别的阴茎，挺让你骄傲的，你心领神会地玩起文字游戏：Y？Why？Why？Y！如果你是父母，想要知道胎儿的性别，性染色体可以让羊膜穿刺技术员通过屏幕判断胎儿是男是女。

因此，某种意义上，X 与 Y 的相异，爽利且确凿地区分了男与女。我父亲对整个女性染色体的可预测性和单一性说得没错。你不仅会在一位女性的每个体细胞——包括从输卵管到肝脏和大脑的所有细胞——里发现两条 X 染色体，而且如果破开卵细胞观察其细胞核，你会发现每个卵细胞里也有一条 X 染色体（和 22 条其他染色体）。的确是精细胞给胚胎带来了多样性，精细胞要么带来一条 X 染色体创造出女孩，要么带来一条 Y 染色体创造出男孩，从而决定胚胎的性别。X 标志着卵。卵是绝不会有 Y 染色体的。精液包含两种性别，喷射一次的量中，决定生男或生女的蝌蚪形精细胞在数量上相差无几，而卵天生就是女性。因此，重新想一下镜子中的无穷影像，母女之间的联系，女性体内卵的嵌套，我们可以更进一步看到染色体之间的延续性。我们女性跟男性成分毫无瓜葛，毫无，一摩尔、一个量子都不沾边。*

事情全非如此单纯。尽管分子层面的母系遗传似乎不掺有任何杂质，但人类没那么简单。让我们看看性染色体的本质，比较一下 X 与 Y。首先，X 染色体更大，大得非常多，不论在尺寸还是在信息密度方面。X 染色体是人类 23 对染色体中体量最大的，约为 Y 染色体的 7 倍，而 Y 染色体位于所有染色体中最小之列（如

---

* 由雄性配子决定性别的系统是哺乳动物界的现象。在鸟类身上，则是相反的情况：雌性携带两条不同的性染色体，一条 X 和一条 W。雌性鸟类的卵，而不是其配偶的精子，决定着幼雏的性别。

果 Y 染色体上没有那些用来保持稳定的非功能组织，它会是最小的染色体）。男士们，这种说法恐怕没有错：尺寸确实重要。

此外，X 染色体比 Y 染色体携带有更多基因，染色体表达含义的过程就像给基因之鞋塞了个鞋楦。没人知道 X 或 Y 染色体上基因的具体数量，也没人知道一个人身上总共有多少基因，估计是 6.8 万～ 10 万个。不可辩驳的是，在基因数量方面，X 染色体比 Y 染色体要丰富得多。Y 染色体是未充分发育的一段结构，可能有 20 多个基因，这个数值科学家已经给得很慷慨了。而 X 染色体上所发现的基因是 3 500 ～ 6 000 个。

这于我们女性意味着什么呢？是不是说，我们是塞满母本基因的载体？毕竟，女性有两条 X 染色体，每条染色体携带约 5 000 个基因，而男性只有一条 X 染色体，5 000 个基因，外加一条 Y 染色体上的约 30 个基因。你压根不用计算器，就能算出女性比男性多了大约 4 970 个基因。可为什么地球上的男人都比女人块头大？答案藏在遗传学的精彩反转中：那些多出来的基因都只是静静坐着，什么也不干，而人类也需要它们如此。事实上，它们当真活跃起来，我们恐怕要暴毙了。关于女性的 X 染色体我最喜欢的一点是：它们不可预测。它们出人意料。它们跟身体内其他染色体都不一样。我们会发现，如果染色体也有礼仪规范的话，X 染色体可谓彬彬有礼呢。

埃斯梅拉达、罗莎和玛丽娅生活在墨西哥的萨卡特卡斯。墨西哥以北的美国人都没太听说过这里，但这座村庄有 1 万人口，是周边更小和更不起眼村镇的中心。萨卡特卡斯的很多人以摘辣椒并打包出口为生。埃斯梅拉达和罗莎是姐妹，她们俩都十来岁，玛丽娅才两岁，是她们的侄女。*三个女孩都患有一种极为罕见的疾病，全世界患这病的很可能只限于她们这个大家庭。这种病叫作泛发性先天性多毛症，是一种返祖现象。这种病让人回到远古的哺乳动物状态，那时候的人类快乐地披着自制皮草，没有血汗工厂和卡尔文·克莱恩（Calvin Klein）品牌隐晦的性诱惑。"多毛症"（hypertrichosis）一词可解释一切，trichosis 意为毛发的生长，hyper 表示过多。

返祖是人类史前遗留的潜伏基因出于某种原因被重新激活而产生的现象。返祖现象用一种清楚明白的超现实方式，提示着人类与其他物种的密切关联。它告诉我们，进化，如同美国西南部普韦布洛传统房屋的建造，不是消除此前的根基，而是在原有基础上堆砌。返祖现象并不少见。有人比正常人多长一两个乳头，这是一份来自乳腺嵴的纪念品。乳腺嵴从肩膀顶部纵贯至髋部，大部分哺乳动物会在这条线上长出多个乳头。偶尔有婴儿出生时长着小尾巴或指间有蹼，仿佛他们挺不情愿离开森林或海洋似的。

在先天性多毛症患者身上，负责面部和身体毛发生长的基因被唤醒。其他方面都很正常，没有骨骼畸形，没有智力发育阻滞，也没有伴随基因改变而出现的其他不幸。生活在萨卡特卡斯边境的这个大家庭在当地很有名，他们只是长有一层厚厚的毛发而已。他们会让你思索人类最初褪去毛发的原因，这也是进化生物学家尚未破解的谜题。你忍不住想到狼人，尽管品格高尚的你不忍这样想。实际上，研究神话故事的历史学家提出，多毛症等很多疾病——除了这种罕见的变异，还存在其他类型的多毛症——可能是狼人

---

* 这里的名字都是化名。

传说的起源。

埃斯梅拉达、罗莎和玛丽娅的情况中也出现了其他的狼人故事元素。你或许记得，狼人是在一个月圆之夜逐渐浑身长满毛发的。晚上 10 点，第一批怪异的胡须蒙上他的两腮。11 点，毛发爬上他的额头，盖住他的脸颊。半夜，他已完全被毛发遮掩，可自由探索对夜晚的好奇。这些萨卡特卡斯女孩仿佛是狼人变形时刻对应的模样。17 岁的埃斯梅拉达是其中年龄最大的，她同 10 点钟的狼人差不多。你能看到她的下巴、脸颊和耳朵周围有一片片深色绒毛，仿佛她在烈日当空时站在阴影下一般。她虽属于罕见族群，但这不足以熄灭她与帅小伙约会的热情。

蹒跚学步的玛丽娅是狼人 11 点时的形象。她的双颊、下巴、额头顶都密布着纤细微卷的深色绒毛，这些毛发会随年龄增长加深变粗。她看起来像是刘海倒着从眉毛长向头皮。她黑色的眼睛里闪动着快乐的亮光。她还不知道羞耻的感觉。

15 岁的罗莎，大概像午夜时分的狼人。她脸部大块区域——脸颊、下巴、额头、鼻子——都覆盖着绒毛；毛发的面积比裸露的皮肤还要多。其实她比黑猩猩或大猩猩还要毛茸茸，因为这两种生物的面部没有那么多毛。在瓜达拉哈拉大学研究多毛症的路易斯·菲格拉告诉我，他第一次见到罗莎时被她的外表吓了一跳，不过跟她聊过一会儿后就注意不到这些毛了。最后，他鼓起勇气问是否能摸摸她的脸，她同意了。"感觉很像在摸婴儿的头，"他说，"像在摸猫。"罗莎面部的毛发比家中其他女性更浓，几乎跟一些男性家人的一样密，而这些男性是多毛症的极尽表现者。家中两位男性在马戏团扮"狗人"或"丛林野人"以维持生计。其他男性则把整个脸部的毛都剃掉，一天要剃两次。罗莎和她姐姐都不刮毛，她

　　　　　　　　　　　　　女性之书

们担心刮毛会让新长出来的毛发更粗更黑。于是罗莎大部分时候会躲起来，不与外界接触。不上学或不用去市场的时候，罗莎都待在家里。她喜欢拉下百叶窗。她生性温驯害羞，对社交和爱情没什么向往。

通常，人们若梦见自己在公众场合赤身裸体，醒来会觉得非常难堪。我能想象，罗莎倒会梦想脱去身上每一缕绵密的长毛。在这样的梦境里她不觉得羞耻或害怕，而会感到自由，超脱尘世的肉身，高高扬起的脸庞光洁如玉。

萨卡特卡斯女孩们的毛发生长体现了女性遗传的一个显著特征。我父亲认为男性具有求变的特点，男性染色体更复杂。事实正相反。女性才是更伟大的拼贴作品，她们是自己过去历史的合集。每个人 23 对染色体中的每一条都有两份副本，一份来自母亲，一份来自父亲。来自父母双方的 22 对染色体都会发挥作用。它们是父母特征的大杂烩，形成了我们的模样——父亲的鹰钩鼻，母亲的龅齿，他们的平庸和魅力中最糟与最好的部分。

就我们女性而言，基因遗产的另一特别之处发生在性染色体上。在胚胎形成过程中，两条 X 染色体结合。与其他染色体的情况一样，生长中的胎儿的每个细胞都分配到一个染色体副本。但胚胎发育时，每个细胞会做出自己的决定：是像母亲，还是随父亲？是表达母本 X 染色体，还是表达父本 X 染色体？一旦决定——通常随机而定——细胞会通过化学方式关闭另一条 X 染色体。关闭整段染色体上排列着的数万基因，非常具有戏剧效果，好比一次纽约大停电，无数灯火通明的大楼突然间一闪而灭。

咔嗒！一个肝细胞哭了。得不到来自母亲的爱了！但这时一个脑细胞做出指示，关停来自父亲的 X，启用来自母亲的 X。在所谓的失活 X 染色体上，并非所有基因都被关闭；少数还亮着灯，与 Y 染色体上寥寥基因的数量差不多。每个细胞里都分配有数万基因，要么来自母亲，要么来自父亲。

因此，我们能够理解为什么这几个多毛女孩在外表上差异明显。控制先天性多毛症的基因位于 X 染色体，曾给人类披上为哺乳动物定制的斗篷。在大多数人身上，这个基因不工作。毛茸茸的外表不符合人类的审美，不怎么吸引配偶，于是这个基因休眠了。但在多毛症家庭，这个基因从沉迷中苏醒了。它干起活来。它制出毛发。家中每个女孩都遗传到这个基因元气满满的拷贝，埃斯梅拉达和罗莎是从母亲那遗传的，玛丽娅是从父亲那得到的。每个孩子身上都混合着携带多毛特征的 X 染色体和没有多毛特征的 X 染色体。埃斯梅拉达的脸主要遗传了她父亲，因为父亲是没受影响的 X。埃斯梅拉达的脸颊、额头、鼻子和下巴上的大部分滤泡细胞碰巧关闭了母本 X 染色体，使得未受影响的父本染色体主导了她的容貌，把蓄势待发的狼人维持在了 10 点钟。她妹妹的脸近乎相反，细胞关闭了父本染色体，让毛茸茸的母本 X 运作起来。玛丽娅也是如此。这都是巧合，全凭运气。染色体的关闭原本也可能遵循其他模式；如果这些女孩有了孩子，快乐又受欢迎的那个孩子，脸摸起来可能会像只小猫。

世界没那么容易搞懂，我们女生都是一条条小拼布被子，身体组织里交织着父亲和母亲的色调。我们比我们的兄弟更加斑驳。其实，儿子可以理所当然地被叫作妈宝：儿子身体里每个细胞的 X 染色体都是母亲给的。他别无选择——这是他唯一能得到的 X 染色体，每个细胞都需要。在儿子体内运行的基因中，母本基因比父本基因要多上数万个。没错，Y 染色体是存在的，这是父子间的事务；但别忘了，与 X 染色体相比，Y 染色体在遗传方面更为贫乏。你可以算出，你哥哥与你母亲的关联比他与父亲的关联多了约 6%，而他与母亲的关联比你与母亲的关联多了 3%，因为平均而言，你一半的细胞都关闭了母本染色体，而他所有的母本染色体都在运作。这些可不是无足轻重的数字。我不是很乐意提到这些数字。因为它们破坏了母系的形象，打乱了我们对母亲、外祖母、外曾外祖母和可敬女性大家长一脉相承的想象。（这里补充一条有意思的旁注：男性同卵双胞胎比女性同卵双胞胎有更多相同之处，也是因为父本 X 染色体的失活。男性双胞胎共享所有母本 X 染色体，其他染色体也一样，但女性双胞胎则是来自父母两方的 X 染色体在各个功能上的混搭。）

男性对于母系纽带或许不会感到太开心。男性难道不是非常渴望独立，渴望摆脱那个在自己人生最脆弱的阶段统治自己世界的至高女性吗？结果发现她比他自己想象的还要深入骨髓！我知道我父亲不会乐意。他认为自己在各个方面、以各种方式受到他母亲的压制。别人可能会对他说，你应该读读 D.H. 劳伦斯——你会对劳伦斯和他母亲的故事感到共鸣！而我父亲大概会说，我还需要读吗？我过的就是那种生活，已经足够糟糕了。

我有一个好玩的想法来取代这种母系纽带：因为我们女性有拼花被子，有染色体的嵌合，所以女性的脑可能相当复杂。这种说法有些天马行空，但我们不妨试着推导一番。首先，将 X 染色体设想为智能染色体。我这么说不是出于简单的沙文主义——虽然我是一个大女子沙文主义母猪*——而是因为位于 X 染色体的基因

---

* 大女子沙文主义母猪（female chauvinist sow），对应大男子沙文主义蠢猪（male chauvinist pig）。——译者注

优势似乎与大脑发育有关。研究表明，相比其他 22 对染色体上的变异，X 染色体上的基因变异是导致精神发育迟滞的更常见原因。从而可以推测所有精神发育迟滞：如果 X 染色体如此容易出错而导致智力缺陷，就意味着 X 染色体掌控着很多智力建构的重要基因。有一个或多个基因不行，大脑发育就完了，而所有基因合作愉快时，天才便诞生了。

现在，将智能基因的概念扩展开来，将你的大脑想象成一个由母亲方格和父亲方格组成的棋盘。在母亲方格里，母本 X 染色体和所有脑部基因都很活跃；在父亲方格里，父本 X 主宰一切。在你勤奋的三磅[*]重大脑里，散落着父母的棋子——你具有两方的思维。难怪你会感到困惑。难怪别人不理解你。难怪你如此聪明。

女性脑嵌合体令现代读心者、神经学家和精神病学家的工作变得复杂起来。例如，女性身上会表现出多种类型的癫痫，很有可能是因为控制她们脑细胞的染色体是以嵌合的方式在运作的。控制重要脑信号输出的基因——这些化学物质是帮助脑细胞互相交流的神经递质——也位于 X 染色体。女性的思维果真如同父母歌声中的切分音——母亲或父亲通过 X 染色体发声——在某个脑细胞中表达出来。因此，无论一个女性得的是精神分裂症还是躁郁症，她的病程相对男性往往更为波动，更难预测。脑嵌合体是否也能解释多重人格障碍经常发生在女性身上的原因（我们先假定多重人格障碍是真正的精神疾病）？患者的脑内会不会有母亲和父亲两方的声音在冲锋对抗，嘈杂喧天，以至于出现其他零星的人物？科罗拉多大学的特蕾莎·宾斯托克向我指出，尚未有人能回答这样的问

---

* 　1 磅 ≈ 453.6 克。——编者注

题，因为脑嵌合体的概念非常新，"大多数神经学家、神经解剖学家和认知神经心理学家还没考虑过这个问题"。

在他们考虑这些问题之前，让我们先自己想一想，不管我们是不是科学家。我们不妨想，传说中的女性直觉应该具有生理基础——因为女性的脑嵌合体，女性相对拥有更多黏土材料来塑形，有更多种化学信号表达意见，这些信号会在潜意识中运行，我们可以将其整合成更为准确的见解。这不是一个我会不遗余力维护的概念。我并没有证据支持它。这只能说是一种……直觉。因为在我家，我父亲自认为直觉很灵，我母亲给人更理性、更擅长数学的印象，所以我的猜想无论好坏，都要归功于我从父亲那里得到的神秘X染色体。

回避X染色体，意味着否定，意味着归零。用X来表明自己，意味着承认自己的无知。我们必须要为自己的X染色体骄傲。它们跟其他染色体一样大小，它们是基因穿成的粗项链。它们定义了女性气质，或者说它们能够定义女性气质。

简·卡登（Jane Carden）是一位个头中等偏矮的女性（1.6米出头），中年（接近40岁），体型健硕。她周身散发着独特的人格魅力。我注意到房间里对面的她：魅力四射。部分原因是她的皮肤非常好，是那种出现在多芬广告中普通人无论抹什么香皂或润肤露也无法获得的皮肤。后来她告诉我，她从来没有留过疤痕，也没出过疹子。她毛孔细腻，只有点雀斑。她穿着一件盖住臀部的白棕色棉质卫衣，戴着绳链，大大的塑料边框眼镜使她看上去既像猫头鹰又像个少女。她褐色的头发非常浓密——一直都这么厚，她说。就像不会长痤疮一样，她还免受男性型脱发的烦恼——虽然叫作男性型脱发，其实女性的头皮也常不胜其扰。

简浑身焕发光彩也因为她表现出的活力和聪颖。我们一见面，她就兴奋地谈起来。她善于表达，语速快，口齿清晰，滔滔不绝。她在加利福尼亚做税务律师。简·卡登不是她的真名，而是她在网上或月刊上写故事时用的笔名。她将自己笔下的圣女贞德（Jeanne d'Arc）的名字调换字母顺序当作笔名。我们坐下来吃午饭，她点了吐司，但没吃太多。她一直忙着说话。那天我们聊了很多，之后也聊过很多次。在我们的聊天过程中，她只有开始哭泣时语速才会放慢。

简出生在纽约市一个中产阶级犹太家庭。母亲在一家医院当秘书，父亲是市房管局的会计。她父母还生有两个儿子，比简大不少。他们认为自己思想开明，是那种儿子周末带女朋友回家睡一起也不会有意见的父母。简很聪明，从幼儿园第一天起就喜欢上学，是个好学生，性格外向，讨人喜欢。像很多女孩一样，简也注意到，在这个世界上男生总有更多机会。她希望自己是男生，也表现得像个男生，但不善运动的她算不上假小子。"我记得一年级时老师说'美国之妙在于任何小男孩都能长大当总统'，"简回忆说，"这让我很生气，因为**我**也想要当总统。"后来七年级时，另一个老师说"女孩当不了律师——在法庭上可是要严词厉色的"，从那一刻起，简就决定：她要当律师。

在大多数方面，简喜欢当女生。一有机会，她就会穿她妈妈的衣服和高跟鞋，涂妈妈的口红。她参加过营火少女团。她很满意自己的尖嗓子，对于一般意义上女生应表现出的特点和遵从的命运也欣然接受。总之，她很正常——只是，她的阴部有一道长长的伤疤。"小时候我问起这个，总被告知我做过疝气手术。"她说。疝气手术：一种听起来禁忌又难懂的东西，让小孩子打听不出个所以然来。

快 11 岁时，简即将进入魔法时期，开始关注女孩们津津乐道的话题——月经。这时，故事有了转折。"我得知我出生时有卵巢扭转，为防止癌变，我的卵巢被切除了，"她说，"当时我还得知我必须开始采用激素替代疗法，服用雌激素。我得知我将永远没有月经周期，我也永远不能生孩子。"简漫不经心地给一片冷吐司抹上果酱，咬了一小口，又把吐司放下。"被诊断有卵巢扭转的一个问题是，你总会惦记着癌症。你会心烦意乱，觉得自己会死于癌症，你甚至搞不清楚这一切是怎么回事。我当时确信我离死期不远了。"

呃，也不是非常确信。她心里也有点觉得这个说法是瞎扯。"这说不通啊，没逻辑嘛，"她说，"但我当时害怕到六神无主，没办法跟家人好好聊这件事。"她父亲对她说，他很为她骄傲，因为她没有为此哭哭啼啼。情况便是如此。从那之后，家里没再聊过简的"卵巢扭转"或者这个沉重术语的真正意味。大家也没谈过简的感受或担忧。"有时候我妈拐弯抹角地引到这个话题，比如建议我应该考虑嫁给一个年纪大些的男人，因为年纪大的男人要么不想生孩子，要么之前的婚姻已经有了孩子，这样他会容易接受一点。""容易接受"指的是简无法生育这件事。"不育。这是最重要的事，我的不育。有一次，我跟我弟弟吵架——他现在是个心理学家——他对我嚷，说我会变成一个心怀怨愤又没孩子的老女人。"

简的确变得有些怨愤，倒不是因为她自己的人生或她的不育，而是对她的家人怨愤，因为他们对她不育的态度，他们公然的漠视中隐约透着反感。她知道自己才十来岁时就去看过内分泌科，事情肯定很严重。医生并没有比她父母多解释什么，但他显然认为简的病情很不寻常，于是邀请住院医师小组来给她做检查，并且每次简来医院，医生都会邀请外面的专家来观察。如果简扭转的卵巢早就摘除了，那医生们还在一个劲地看什么呢？

简没有就此郁郁寡欢或孤僻内向。她上了大学，在全是女生的韦尔斯利学院上了一年学，后来在以女生为主的瓦萨学院读了三年。当时是 20 世纪 70 年代，她接受了女性主义的思想。她在学业和社交方面都颇有成就。她从瓦萨学院毕业时，是班里的前几名。她交友广泛。她唯一没有做的是失去童贞。她对于肚脐之下的一切都感到羞耻。她不想从亲密的角度去考虑她失去的器官，她的闭经，她那让众多医学生好奇的阴道，她也不想让自己的爱人考虑这些问题。

但她的脑子没有停止琢磨自己的病情。大学毕业后，她去佛罗里达上了法学院。在那里的第一年，她在医学图书馆里转悠时发现了自己的故事。她看到一些图片——病人的身体是裸露的，脸被打上马赛克——也读到文字描述，马上就明白了真相。她的病征叫作睾丸女性化，如今一般称为雄激素不敏感综合征（androgen insensitivity syndrome），简称 AIS。这种情况非常罕见，大约 2 万个新生儿中会有 1 例。但这种罕见病例却能教我们思考性遗传和染色体对应关系的奥秘——当当当当！通过胎儿的染色体辨认其性别，也能告诉我们大脑与身体之间的联系。

患有雄激素不敏感综合征的人存在的意义，不是要去启示这个愚昧无知的世界。她们讨厌被视为遗传上的异类，不想成为妇科检查台上医生研习的对象，不希望自己赤裸的身体出现在医学课本里，脸被遮住，供所有人观察。但，我们都需要了解显而易见的事实，这是在简·卡登身上所体现的，也是我们在此及在下一章中所要探讨的：女人是被塑造成的，而不是天生的；女人是天生的，而不是被塑造成的。这两种说法在各自深刻而有限的层面都是成立的。

如果简的母亲在怀简的时候做过羊膜穿刺术，如果她想知道胎儿的性别，当时会被告知她怀的是个男孩——给多子的家庭又添一子。而婴儿出生时，她母亲却得知，与之前的判断相悖，她生的是个女儿。简长有女孩的外生殖器：大阴唇、阴蒂和阴道。但她没有小阴唇，她的阴道也很短，只有正常阴道长度的三分之一。她的阴道末端结束得很突兀，只是一层膜，而不是通往作为子宫门房的子宫颈。她也没有子宫和输卵管。她的腹腔有睾丸，但睾丸向下严重突出，坠入骨盆，于是她出生10天后睾丸被切除了。被切除的睾丸就是她"扭转的卵巢"。

简的情况是这样的。她有Y染色体，这个Y染色体上附有几十个基因，其中大多数基因的功能尚未破译。但这个三叉染色体上有一个基因由于开启了男性叙事而非常有名。这个基因叫作SRY，表示Y染色体上的性别决定区域。过去它被称为TDF，意思是睾丸决定因子。但基因就像病征一样，往往会在经历一段时间无法解释的复原期后，获得新名称。不管怎样，在孕期8周左右时，SRY基因会有一番大动作：它开始在男性胎儿的腹腔中建造睾丸。在胎儿发育的后期，这些代表男性特征的神奇小囊袋会沉到身体之外，进入阴囊，之后很矛盾地成为象征勇敢和力量的悬垂物——蛋蛋！虽然名声很响，却是男性身体中最脆弱的地方。

在胎儿阶段，睾丸发育得很快，并开始分泌雄激素，如睾酮。雄激素反过来将原始的生殖器雏形塑造成阴茎和阴囊的形状。但要创造出男性，这还不够；与此同时，胎儿的女性程序也要被抑制。为此，睾丸会分泌一种叫作副中肾管抑制因子的激素，使原本可能会发育成子宫和输卵管的胎儿结构退化萎缩。

在简身上，这些发育大多没有依照正常的程序展开。她的 Y 染色体正常运作，SRY 基因也开始起作用。她长出了小小的内部睾丸。睾丸工作了，分泌出雄激素，分泌出副中肾管抑制因子，抑制因子导致简初期的子宫和输卵管退化。但这时发生了一些事情，或者说该发生的事情没有发生。原来，Y 染色体需要 X 染色体来完成标准人类应有的生殖器建造。造人拼图上有惊人的一大块掌握在典型的女性染色体手中。在 X 染色体的 5 000 个基因中，有一个基因会使身体对雄激素有所回应。只制造出雄激素是不够的，身体中多种组织必须能够检测出雄激素并做出相应的反应。这需要雄激素受体蛋白出手相助。胎儿尚未发育成熟的生殖器组织必须分配有雄激素受体蛋白，才能回应雄激素，形成阴茎。而编码这种蛋白质的雄激素受体基因，位于 X 染色体上。

听起来是不是很浪漫？雄激素受体基因本可以位于基因组中的任何位置，可以在 23 对染色体中的任何一条上——比如 3 号染色体，或者 16 号染色体什么的。但是，没有，它偏偏位于**我们女性的**染色体，这个又肥又大又单调的 X 染色体上。或许纯属意外吧——科学家对此并未确定 *——但仍值得我们拍手称快。我们成就了女性，我们也成就了男性；如果没有在表面找到明显的答案，

---

* 科学家尚未理解大规模的基因组构，即基因在 23 对染色体上如此分布的原因。大部分排列似乎出于巧合和方便，但也有些基因是根据在发育过程中的作用和重要步骤等而排列的。

那就深入其中探寻吧。

简·卡登的 X 染色体上遗传到的雄激素受体基因是一个无法运行的变异版本。由于变异，她的身体无法对睾丸释放的大量雄激素产生回应，这意味着她无法长出阴茎和阴囊。她的身体一直对雄激素不敏感，这便是她病征名称的由来。

因此，简无法感受雄激素的身体走上一条缺乏雄激素的哺乳动物胚胎会走的路：走向女孩之路。她外生殖器的小凸起变成了大阴唇、阴蒂和很短的阴道。而变形并不彻底——她没有长出小阴唇，她的阴道皱襞白得有点奇怪，简自己说，不是其他白人女性生殖器常见的微紫色。但简是一个女人，同我，或者我所见过的任何一位会来月经、会生孩子的女性看起来一样。她有胸有臀，脖子相对纤细（我认为这是女性身体中最能凸显性别的特征之一），她给世人的形象是一位女性。更重要的是，她从未怀疑过自己的女性身份，即使当她站在医学图书馆里，震惊又绝望地读到自己的 Y 染色体和曾经拥有的睾丸时。

雄激素不敏感综合征有几个奇特之处。不长痤疮，没有男性型脱发：因为无论男女，粉刺和大多数头发稀疏背后的主谋都是雄激素。雄激素也会刺激体毛生长，男女均是。简没有腋毛和其他体毛，只有像婴儿胎毛那样柔软的阴毛，这同样是由于对雄激素没有反应。这种综合征的患者看上去像是电影《妈妈咪呀》里那种会担当演员和模特的女性。简出生后很快被摘除了睾丸，青春期阶段需要雌激素替代疗法使她的女性身形发育完整（也为了保护她的骨骼，因为骨骼的生长有赖于雌激素）。有些患雄激素不敏感综合征的女性直到进入青春期，才能被确诊。因为她们的睾丸没有在婴儿期突出，没有给人质疑她们染色体情况的机会。这样的女生进入青春期后，睾丸开始释放大量激素，主要是雄激素，但也有雌激素。激素通过血液流到身体各处，比如雌激素会直接作用于胸部组织。另外，有些雄激素会通过酶的作用转变成雌激素。胸部开始发育、长大，实际上这些女性的胸部会长得比大多数女性更大，因为阻止胸部增长部分靠的是女性回应雄激素的能力。（而高水平的雄激素会让青春期的男生胸部平坦。男性乳房发育在一些年长男性的身上会出现，很可能是睾酮水平下降的结果；没有雄激素的反作用，男性身体中跃跃欲试的雌激素会促发胸部的些许增大。）患有雄激素不敏感综合征的女性往往个头很高，个中原因不详——可能另一种睾丸激素或 Y 染色体上的基因贡献了雄伟的身高。最后，到 16 岁左右，患有雄激素不敏感综合征的女生身形发育成熟，却没有月经来潮，便会去看医生，这时她们的病情才会被确诊。

皮肤好，头发多，胸部丰满，个子高。腋窝天生光滑，腿毛也稀少——而且免疫系统还很强壮，简强调说，因为睾酮会抑制免疫细胞。很多女模特女演员都有雄激素不敏感综合征。华里丝·辛普森，英王爱德华八世为之放弃王位的那位生机勃勃的离异女性，很可能患有雄激素不敏感综合征。有历史学家说圣女贞德也有这个问题，但大多数历史研究者对此表示怀疑；不管怎样，简·卡登还是改用圣女贞德的名字做了笔名。

有些进化心理学家提出，女性的性吸引力在于她们拥有的特征，这些特征告诉男性：我有生育能力，会给你生很多孩子。患雄激素不敏感综合征的女性对于这种看法提供了非常好的反证。这些女性拥有光洁的皮肤和浓密的头发——这些特征都标志着青春和健康；而我们被告知，青春，青春，青春，是衡量女性市场价值的标准。豪乳被认为是雌激素丰沛的女性的象征，代表她的生殖力值得信赖。哦，是啊，招贴画上美女的每个身体部位都可以贴上达尔文主义的标签。但这些患雄激素不敏感综合征的超级女性，浑身散发着让人心惊肉跳的性感，用进化学术语来说，她们传达的可不是什么诚实的信号。事实上，她们是"骗子"，引诱男人踏入泛着泡沫的靡靡之河，却完全不可能受孕。多么逍遥快活，又让人大失所望。看起来最健康、最有女性特征的女人，实际上却是勇猛的亚马孙女王，泰然自若，别具一格。她们的身体自成系统，让人羡慕，那种无可复制的肉体之美是对查尔斯·达尔文的嘲弄。无论雄鹿、种马，还是公牛，都止步于此。

虽然患雄激素不敏感综合征的女性自认为是女人，但她们还是觉得自己异于众人。大部分患者会隐瞒自己的情况，只跟少数朋友袒露秘密。有趣的是，她们感到最遗憾的不是无法生孩子，而是没有月经，因为她们将月经看作证明女性特质的每月凭据。其他女孩在谈论自己的月经问题时，患雄激素不敏感综合征的女性无话可说。她们躲入情感的小角落，像电影《魔女嘉莉》里的女主角，担心那些"正常"女孩会用月经棉条和卫生巾向自己劈头盖脸砸来。

15年来，简感觉自己像个不可触摸的怪人，只能看医书自我诊断，却不知怎样找到一个病友。"我好想找到其他患雄激素不敏感综合征的人。这是我人生的梦想，"她说，"我就像个被领养的孩子，满怀期待地看着每个人的眼睛想，你们是不是我的父母？我听说过一些不能生孩子的人，或者有类似情况的人，我都想知道，她会不会跟我一样？"

"我问过我的医生，我尽可能打听别人是否认识这样的人。我打电话给达拉斯的一位医生，他可能是全美国雄激素不敏感综合征领域顶尖的研究者。所有人都说不知道。他们的反应，显得我这样追问好像是疯了，他们也毫不掩饰地表示，哪有人想聊这个？谁会愿意承认自己有这个毛病呢？我自己的医生告诉我，她有两个患雄激素不敏感综合征的病人，其中一名女性40来岁，在自己的圈子里很优秀，绝不会暴露自己的身份。另一名患者是个十八九岁的小姑娘，我的医生确定地说，那个女生过得很好，实在不需要跟其他人联系。这些话听起来都是鬼扯。我之所以**知道**她在鬼扯，是因为那个所谓十八九岁过得很好的女生就是**我**。"

最终，简又一次在图书馆找到了答案。大约两年前，在翻阅一期《英国医学杂志》(*British Medical Journal*) 时，她读到一个有相同症状的7岁女孩的母亲所写的信。这家人住在英国，这位母亲说她们正在为患雄激素不敏感综合征的女孩和女人及她们的家人组织一个互助小组。作者在信末附上自己的电话号码，但简差点没能看清这串数字，因为她正读的这页纸已被她的泪水染湿。简谈着那天她发现这封信时的情景，放声哭出来。她顾不上用餐巾擦拭眼睛。"我不知道怎么向你描述那种感觉，"她说，"我大概永远也描述不清楚。"她复印了那页纸。她驾车回家，开始练习。她练习用正常的声音说话，不能哭，不能哽咽。她练习说"我有雄激素不敏感综合征"，这句话她只跟医生说过，从未告诉过其他人。不过，当她打电话联系上那位母亲，在介绍自己时还是失控痛哭起来。几周后，她飞去英国参加互助小组的第一次见面。"我人生做得最成功的一件事就是找到这个互助小组和其他患有雄激素不敏感综合征的人，"她说，"毫无疑问，这是我人生中最大的成就。"

在小组会面中，这些女性谈论了一些实际的问题，比方说，如何找到树脂阴道扩张器，将较短的阴道扩展到足以容下阴茎。她们不使用委婉词汇。她们直言自己有出生缺陷。她们谈起通过镜子查看自己的身体，寻找残存的男性特征。她们谈到一些不实的迷思：比如有谬传说男女的性欲都与睾酮有关。如果此说法属实，那么眼前这些女人应该没有性冲动才对；毕竟，她们不能对自己身体产生的睾酮有所回应。有些性研究者也对雄激素不敏感综合征患者下过这样的判断——说她们性冷淡，毫无兴致，在床上如同死尸。女患者们对这样的言论感到愤怒至极。无论她们能不能撑开自己阴道成功性交，她们的性欲本质上是完好无损的。她们会有性幻想。她们会有性高潮。她们会为值得的人兴致高昂。

她们还反对将睾酮宣扬为"进攻激素"。如果这样的陈词滥调成立，那么雄激素不敏感综合征的女患者应该比一般女性更温和更羞怯才对。但事实正相反：这些女性各有各的暴脾气。一位女患者说自己会故作娴静，不让别人看到这种病征的真面目。简表示自己在有需要的时候会亮出男性气概，医生可没把这点从她的性格中切除。"我像我母亲，是个咄咄逼人的讨厌鬼，"她对我说，"我是我妈创造的女儿。我天生注定是那种女人。"

第三章

默认路径

女性身体是一种消极结构吗？

怀孕期间我开始购买婴儿用品。我注意到的第一件事便是，在现代女性主义运动诞生 30 年后，人们仍然只选择两种颜色。不论你是为新生儿还是为 6 个月大的婴儿，抑或是为早产儿这个新的类目挑选衣服，所有商品不是粉色的就是蓝色的。或许超声波等各种产前检查让大多数人提前知晓了婴儿的性别，因此，为预产儿购买礼物时没必要多买一套以保证无论男孩女孩都有得穿。无论原因是何，婴儿服装的性别对比似乎较过去更突出了。如果想买一件没有花边、饰带或动物造型的婴儿服装，不想要粉色或蓝色的话，你会发现你的时尚选择是多么有限。哦，这儿有一件孤零零的看不出性别的婴儿衣服：黄色 T 恤，上面只有只鸭子图案。

我在婴儿用品店闲逛时，不是很在意这些。我脾气急，女性主义观念深厚，但粉蓝之分并没预期的那样令我气恼。我这样淡漠，部分是因为衣服可爱。所有的婴儿服装都很可爱，无论它们是为谁设计的（当然，它们最终都是为父母设计的）。一切都在提示你婴儿的脆弱，他们完全无法自己照顾自己，需要大人倾力相助。这时的你不会看到蓝色衣服而联想到"强壮"，看到粉色衣服联想到"柔弱"。你看着这些微型的东西，不由得想："多珍贵啊！太不可思议了！进化到底在搞什么名堂？"

我也只能安慰自己，因为我知道将粉色与女孩、蓝色与男孩联系在一起是近来的现象。在19世纪早期，色彩规范不像如今这么绝对，如果有，那粉色反倒更有可能出现在男孩身上，女孩身上更多是蓝色，而不像当今正好相反。我们现在坚信某种颜色天生有女性气质，另一种颜色天生是男人的颜色，显然很荒谬。（如果你花上几分钟时间动用聪明才智，可以编出冠冕堂皇的解释，让那些说法听起来合情合理。你可以说，蓝色位于电磁波谱的高能端，更适合精力充沛的男孩，也可以说，蓝色是冰与水等凉爽事物的颜色，更适合天性安静的女孩。）这种区分的随意性让我很无所谓，我不禁想，我们用不着在这种问题上纠结半天。在女孩服装方面，相比于粉色，我更反对的是裙子，原因很简单：我小时候讨厌裙子。我讨厌裙子阻碍我的行动，玩耍时无法尽兴，我讨厌穿裙子时总要担心一阵大风吹过就会走光，因而别无选择，只能永远老老实实地像棵植物。

粉蓝二分法惹恼我的，是人们有时听之任之的单一态度。女孩穿蓝色倒没什么，但试想男孩穿粉色会受到什么评价。认真想想这种服装标准对你孩子的制约。哪怕你是个时尚辣妈，在给儿子穿粉色T恤时，你也会犹豫不决，最后不得不妥协，拿出那件有小鸭子图案的黄色T恤。当然，小婴儿自己是感觉不到束缚和压力的。一个女性可以穿瘦腿裤、蓝色牛仔裤、背带裤或者燕尾服高礼帽等等——她是在行使一个消费者的选择权；但如果一个男性穿上了裙子，那他最好准备拿上风笛演奏起来。这个道理我们深谙已久，但仍挺让人讨厌的。"我保证，要是你收到一箱免费的纸尿裤，恰好是粉色，你会先把它们包装成礼物，而非给你刚出生的儿子穿，"薇琪·艾欧文（Vicki Iovine）在她那本有趣的书《女朋友怀孕指南》（*The Girlfriends' Guide to Pregnancy*）中写道，"我知道这是一种病，我们可以因为这种性别刻板印象不断叨扰心理医生，但事实确是如此。"第一次读到这行字时，我愤愤地想，她可不会写"给你刚出生的**女儿**用一箱免费的**蓝色**纸尿裤"；但我知道，艾欧文说得没错，她大概也会不屑地耸耸肩吧。你不会给你的第一个，第二个，或者第十二个儿子穿粉色纸尿裤，除非你是好莱坞恐怖电影中的那种母亲，会随着剧情发展逐渐变成疯女人。

当我们害怕粉色会污染男孩时，我们究竟在惧怕什么？担心他会变成同性恋？有可靠的证据表明，性取向与育儿方式无关或关系甚微，且不管怎样，同性恋的儿子也都爱自己的母亲，因此有什么问题呢？这是常见的厌女症作祟，将阳刚与"完整的人"和"品控"绑定，将女性与"凑合的人"和"残次品"联系在一起？是的，部分原因是我们仍处在厌女的社会，因此男孩的东西对女孩而言足够好——甚至可能，当女孩适当使用男孩的商品时，能显露出家长的气派——但反过来绝不成立。女孩的商品太傻气，太黏腻，直说就是，对男孩来说太低级。

这种想法人们再熟悉不过，挺打击人的。由于我们短期内不会改变这种现状，这显然无助于扭转局面。我长期从事希望在老生常谈中出现对女性友好转机的运动，据此我提出如下看法：我们乐意女性穿男装，却不愿意男性穿女装；我们接受男孩气的女孩，却厌恶女孩气的男孩——所有这些，尽管并非出于自觉，仍表明大家能意识到谁是真正的始祖，谁是合法的第一性，因而知道哪个性别最终更为自由。西蒙娜·德·波伏瓦关于很多社会文化不平等的见解可能说得没错，但从生物学的角度看，女性并非第二性；女性是原著。我们女性是第一章，是导语，是伊甸园真正初民的后裔，这让我们开心地想到莉莉丝（Lilith），亚当的第一任妻子。经典的《旧约》中没有提到莉莉丝，在她出现的资料中，例如，16 世纪的《便西拉的字母》（*Alphabet of Ben Sira*）中，她不出意料地被描述成是**晚于**亚当创造出来，给亚当做伴和提供性娱乐的。这些记述说，他们夫妻开始经常吵架，因为亚当称自己更喜欢传教士体位。他喜欢这种姿势更多是出于其代表的政治立场而非感觉。"你适合在我下面，我适合凌驾于你。"他对莉莉丝说。他的伴侣拒绝承认其从属地位。"我为什么要躺在你身下？"她问道，"我们是平等的，因为我们都来自泥土。"莉莉丝的反叛行为使她失去了伊甸园的永久居住权，并且她所有的孩子从此都将受到上帝的诅咒（之后，她那更为听话的继任者也没表现得好到哪儿去）。在非犹太教的重述版本中，莉莉丝因为亚当那不可一世的宣言而勃然大怒。她知道，尽管亚当不知道，该死，**她**才是第一个到那里的。

我说莉莉丝先于亚当存在，说提供肋骨的人是莉莉丝而非亚当，并非在哗众取宠。按照基本生物学常识，雌性是实际生物的物理原型。就像我们从简·卡登的例子中看到的，胚胎是准备成为女性的，除非妊娠期女性化的进程受到雄激素干扰。若无另外指示，原基的生殖器雏形会发育成女阴，至少会发育出部分阴道。（大脑可能也会呈现女性结构，但这个更为模糊的问题我们之后再讨论。）根据对胚胎学的传统理解，女性是"默认性别"或"中性"，男性是受到"分配"或"激活"的性别。也就是说，在胎儿体内的一定激素未发生激增的情况下，不需要雌激素——通常被视为女性激素——的影响，胎儿便会长成女孩。虽然雌激素在之后的生命阶段对于塑造乳房和臀部及每月的经期不可或缺，但在女孩成形的初期，雌激素并没有太多作用。相比而言，男性的身体是在小小的睾丸开始分泌睾酮和副中肾管抑制因子等激素后才开始形成的。激素会将原基组织分配——或者更准确地说，重新分配——到男性的构造图纸中。

但"默认性别"这个词听起来有点消极意味，好像说女孩来得很自然，生女孩像毯子沿山坡向下展开那般不费吹灰之力；你甚至不用踢它一脚让它展开。很多生物学界的女性反对这种命名及其背后的理由。布朗大学的安妮·福斯托–斯特林抱怨说，将女性作为默认性别的概念是男性统治发展生物学的思想渣滓。她认为，没人发现任何激活女性蓝图的化学信号，原因是没有人真正研究过。从男性的角度看，输卵管发育背后的机制完全没有阴茎的促成因素那般吸引人。激素似乎不决定女性的性别，这并不意味着**没有其他因素**在起作用；在胚胎发育时有其他信号系统存在和参与，只是它们比清楚易辨的雄激素更难发现和研究罢了。

我们所能做的，是重新阐述女性为始祖的原则，不要像无聊的默认性别模式那样简单粗暴。得克萨斯大学的戴维·克鲁斯（David Crews）提出一种可爱的说法来探讨动物的性别决定系统：雌性是始祖性别，雄性是衍生性别。雌性的形态先产生，最终由雌性产生雄性变体。据说雅典娜是从宙斯的头颅中跳出来的。我们最好也假想一下，阿波罗是从赫拉的头中跳出来的。

将女性作为始祖性别意味着，如果我们将之扩展到最有趣的维度，可以说男性更像女性，而不是女性更像男性。毕竟，男性是由女性原型衍生出来的；他们别无选择，只能持有与女性共享的特点——那些女孩气的特点，那些粉色睡衣！——而这些特点在塑造男性时会有所变化。但女性不依赖男性原型来创造自己。自己就是开始的起点，我们女性可以自我塑造。我们不需要亚当的肋骨，我们从没利用过亚当的肋骨；无须男性的帮助，我们的骨架和骨盆都能发育得硬朗。

克鲁斯有几条理由来证明他的观点。首先，他研究的是爬行动物而非哺乳动物的性别决定系统，所以他看到的是一个不同的系统在起作用。他总结了几点新颖的原则来反对某些温血动物持有的传统观点。他观察到，决定鳄鱼或海龟性别的不是 X 或 Y 染色体，也不是 SRY 基因或它所产生的睾丸。鳄鱼宝宝的性别取决于环境因素，尤其是蛋发育时周围的气温或水温。所有胚胎之初都具有两种性别可能，根据外部的冷暖，它们会发育出卵巢或睾丸。（一般来说，较冷的温度产生雄性，较暖产生雌性，中等温度产生的雌雄比例为 1∶1。）重要的是，没有哪种性别属于"默认性别"。鳄鱼不会因为无法变成雄性而变成雌性。成为雌性之前的胚胎必须接受某种与温度相关的刺激，触发一系列生理变化，从而长出卵巢。长出睾丸也是一样的道理：小胚胎需要外部世界的信号来驱动雄性程序。换言之，无论最终结果如何，爬行动物的性别决定过程都是一步步有条不紊地进行的。

爬行动物与哺乳动物非常不同，但它们的性别决定过程都让我们对雌性为中立状态这一说法产生怀疑。胚胎的性别形成过程中可能有很多因素被我们忽视了。比如，男性胚胎的睾丸为了破坏形成输卵管、子宫和阴道的原始管道，会释放出副中肾管抑制因子。但除了副中肾管，女性胚胎在妊娠第 9 周前还长有中肾管，可以长成精囊、附睾和其他男性结构。大部分中肾管在女性胚胎发育过程中会消失，但有谁发现过什么中肾管抑制因子吗？没有。据说并不存在这样的因子。据说，由于**缺乏**来自睾丸的使其发展壮大的信号，中肾管会消失。这属于女性默认模式的一部分。除非收到活下去的指示，否则中肾管会自我毁灭。这种假说虽有可能，却很难让人信服。我们从卵子和大脑的发育中认识到，大自然虽产出甚多，却会牺牲掉其中一大部分。但毁灭是自然发生的，还是必须受到触发呢？如果说死亡是一个行进中的过程——细胞凋亡的新法令宣布其如此——那么，死亡是需要激活的。中肾管抑制因子一定存在于某处：它可能不是激素，不是如激素那般容易分离出的东西，而是一种信号。一套巧妙的手段抑制了某种可能，从而让女性占据主导，塑造出如莉莉丝所愿的身躯。

事实上，1993 年，科学家拿出初步证据表明他们已发现一种活跃的卵巢起始因子，说明卵巢的建造并非仅是消极的发育过程。科学家确定了一种基因信号，它会踊跃地制止睾酮的行动，将原基胚胎生殖器转变成女性样式——在这种情况下，不是因为缺失信号，或像雄激素不敏感综合征那样，组织对雄激素无反应，而是因为这种因子极度活跃，将雄激素逼下舞台。但没有人复现过这个结果，相关工作也未得到细致研究，因此我们是否能找到期待已久的女孩生长因子，没人清楚。

那么，假设生成男性或女性身形都需要做一定的工作，并且存在活跃的卵巢起始因子为女生行使类似睾酮之于男生的职能，为什么克鲁斯将始祖地位赋予女性，而认为男性处于衍生地位呢？在这一点上，他的爬行动物学专业训练影响了他的判断。在哺乳动物中，有性生殖是必要的。哺乳动物要生后代，必须与异性交配。大自然中不存在孤雌生殖的哺乳动物，即雌性生出自己的克隆体。但有些蜥蜴——也有鱼和其他几种脊椎动物——可以通过自我复制来繁殖，生产的几乎总是女儿，没有儿子。孤雌生殖不是一种极为常见的策略，但确实存在。事实上，在进化过程中，孤雌生殖会时有时无。曾经需要雌雄双方参与有性生殖的物种，会因为某些原因放弃雄性，转为孤雌生殖。在某些情况中，孤雌生殖的物种也会发现周围存在雄性的优势——确切地说，因为有性生殖会增加遗传多样性，让子代具有足够丰富的特征来经受环境的变迁。为获得变化优势，这些结发妻子，冷血女神，回到伊甸园，开始计较起谁扮演男性角色，谁应该采用上面的体位。无论在哪种进化剧本里，雄性都是串场过客，只有雌性的位置稳固如初。没有哪个物种缺乏雌性。作为大母神的雌性，从不会消失。

（你可能会想，将孤雌生殖的动物称为雌性而非中性，是否公平，甚至为什么不能随意称其为雄性？简单的回答是，当然公平。甚至可以说是准确。孤雌生殖的蜥蜴产出的卵最终会孵化出小蜥蜴，而纯粹意义上的雌性就是能产卵的动物。）

"雄性是在自体繁殖（即雌性）生物进化之后进化出来的，"克鲁斯写道，"雄性会得而复失，但雌性总会保留下来。雄性模式是衍生品，是基于原有的雌性模式发展出来的。"

我父亲并不是男性特权的顽固拥护者。他明白造物女神存在的意义，明白一成不变的犹太教-基督教-伊斯兰教父权制轴心结构是非自然的。我们曾一起去大都会艺术博物馆，经过一幅描绘圣父、圣子和圣灵的油画。我忘了油画的作者、绘制时间和地点。实际上，我对那幅作品已记不太清，只记得对它的极度厌恶。三个位格画得完全一样，三个男人长着褐色胡须、穿着长袍。我父亲曾愤怒地放弃了基督教，因此对这幅油画嗤之以鼻。圣三位一体被认为是地球生命的创造者——其中竟然没有女性，我父亲咕哝道。他说，画家至少可以把圣灵画得模糊一点，让人误以为是个女性也好啊。我们走开后，都对此很不屑。

大概 20 年后，我想到：那位画家会不会无意间投射了他本能的理解，认为男性是从始祖女性衍生出来的，类似罗马的庙宇衍生于希腊的柱廊？正如罗马人在方方面面都超越了前人——在设计的宏伟、在柱型的打磨上——男性抬高了赌注，叫得比女性响，变得过于夸张，活跃又健壮。克鲁斯说，在构建始祖女性和衍生男性的概念过程中，"诞生出一种有趣的可能，即相较于女性像男性，男性可能更像女性"。如果克鲁斯说得没错，那么在坚持摒弃万神庙、选择单神来象征性地统治两种性别的一神论文化中，将神的性别定为男性，大体上说得通；因为男性兼并了女性，同女性差不多——在某种意义上，男性是模仿女性而出现的——但女性不能以同样的方式来描述。女性没有兼并男性的形象，最初也无须男性。谁知道呢？未来女性也可能再次不需要男性呢。

从男性的角度看，他们需要女性，如同他们需要一个自己的基底。他无法逃脱她，于是他整合了她最强的能力——她的生殖能力。作为男性，具有罗马雕像般的身形，他自然胜她一等。要记住，孤雌生殖的雌性生的都是女儿。但，男神被重新塑造成超级孤雌生殖体，能够不借助外力创造出儿子和女儿。以下想象虽不正确，但可以理解：男神从此独来独往，独自承担单一神灵的责任，一个神话般的存在，大自然中再无此类角色。

神有神的问题和妄想，人类也有人类的烦恼。如果在众神当中，男神更有可能侵犯女神的特权，那么在人类中，相比于男性表现出女子气的举止，女性有点阳刚气会相对更自在。弗洛伊德提出，男性必须通过挣脱女性世界才能获得独立——那个由母亲、祖母、婶母、保姆组成的世界——因为男性的婴儿期和幼年都困于这种单一又幽闭的女性环境。女性造成的威胁来自女性长期的统治。男性要寻得自主权，就必须谴责女性的阴柔。女性则无须躲避女性环境而成人，她们不需要拒绝照顾过和影响过自己的母亲。

抛开弗洛伊德不谈。很可能男性需要摆脱的不是女性组成的外部世界，而是女性形成的内部范式。或许男性觉得受到胁迫，要强调自己衍生的独特身份，要逃离始祖女性，仿佛逃离幕后主使的女妖。因此，我们女性本质上可能更能接受流动性征（fluid sexuality）的概念。我们可以换装，换身份和态度，随心所欲，敢作敢为；而我们还是女性。男性只能短暂地涉足敏感国度，甚至会遭到嘲笑，阿伦·阿尔达说男人不能像女人一样；相反，男性的边界很模糊，如果他们与雌雄同体的概念周旋太久，他们会动摇犹疑起来。简·卡登说，因为角色可塑性的自由，她很高兴生为女人——我们可以说，她高兴是因为她的始祖女性范式没有受到男性附加品的负载。

"我不会幻想自己生来没有雄激素不敏感综合征，"她说，"这是我唯一能以女性身份度过此生的方式。女性的经历更为丰富，我想，我们也有更为完整的情感生活。男性所能呈现的个性范畴太狭窄。我可以肆意地今天矜持，明天强势。这两种气质在女性身上都能被容忍，至少在历史上的这个阶段。而在男性身上则——呃，我们还没有宽容到那个程度。"

克鲁斯说男性模式是基于女性模式衍生而来的，他说的是好几件事：激素的分泌和活动模式，脑部结构模式，行为模式，当然还有生殖系统模式。想到男女最明显的不同之处时，我们想到的是生殖器；人类的生殖器最让我们浮想联翩，自孩提时代起我们就被灌输了性别的概念（当然，同时我们也知道了不同的如厕方式）。生殖系统被认为是最能清楚区分男女的部位。

如果你仔细瞧，你会发现男女惊人地相似。比如，观察妇科检查台上的女性，你会发现她们丰满的阴唇微陷于大腿深处的褶皱中，让人联想到男性的阴囊。古人早就知道这点，希波克拉底和盖伦等早期解剖学家及身体哲学家也知道这些。他们不是圣人。他们不是恋女癖。托马斯·拉克尔（Thomas Laqueur）在《身体与性属：从古希腊到弗洛伊德的性制作》（*Making Sex: Body and Gender from the Greeks to Freud*）一书中将盖伦的思想称为"阳具中心论"，因为盖伦将男性模式视为基本，并以之为参照来描述女性。古希腊医生对身体结构的理解也有错误，但他们还是得出了一些结论。他们认为人类的身体基本上是单性的，两性是有内外之别的不同版本。古人强调的是男女器官的相似性。

"单一性别模式的身体结构认知盛行了两千年，女性被认为是倒置的男性：子宫是女性的阴囊，卵巢是睾丸，阴户是包皮，而阴道则是阴茎，"拉克尔写道，"女性本质上是缺乏生命恒温（vital heat）因而不完美的男性，其结果是将男性外显的构造留置内部。"盖伦也用了相同的语言描述男性与女性的构造，称卵巢为 orcheis，这个希腊单词的意思是睾丸。（兰花也是根据睾丸命名的，因为兰花基部的假鳞茎看起来像皱皱小小的阴囊。因此当乔治娅·奥基弗用兰花来表现女性生殖器时，她承认自己用一个小手段结合了男性和女性的特征。）人们相信两性是相似的；4世纪的一位主教说，他意识到女性具有同他一样的禀赋，只不过"女性的禀赋藏于身体内部而非外部"。

不仅男女的生殖器被认为相似，男女身体的分泌物也被认为是同源的。精液是经血的男性版本，乳汁和眼泪是一种东西。古人认为男女获得性愉悦的能力没有不同，他们都需要性高潮来怀孕。盖伦认为女性只有达到性高潮才能怀孕，他的观点一直流行到了18世纪。这个想法挺好，是我非常喜欢的一个明显的历史性错误，它迂回地承认了现代人知道的女性性高潮的重要性。不幸的是，认为孕妇都有过性高潮的执念给无数姐妹带来了悲剧。比如，因强奸而怀孕的女性过去会被指控犯了淫乱和通奸罪，因为她们隆起的腹部证明了她们的默许和快乐，她们一般都会被处死。在较近的时代，女性得到建议：当强奸无法避免，她们应该"躺下来享受"；她们还会因自身的困境而受到多方指责——为什么你要穿成那样，为什么你要邀请他去你的公寓，为什么你要在天黑后去公园散步？

盖伦很多地方都说错了。阴户不是包皮，不过在一些国家也有女性生殖器割礼；无论男女都不需要达到性高潮才能让女性怀孕（男性的预射精液里有精子。我听闻过某位女性，没有性交，只是在一阵意乱情迷的亲热中大腿沾到一片预射精液而怀孕）。不过关于身体的单性判断，盖伦是有先见之明的。女性模式可能是始祖形态，但在我们现代人的身体里有两种发展方向；造人的黏土可择一塑形。我们是雌雄同体的赫马佛洛狄忒斯——赫耳墨斯和阿佛洛狄忒之子的继承人，他曾在泉水中与仙女萨耳玛西斯的身体融为一体。男性和女性的胚胎在妊娠第九周前看起来完全一样，成年男性和成年女性的器官结构也是相似的。两个月大的胚胎有杏子大小，看不出性别，长有一对不成熟的"种荚"，即原基生殖腺，这个部位在男性身上会发育成睾丸，在女性身上发育成卵巢。胚胎有一套中肾管和副中肾管，之后会选择发育成输卵管或输精管。外部会长出未分化的生殖嵴，这是一道隆起的组织，位于一条窄缝的覆膜之上。从第三个月起，这块肉要么会优雅地长成阴蒂，要么会笃定地长成龟头。在女性身上，原来那条窄缝周围的膜消失了，窄缝展开，围绕着阴道和尿道形成阴唇。在男性身上，雄激素促使窄缝融合，并向前耸出，形成阴茎。

剥离象征符号之后，阴茎没什么特别的。方尖碑刺破苍穹，枪支射出子弹，香烟喷出羽状烟雾，改装车呼啸而过，热狗出炉。阴茎在引申的层面没什么可多说的，无法让人对其做多种解释。管子就是管子。

而阴道，却像罗夏墨渍测验一般难以捉摸。你可以从阴道得到你所想要、需要或害怕的东西。简单来说，阴道是一个开口，一个空缺，一个不动声色的容器。它是一段四五英寸*长的通道，以45°角自阴唇延伸到甜甜圈形状的宫颈。阴道是外部世界的宣言与内脏的牢骚之间的停顿。阴道有皮肤、肌肉和纤维组织，生性古道热肠，可伸展并容纳任何正常尺寸的往来者，来者如阴茎、窥阴器，往者如婴儿。我肯定自己不是唯一怀孕时梦见自己会生下一头鲸鱼的女人。在梦里，我生下的是一只濒危的蓝鲸。哦，作为产道的人类阴道可以伸展，没错，而且它必须比鲸妈妈的骨盆更能按照人体比例而肿胀。你可能听说过，或者亲身经历过，宫颈必须扩张到 10 厘米时，产妇才被允许使劲。宫颈必须张开到同阴道等长的宽度。唉，叫苦不迭的女士们，10 厘米可不是婴儿头部的宽度哦。平均 7 磅重的婴儿头宽 5 英寸，有些头比较大的婴儿颅骨近 6 英寸

---

* 　1 英寸 ≈ 2.54 厘米。——编者注

宽。婴儿的头挤进类似于船的龙骨那样的空间，一边冲撞着滑动着奔向光明——感谢生育女神伊西塔（Ishtar），感谢缝合技术，感谢新生儿的囟门和柔软的颅骨——但你还是得指望你的阴道在生产中表现出难以想象的韧性，你在第一次费劲地塞入卫生棉时应该能领略一二。所以说，阴道像个气球，像件高领衫，它是宇宙的模型，因为，当女性哭泣时，阴道在朝各个方向扩展。

嘴巴也是具有延展性的裂口，但谁会把嘴巴看作消极的容器呢？阴道有时会被比作嘴巴，是有齿的器官：一个会吸食、吞咽和咀嚼的饥饿的洞，如果男人禁不住诱惑，过于沉迷此地，它可能会榨干男人的精髓。阴道或被看作潮湿、舒适、可以接吻的嘴巴；labia 一词意思是唇，德斯蒙德·莫里斯（Desmond Morris）等人类行为生物学家认为，女性涂口红是为了强调嘴唇与阴唇的相似，在脸上重现隐秘生殖器的轮廓。

阴道的隐喻不仅限于开口。它也被认为是一套闭合的系统，像祷告时合十的双手，像宇宙大坍缩（Big Crunch），而不是宇宙大爆炸。大多数时候，女性的阴道并非管状或洞形；阴道内壁其实是向内紧紧地彼此贴合。因此阴道可以在掩蔽与暴露、内收与开放之间切换。于是由阴道生发出一些花朵的意象，某种绽放的画面：荷花，百合，叶子，裂开的山核桃，崩裂的牛油果，豆娘的双翅。艺术家朱迪·芝加哥（Judy Chicago）利用阴道的生殖力与开花相关的概念，在她最著名的一件作品《晚宴》（The Dinner Party）中，别出心裁地将历史和神话故事中的女性主义人物，如玛丽·沃斯通克拉夫特、迦梨以及萨福，安排坐到同一张桌边，准备吃放在女性生殖器形餐盘上的食物。有人评论芝加哥的作品，说它既虔诚又粗俗（聪明地将二者结合），也有人如简·厄舍尔（Jane Ussher）在

《女性身体心理学》(*The Psychology of the Female Body*)中记录的那样，批评说它"强化了以子宫为中心的生物决定论思想"。无论《晚宴》的抽象艺术价值是高是低，芝加哥的创作理念都是非常棒的：女性生殖器是一种自然的力量，它们的确拥有自己的生命。我指的不是它们在生殖方面的作用；我指的是一种不同的意象，一种跟生态位、栖息地以及生态系统有关的意象。阴道是自己的生态系统，是一片共生之地，默默无闻，却生机勃勃。当然，关于阴道的传统观念是"一片沼泽地"，用"潮间带"比喻大概更为贴切：潮湿，稳定，不断有潮涌发生。

我们从阴道的边界出发，来到一座小山，这里叫作阴阜（mons veneris），意思是维纳斯之山，爱神之山。别被甜腻的浪漫冲昏头脑，veneris 一词也是 venereal disease（性病）一词的来源。阴阜是一层厚厚的脂肪组织，垫在耻骨联合的前面，耻骨联合是左右耻骨间的可移动关节。这处关节相对脆弱，很容易在骑自行车时因颠簸受到挫伤。青春期时一丛阴毛会长出来，进一步对这里加强缓冲保护（如果你对雄激素有正常的反应）。阴毛也有其他一些作用。这里聚拢了阴部的气味，如果是健康的气味，对男性会相当有吸引力，之后我会再谈。另外，阴毛是灵长类动物的一个有用的视觉信号，因为我们毕竟是以视觉为主的物种。阴毛展现了生殖器的区域，使阴部与周围不那么重要的景观相比显得醒目。如果女性擦口红是在下意识地公开彰显阴部，或许她们只是在投男性所好。男性蓄胡须，是将自己的脸变成自己胯部的镜像；蓄胡须很可能早于使用化妆品几十万年。

顺着阴阜向下是两道较长的皮褶，即大阴唇。阴唇的外侧覆盖着阴毛，阴唇的内侧没有毛囊，但有丰富的皮脂腺和汗腺。大阴唇的皮肤下是纵横交错的组织和脂肪。阴唇中的脂肪与胸部和臀部的脂肪一样——但与阴阜的脂肪不同——对象征着性成熟的雌激素非常敏感。当青春期的一阵雌激素袭来，阴唇会肿胀，而绝经时的雌激素退去时，阴唇会消瘦。脂肪下面是勃起组织，一层海绵状的网，在性唤起时会充血。阴唇非常容易充血，由于孕妇体内循环的血量加倍，阴唇在怀孕期间会不断肿胀。（同时，阴唇会变成古铜色，好像市面上卖的那种最朋克的吸血鬼色号的口红。）

对女性生殖器既具情色意味又有神话色彩的分类仍在继续。大阴唇内侧是小阴唇，nymphae，因希腊的泉水仙女而得名，她们的性欲出名地旺盛，因此引出"慕男狂"（nymphomania）的概念。*小阴唇更为世俗的英文名叫 labia minora 或 little lips，它们是围拢住阴道和相邻尿道口的敏感肉褶。小阴唇没有毛发，但透过薄薄的皮肤可以触摸到其内部的皮脂腺，那些细小的凸起像皮下散布的谷物。小阴唇是女性生殖器中形象最多变的部位，每个女性的大小都不一样，甚至两片阴唇也会彼此不同。同大阴唇一样，小阴唇在性兴奋时也会充血肿胀，在性唤起最高峰时，甚至会达到其原来尺寸的两三倍。我们的一些灵长类亲戚有着夸张的小阴唇，它们会拖到地上，散发信息素，表明自己的排卵情况。1996 年春天，科学家在巴西发现了一个狨猴新种，它们最显著的特征是雌性的小阴唇，每片都向外垂落，末端成了生殖腺。

狨猴的阴唇听起来像响当当的霍屯督帘（Hottentot Apron）。

---

* 埃塞尔·斯隆（Ethel Sloane）在她的著作《女性生物学》（*Biology of Women*）中指出："众所周知，慕男狂是性欲过度亢进的女性。但为什么很少有人知道具有同样情况的男性被叫作'男子色情狂'［satyriasis］呢？"这是因为女性过于好色就会被视为有病，需要被贴上标签，而在男性身上这种性欲则被认为是必要的？

自林奈之后的博物学家都认为，霍屯督帘这种突出得过于夸张的小阴唇是南非女性的一个决定性特征（也可说是畸形）。最有名的霍屯督妇女被称为霍屯督维纳斯，19世纪时被送往英国和法国。她被赋予了个名字，叫萨拉·巴特曼（Sarah Bartmann）。在欧洲，她被当作马戏团动物——只不过穿着衣服——展示给好奇的观众，后来又被迫脱掉衣服给成群的动物学家和生理学家观察。她死后，她的生殖器被解剖并保存在一罐福尔马林中。法国解剖学家乔治·居维叶执行了这次解剖，他在回忆录中称自己"对于这位女性的霍屯督帘研究得非常透彻"。但历史学家隆达·席宾格（Londa Schiebinger）在《自然之体》（Nature's Body）中评论道，西方科学界的男性对霍屯督帘猥亵的执迷不在于阴唇肥大的事实（阴唇肥大从未被证实，也未受到应有的质疑），更多是意欲将非洲女性置于更接近猩猩的范畴。

不论大阴唇和小阴唇有多大，它们都会出汗。整个阴部都会出汗，架势不输腋窝。如果你穿紧身衣健身，出了一身大汗后，你可能会注意到衣服上有三处醒目的三角区汗迹，胳膊下各一处，胯下有一处。你可能会尴尬到无处遁形，你成了穿着莱卡面料的霍屯督维纳斯，或者担心别人以为你尿裤子了。别觉得羞耻，要觉得感恩才对。如果你持续奔跑，必须要排出体内的热量，老实说，女性的腋窝不如男性腋窝的排汗效率高。女性的胯下能有效排汗，应算一件幸事。

阴部也会分泌皮脂，一种油、蜡、脂肪、胆固醇和细胞残骸的混合物。皮脂的作用是防水，帮助轻松隔离尿液、经血和病菌，防止它们进入阴阜的缝隙中。皮脂给骨盆带来了爽滑感，包括阴毛在内的各个部位都好像浸过蜡油似的。皮脂位于生殖器区域的外围，是第一道防线，是阴道的长城，阻挠着试图占领内部丰美疆土的病菌。

在我的科学写作生涯中，我遇到过各种正派的狂热者、传教士和生物学家，他们都在尽一己之力为科学事业做着重要，或许同时有点奇怪的贡献。他们歌颂被大自然淘汰和鄙视的事物之美。他们言之成理，对蜘蛛、苍蝇、蝎子、蟑螂、蝰蛇、鲨鱼、蝙蝠、蠕虫、老鼠怀有慈母之心。他们决意扭转公众对他们所喜爱的边缘事物的印象，要我们向曾经执意摆脱的事物致敬。

莎朗·希利尔（Sharon Hillier）有一份前无古人的工作。希利尔是匹兹堡麦琪妇女医院的妇科医生。她要革新阴道的形象。我当时正四处询问为什么阴道会有特殊的气味，正好找到了她。我以为是人类的信息素在起作用；我想到麝香和灵猫精油——将我们锁定在配偶吸引进化理论中的流行小玩意儿。后来我看到希利尔在一场研讨会中的演讲，标题是《健康阴道的生态系统》（"The Ecosystem of the Healthy Vagina"）。我知道我找到的这个女人目光高远，思考了我们大多数人不愿思考的问题。

希利尔知道，人们一般认为阴道在各个方面都很脏。阴道（vagina）这个词听起来比它的对应物阴茎（penis）要更脏，与医院关系更近；而如若人们在家看到黄金时段电视节目中的粗话，"屄"字（cunt）会让人觉得比"屌"（prick, dick）字更具暴力色彩。前面我们已经看到，美国医生会开玩笑地把阴道比作肛门。"在内罗毕，指称阴道分泌物的词语意思是泥土，"希利尔告诉我，"几乎所有的内罗毕女性都想要把阴道擦干，因为潮湿、充分润滑的阴道被认为很恶心。"

"其实，无论在哪里，这类说法都大同小异，"她说，"女性被教导认为自己的阴道很脏。事实上，正常而健康的阴道是人体中最干净的部位。它比嘴巴要干净得多，比直肠要干净无数倍。"她叹息道："那种负面的想法是打小培养的。有一天，我5岁的女儿放学回家说：'妈咪，阴道里都是病菌。'"这种经过洗脑的思想部分跟鱼的故事有关。阴道被说成有鱼腥味，这是男性喜剧演员很爱用的段子。"你听过那种笑话，"希利尔说，"我最喜欢的一个笑话是，一个盲人路过鱼店，说道'早上好啊，女士们'。"呵呵。有次我向一位男性朋友抱怨一部电影中的台词，那部电影中有个男同性恋者的角色，在聊口交的话题时，他转向一位女士说："不好意思，亲爱的，我不吃鱼。"鱼！我叫道。阴道才没鱼腥味呢！我的朋友回答说："呃，你必须承认，跟烤牛肉比起来，阴道更像金枪鱼。"是的，所有与肉有关的比喻都要留给其他器官。无论如何，男性很可能认为阴道闻起来像鱼，可实际上，精液才会带来异味呢。

希利尔说，阴道生态系统的关键在于共生，在于宏观环境与微生物之间长期的互利来往。没错，阴道内的确充满各种菌，这里指的是细菌；这里游弋着多种生命形式，你会希望它保持这种状态。不过，菌与菌是不同的。当环境健康时，阴道中的细菌对身体是有益的。它们是乳杆菌，跟酸奶中的细菌是一样的。"健康的阴道像一盒酸奶一样健康和纯洁。"希利尔说（我觉得达能不大可能选这个标语做广告。），"阴道的气味也是如此，正常的阴道应该微微有点甜，微微有点刺鼻的气味。它应该有酸奶的乳酸味。"这里的交易很简单，我们给乳杆菌提供食物和庇护所——舒适的阴道内壁，潮湿，蛋白质，组织中的糖。乳杆菌维持着稳定的数量，让与之竞争的其他细菌无法进入。只需活着并新陈代谢，它们便能产生乳酸和过氧化氢，这两种物质都是杀菌剂，可以阻止不良微生物的繁殖。健壮的阴道是酸性的阴道，pH 值应在 3.8 ～ 4.5 之间。阴道比黑咖啡还要酸（黑咖啡的 pH 值是 5），但没有柠檬那样刺激（柠檬的 pH 值是 2）。事实上，将女性比作红酒倒是可以，因为健康阴道的酸度差不多正好相当于一杯红葡萄酒。这才是充满欢声笑语的阴道，这才是拥有良辰美景的阴道。

正常的阴道分泌物也没什么可羞耻的。其成分与血清无二。血清是分离掉血液中的固体成分（如凝血因子）后，所剩的透明、稀薄、有黏性的液体。阴道分泌物的成分有水、白蛋白（人体中数量最多的蛋白质）以及少数游离的白细胞，还有黏蛋白——带给阴道和宫颈丝滑质感的油性物质。分泌物当然不是泥土，它不像尿液与粪便，不是身体产出的有毒废物。不，不，不。它与阴道内部的物质一样，既不更好也不更坏，因为我们是两足动物，而重力是向下的，有时它会自己溢出来。它是外刚内柔的润滑剂，提醒着我们人类对于水生环境的依赖。

不过，姑娘们，不可否认的是：有时候我们也挺臭的，并且我们明白这点。跟草莓味酸奶或上等解百纳红葡萄酒不同，而是像，天哪，金枪鱼。甚至，臭鼬。怎么会这样？如果你已经有一个礼拜没洗澡，那你得自己琢磨琢磨了。但有时这无关卫生问题；这是医学问题，是一种名为细菌性阴道炎的疾病。出于多种原因，阴道内的菌群平衡被打破，乳杆菌开始倒台，其他微生物肆虐，特别是厌氧菌。这些微生物分泌的大量化合物，会比之前脏臭。这就是人们将阴道比作海鲜的原因。让人苦恼的是，微生物会制造三甲胺，正是这种物质让变质的鱼有了鱼腥味。微生物还会制造腐胺，一种存在于腐肉中的化合物。另外还有尸胺，我应该无须告诉你这种物质登场的时间了吧。这些散发恶臭的微生物副产品的量和相互反应取决于阴道炎的严重程度。

换言之，如果你正面对难以启齿的"女人味"问题，你会发现所有广告里都遮遮掩掩地建议用阴道冲洗液和女性除臭剂。此时你可能有感染，通常是轻微的慢性感染，除了有点气味外，没有其他症状。此类感染的部分原因是已知的。其中最主要的原因……就是冲洗阴道。为了变得清爽干净，看起来像纯洁的处女，女性反倒让自己变得更脏了。冲洗阴道会杀死有益的乳杆菌，为厌氧菌及其制造的尸胺提供肆意妄为的路径。因此，极少给人医学建议的我不得不啰唆一句：不要冲洗阴道，永远不要，什么冲洗瓶，少来。

阴道炎也可以由其他感染导致，例如盆腔炎。另外，女性生来容易出现阴道菌群失调，就像有些女性容易长痘一样。即使是常见的有益乳杆菌效力也不同，有些菌株更容易制造过氧化氢，因此更能有效抵抗微生物的入侵。希利尔说，有些女性拥有"幸运乳杆菌"，而有些人的乳杆菌表现一般。表现一般的乳杆菌会使阴道炎更容易出现，也更容易导致酵母菌感染，这种菌会在高度厌氧的环境中大量繁殖。

要改变菌群失调，你可以多喝酸奶，获取酸奶中的乳杆菌，不过被消化过的细菌很难进入生殖道，通过饮食改善盆腔生态系统的做法很可能效果极为短暂。慢性阴道炎可以用抗生素治疗，这个方案常被建议给孕妇使用，因为阴道感染会增加早产风险。系统性地使用抗生素，所杀灭的菌种是无法筛选的，更好的方法是一种尚在研发中的栓剂，它可以在患处直接提供"幸运乳杆菌"。

导致阴道炎的另一个原因是与不戴安全套的男人睡觉。仅一管精液也能短暂地扰乱阴道的生态系统。精子无法在健康阴道的酸性环境中游走，因此精子周围起保护作用的溶液是碱性的。精液是高度碱性的，pH 值为 8。精液的碱度比身体中其他液体都高，包括血液、汗液、唾液和眼泪。性交后的几小时，阴道的 pH 值会升高，给了令人讨厌的细菌们片刻可乘之机。通常这种改变比较短暂，女性的身体可以轻松将 pH 值调整回原来的数值。如果这份精液看起来很熟悉，也就是说，该精液属于这位女性的稳定伴侣，阴道 pH 值的恢复会尤为容易。但如果一位女性常与多名伴侣的精液接触，那么其内环境的稳态就会失衡，原因尚不清楚，很可能与阴道对陌生精液的免疫反应有关。

因此，即使一位对性行为的态度如天主教徒般保守的女性，接触到的精液总量不如一位定期与自己丈夫性交的女性接触到的多，但前者的阴道还是有更大的风险变成长期处于碱性环境。她会失掉自己那红酒与酸奶的酸涩味。所以，印度《爱经》（*Kama Sutra*）的作者写淫荡妇女闻起来像鱼，或许并非全然出于厌女症。

你喜欢受虐吗？你喜欢寻找生命的规律，寻找故事的寓意吗？你可以把这个当作上天的旨意。如果你到处滥交，你的阴道就会变成碱性。它会有鱼腥味，是的，但更糟的是，碱性的阴道防御病原体的能力会减弱，那些病原体中包括性病病菌。患有细菌性阴道炎的女性更容易患淋病、梅毒和艾滋病。与此同时，如果你到处滥交，你会接触到更多此类的性病病菌。总而言之，当你最需要酸性阴道的时候，你的阴道却正在变成碱性。这难道不是支持一夫一妻制或节制欲望的理由吗？这不正说明上天在看，你的口红用得是快是慢老天可是很清楚的？

对我来说，以上所说的那种联系并没有说教或讽刺的深意，只是证明了老祖宗讲过的话。性是危险的。对于所有涉猎性活动的物种来说，向来如此。动物在求偶和交配时是暴露的，比起在洞穴中安分睡觉的动物，它们被捕食的风险更高；求偶的动物不仅要在公开场所表演自己的拿手绝活，而且注意力过于集中在交配的细节上，以至无法注意朝自己扑来的血盆大口或者猛禽的双翅。怀孕、疾病、被乱石砸死——没错，性总是有风险的。冲动是魔鬼，但性不能说不重要。我们不能忘记这点。让我们不要谈性色变或者被三甲胺什么的吓到，不要忘记性饥渴中美妙的动力。

　　阴道是路径也是旅程，是隧道也是旅人。要看穿它意味着需要入侵，因此大多数女性都不太清楚自己的内部构造是什么样，不知道这历来受到歌颂又往往被过誉的子宫及其支脉的状貌。又是奥基弗用视觉艺术展现了子宫、输卵管和卵巢的形象，用荒漠中的牛群白秃秃的头骨和牛角，诉说着枯木逢春的梦幻。我想到的不是海水和珊瑚礁，而是海鳃的玫红触手和羽状海葵饥饿地左右拂动，生气勃勃，仿佛它们也拥有自己的意志。

第四章

平均律

论阴蒂的演变

当我还是小婴儿时，我母亲被一个朋友请去看护她的小女儿。我管那个小女孩叫苏珊。除了刚出生的我，我母亲还有一个大一点的女儿，因此她觉得自己对女婴的生殖器已相当熟悉。但给苏珊换尿布时，她着实吓了一跳，她看到小女孩的阴蒂从圆鼓鼓的阴唇中间突出来。看起来不像阴茎——我母亲有一个儿子，知道那里的形状——也不很像女孩该有的样子。那个部位看上去像鼻尖或小拇指，当我母亲用布擦拭那里时，凸起处会微微变硬，让我母亲觉得好笑又尴尬。我母亲不喜欢苏珊那突出、肿胀的阴蒂。她想到自己的女儿，觉得还是自己女儿的生殖器比较好，老实地缩在应该待的位置，阴蒂窝在饱满的外阴中，任何细微的触动都不会从外面看出来。

有一种共识认为，男性多少知道自己的生殖器跟其他男性相比属于何等级别。青少年时，他们可能会直接掏出来比大小。成年后，他们会诉诸一种类似于评价胸部大小的方法，即站在公共小便池旁，或者在男性更衣室里溜达时——那里有个不成文的规定，毛巾应该搭在肩头，而不是围在腰间——迅速向下瞄一眼。（郑重声明，软塌状态的阴茎平均长度约为 4 英寸，勃起时为 5.7 英寸。这比大猩猩平均 3 英寸的勃起阴茎要略大一些，不过世界上最大的哺乳动物蓝鲸有，没错，10 英尺*的柱子！）

女性或许认为自己很了解阴蒂。她们把阴蒂当作老朋友。她们甚至可能以为有一个象征着阴蒂的女神。她们从不相信弗洛伊德的"阴茎嫉妒"（penis envy）理论：若有半自动武器，谁还会想要猎枪呢？但问问大部分女性她们的阴蒂有多大，或者阴蒂平均多大，或者每个女性的阴蒂究竟有无不同，她们很可能不知道从何说起，或者不知用什么长度单位去讨论。用英寸，厘米，毫米，还是停车计时器来测量？男性担心阴茎的大小对于女性很重要，女性言之凿凿地保证说不重要。那阴蒂的大小对女性重要吗？我称之为苏珊的那个女孩与我同岁。如果她一直都有那样大号的阴蒂——她现在可能没有了，我之后会说——这是否意味着她可以掌控自己的快乐，无论她的伴侣多么笨拙，只要稍稍刺激一下她，她都会高潮迭起？或者大小不重要，而是有什么其他因素使阴蒂感觉愉悦？

阴蒂一般被认为是阴茎的同系物，从胚胎的角度说的确如此：阴蒂与阴茎体都发育于胎儿生殖嵴上的同一区域。但如此比较并不完全准确。女性不通过阴蒂小便和射精。尿道没有经过阴蒂。女性的阴蒂没干什么实际的事。阴蒂不过是一堆神经，数百万的神经。它非常独特，是感觉的汇集处，此处高度集中的感觉神经受体多过指尖、嘴唇、舌头，甚至阴茎。2013 年，通过对 5 位女性和 4 位男性的尸体上取下的生殖器组织进行微量分析，华盛顿大学医学院

---

* 1 英尺 ≈ 30.48 厘米。——编者注

的谢丽尔·施及其同事发现，尽管这些阴蒂和阴茎样本中神经受体的基本结构看上去一样，但阴蒂上的受体密度比阴茎大 14 **倍**。

阴蒂构造精密，尺寸很小，最好用度量标准来考察。妊娠 27 周时，胎儿阶段的阴蒂已经长成，这时它已经与在初生女婴身上看到的阴蒂一样了。与经典的希腊柱型一样，阴蒂是圆柱结构，有三个部分——阴蒂脚、阴蒂体、阴蒂头。但它是半掩埋的圆柱，基部的两部分主要隐藏在阴部的皮肤下。分开阴唇能清楚看到的部分是阴蒂头，即圆柱的顶部。阴蒂头骄傲地坐落于此，或许有些扬扬得意，小阴唇会合处在阴蒂上形成 A 字形的帽尖。"阴蒂头"（glans）一词让人有点不快，因为它与"腺体"（gland）这个词很像，会让人好奇这个神奇按钮有没有腺体——是否具有分泌功能。并没有。glans 的意思是"圆圆小小的一团东西或躯体"或者指"会肿胀变硬的组织"，两种意思都可以解释阴蒂头的特质。如果仔细看，你会发现阴蒂头很像阴茎头，心形边缘都有圆鼓鼓的装饰，不过阴蒂没有开口，不会像阴茎那样，用一只眼睛瞪着你。阴蒂头位于阴蒂体的上部，而阴蒂体部分可见，其余深入阴户的肌肉组织下，直至耻骨联合处。阴蒂体由一层弹性纤维组织包裹，像你潜泳时套上的那种乳胶衣。如果你兴之所至，触摸阴阜之间，会摸到皮下滑动的肉质阴蒂体。阴蒂体连接着两个阴蒂脚，它们在皮下，像叉骨上分叉的两端，冲着大腿，斜指着阴道。阴蒂脚的作用是将阴蒂固定在耻骨联合的位置。阴蒂头，阴蒂体，阴蒂脚：由三部分组成的希腊圆柱，其柱式会随心情而变化，从工作日庄严的多立克柱式，到螺旋绽开的爱奥尼亚柱式，到盛夏枝叶蔓延的科林斯柱式，这时的花叶如拳头般肥大，生命因绚烂且短暂的无限可能而酣畅淋漓。

因大多没有显露，阴蒂是很难测量的——实际上，摸比看更方便——不过医生还是尽力对此进行了系统性的测量，以提供"规范值"。大部分测量涉及阴蒂头和阴蒂体，因为这些部分是主体，任何人都可以考察。婴儿的阴蒂，从阴蒂体基部到阴蒂头，平均为四五毫米，跟铅笔头上的橡皮帽差不多高。人在长，阴蒂也在长，成年女性的平均阴蒂长度为 16 毫米，相当于十分钱硬币的直径。其中约三分之一是阴蒂头，三分之二是阴蒂体。尽管发布的标准数据如此，但阴蒂同身体的其他部位一样，总会有偏差。马斯特斯和约翰逊指出，有些女性的阴蒂体瘦长，阴蒂头较为小巧，而有些女性阴蒂体粗短，阴蒂头肥大，并且不同的人会有不同的组合和变化。发育成熟后，阴蒂会保持稳定的状态，直至老年。在怀孕期，可能由于肌体和血管的变化，阴蒂会变大，之后往往不会缩小。但阴蒂有一点很好，即对雌激素不太敏感，服用避孕药或使用雌激素替代疗法对阴蒂影响不大。绝经后，阴蒂不会像阴道那样萎缩。它会一如既往地守候着你。

阴蒂是情欲的灯芯，这里有 8 000 条神经纤维通往大脑。很多女性的阴蒂头非常敏感，直接触碰会引发疼痛，她们更倾向对阴蒂体或整个阴阜的迂回刺激。阴蒂体的神经相对较少，但其中贯穿着无数条血管，因此在性唤起时会肿胀，并将阴蒂头撑高。进一步促使阴蒂扩大的是两块勃起组织，它们包裹在名为前庭球的肌肉中，前庭球的作用是将血液向阴蒂头部推动。于是，激情来袭的阴蒂会热血沸腾，充盈至疲软状态时的两倍大。

不过，我们不能把阴蒂当作阴茎字面上的对应物。勃起的阴蒂肿胀且有弹性，但不像勃起的阴茎那样刚硬。我们知道这点。感觉皮质完好的人在合适的时机都能确定，勃起的阴蒂没有勃起的阴茎那样硬。让人惊讶的是，造成两者不同的原因最近才明确。1996年，一群意大利科学家探究了阴蒂体的微观结构，报告说，去他的课本，阴蒂没有静脉丛。在男性身上，这丛构造严密的静脉是血液离开阴茎的主要管道。在性唤起时，阴茎体的肌肉短时间压缩静脉丛，使得血液流入而无法流出，于是出现勃起。而阴蒂没有明显可压缩的静脉丛，这里的血管分布得更为散漫。在性唤起时，流入阴蒂的动脉血增加，但流走的静脉血没有被严密阻截，因此阴蒂不会变成硬邦邦的小柱子。为什么要那么硬呢？阴蒂又无须秘境探幽。可能是由于血液循环方面相对松懈，阴蒂得以轻松快速地膨胀和松弛，使女性获得了宝贵的礼物——多重性高潮。

20 世纪 70 年代的女性主义运动中，活动者可能并没有像传闻那样烧毁她们的胸罩［"胸罩焚烧者"（bra-burner）一词，来自两件事的结合：反战抗议时期的焚烧征兵证，以及反对美国小姐竞选的示威活动中，一群女性主义者将自己的胸罩扔进垃圾箱，以抗议对女性形象的刻意塑造］。但她们确实为阴蒂拉起了一面富含喻义的旗帜。她们的姿态如同闯入失落伊甸园的探险家，大概莉莉丝很熟悉这里。连 20 世纪 90 年代版本的《我们的身体，我们自己》都写道："20 世纪 60 年代中期以前，大多数女性都不知道阴蒂的重要性。"人们的无知被归罪到弗洛伊德头上，因为他提出理论说，阴蒂高潮是一种"幼儿级别的"高潮，而阴道高潮才是"成熟的"高潮，并且女性只有将注意力从其发育不全的阴茎上转移到明确的女性阴道上，才能实现性心理的满足。

对这种理论感到愤慨有一定道理，但阴蒂其实并没有一直受到忽略，20 世纪末的女性也不是享受阴蒂的第一批人。相反，弗洛伊德的说法很反常，是女性性学理解历史上的污点。数千年来，专家和业余人士都承认阴蒂是女性愉悦和高潮的中心。clitoris（阴蒂）一词的起源不太清楚。所有现代欧洲语言里都能看到这个词，它来自希腊语，但希腊语中怎么开始出现这词的，尚有争议。没关系。几乎所有被提出的词源都带有性欲强的含义。一份公元 2 世纪的资料称，clitoris 是动词 kleitoriazein 的派生词，意思是情欲高涨，寻求愉悦。有词源学家提出，clitoris 来自希腊语的"钥匙"一词，因为这里是通往女性性愉悦的钥匙；也有人将 clitoris 跟表示"倾向"的词根相联系，说因此才有了 proclivity（倾向，癖好）一词。（在非欧洲系的语言中，表示阴蒂的词语可能更多与其外观而不是功能相关。例如，在汉语中，表意文字"阴"代表女性，"蒂"代表茎，因为茄子的茎外观上像阴蒂。）

"弗洛伊德时期以及往前到 17 世纪早期，法国、德国和英国的语言学家一致认为，女性的性愉悦一般来自外阴的构造且尤其来自阴蒂，"托马斯·拉克尔说，"没有其他部位能与之相比。"早期的解剖学家用一种半轻佻半正经的口吻指出，阴蒂是"享受羞耻愉悦的淫秽器官"，或是"性交的工具"。1612 年，雅克·杜瓦尔（Jacques Duval）如此描写过阴蒂："在法语中，它被称为诱惑，是感官享乐的刺激物，是女性的棒棒，是对男性的藐视；愿意承认自己淫荡的女人管它叫作 gaude mihi（意为巨大的快乐）。"杜瓦尔没有解释自己为何称女性的棒棒是"对男性的藐视"。是因为他认为女性感受性愉悦的能力威胁到了更广义的社交秩序和性别秩序吗？还是他在说些女性爱听的话：他，可能还有其他男性，嫉妒我们对巨大快乐的痴迷？ 1724 年，杰弗里·德·曼德维尔（Geoffrey de Mandeville）总结说："我们在解剖学上后来的所有发现，都没能探明阴蒂的其他作用，它只会频繁勃起，助长女性的性欲。"

除了 18 世纪伟大的分类学家林奈曾含糊地提出只有人类女性拥有阴蒂之外，大多数早期解剖学家和博物学家也意识到其他雌性哺乳动物同样拥有这种宝贵的工具。一个样本究竟有多宝贵，取决于其外观的别致程度。德意志博物学家约翰·布鲁门巴赫（Johann Blumenbach）写道，1791 年他检查过一头搁浅的须鲸的阴蒂，测其长度为 52 英寸——你想想，成年须鲸平均体长只有四五十英尺，它的阴蒂可是相当壮观。

布鲁门巴赫的测量技术或许存在疑点，但在除人类之外的大量灵长类动物身上发现了巨大的阴蒂，这点确凿无疑。阴蒂女王要数倭黑猩猩。倭黑猩猩是普通黑猩猩的近亲，这两个物种也都是人类现存最近的亲戚。倭黑猩猩是性方面的奥林匹克冠军。雄性，雌性，年老色衰或乳臭未干，都没关系——它们会整天互相揉搓彼此的生殖器、性交。它们的性行为大多与生殖毫无关系。这是倭黑猩猩的群体生存法则，是它们的治疗方法，它们的社交润滑剂，是抚平争吵创伤的膏药，是表达感情的方式，而且往往敷衍地草草了事。在倭黑猩猩的社会中，性极为重要，雌性频繁参加同性间、异性间以及跨代际的幽会，因此毫不奇怪，阴蒂具有极重要的地位。雌性青少年倭黑猩猩大约只有人类青少年一半重，但其阴蒂却比后者大三倍，并且非常显眼，走路时明明白白地挂在外面摆动。只有当倭黑猩猩发育成熟，阴唇完全肿胀，才会难以看到阴蒂。但阴蒂仍在原处，每小时都会被其主人拽出来使用几次。

雌性蜘蛛猴和雌性狐猴的阴蒂也大得罕见。非洲斑鬣狗的阴蒂大到看上去跟雄性鬣狗的阴茎别无二致。斑鬣狗的阴蒂与一般哺乳动物的阴蒂不同，是阴道和阴蒂结合在一起的长形体。雌性鬣狗使用这种阴茎状凸起物性交，通过阴蒂生产后代，如果这个画面让你不适，那也没办法，事实的确如此。与倭黑猩猩不同，斑鬣狗并不利用自己巨大的阴蒂获得快感，其对性活动的兴趣仅限于发情期。斑鬣狗的阴蒂似乎是由于孕前接触到高浓度的睾酮而不经意地变大的，因为睾酮可以使外生殖器雄性化。（斑鬣狗的激素状态很有意思，除了其生殖器的构造外，我会在后面有关女性进攻性的章节探讨其他原因。）

斑鬣狗是非洲数量最多的大型食肉动物之一，奇怪的阴蒂阴道构造对它们来说没有问题，但还不足以吸引进化多给它们几次机会。一般来说，雌性哺乳动物的阴蒂是独立的部位，其中并无纵横的连接。很多物种的阴蒂可能都是有用的——有产生高潮的能力。我说"可能"是因为，虽然你觉得，知道动物高潮与否是件容易事，但却很难有确切的证据。研究者观察过灵长类动物交配，看到雌性的嘴巴快乐地张成 O 形，醉眼迷离地瞄着身后狂喜至极的雄性。这些雌性动物是否真的出现了人类性学专家认为的性高潮必有的抽搐和肌肉痉挛呢？科学家只对有限的几个物种做过实验，将传感器放入动物的阴道中，在雌性动物体验性愉悦时检测其子宫活动（为了不让设备受到干扰，观察的是同性间性交的方式）。每只受试猴子的脑电图都有一点上下波动，这表明猴子们在嘴巴张成 O 时出现了神经肌肉的震颤。

早期解剖学家和相关人士可能理解到了阴蒂的重要性，但那并不代表彼时或此时对阴蒂有过详尽的研究。南希·弗莱迪（Nancy Friday）抱怨说，阴蒂被沉默裹挟，女生并没有像男生那样得到有关自己性别的详细解剖学常识，结果呢，她说，女孩们相当于受到了"精神上的阴蒂切除术"。弗莱迪自己是个恐母者（matriphobe），她指责那些母亲，认为她们绷着脸，紧闭双唇，是在实施压抑的精神外科手术，但关于阴蒂的科学和医学文献却不肯多谈。世界最大的医学电脑数据库 Medline，在长达五年的时间里只能找到区区 60 份与阴蒂有关的文献（搜索"阴茎"一词所得到的资料是"阴蒂"的 30 倍）。只有两部关于阴蒂的专著，一本题为《阴蒂》（*The Clitoris*），另一本题为《典型阴蒂》（*The Classic Clitoris*），两本都是几十年前的书。甚至妇科学课本给予阴蒂的篇幅也只有寥寥一两页。专业方面的冷遇，部分可能因为医学关注的是疾病，而阴蒂，所幸的是，不是常见的病灶。但至少在美国，此类忽视也反映了一贯的守旧态度，证明要争取一笔联邦政府经费来研究希腊小钥匙的形态是多么困难。显然阴蒂需要的是更多意大利研究者。

阴蒂只能勾起当代科学的兴趣，首先有女性是否需要阴蒂的问题。可能你自己也思索过。或许闲暇时，你会在脑中琢磨，为什么女性有专门用来享受性愉悦的器官，而通常却认为专门享受性愉悦的是男性。男性被刻画为随时想要纵欲的状态，而女性则更希望得到爱的拥抱；如果一位男性一晚能高潮三四次，他会像孔雀一样得意不已，而一位性方面骁勇善战的女性每一两个小时能有 50～100 次高潮。你可能觉得这是某个外太空的笑话，两性失调的那种，就像下面这个事实一样：男性在 18 岁或 20 岁成年前已经到了性欲巅峰，而女性直到三四十岁才完全成熟（关于时间的问题，有位女性喜剧演员曾经戏谑道，她丈夫最近才发现了一把最爱的椅子）。或许你认为阴蒂的存在是某种意外，仅仅是在那儿，空灵，而非实体。毕竟阴蒂很小，很难与阴户周围的褶皱和缝隙区分开。对于那些使出十八般武艺也无法达到高潮的女性来说，阴蒂被吹捧得过于神奇了。确实如此，阴蒂对于一部分人很好用，对于有些人却不可靠得令人咬牙切齿。玛丽莲·梦露是 20 世纪被精心打造的性幻想偶像，是成千上万影迷私下憧憬的对象，据说她曾告诉心理医生自己多年来经受着性挫败，无法高潮，无论她著名的三任丈夫还是接踵而至的名流情人都无法满足她。不知一辈子的处男艾萨克·牛顿能体会这种绝望的微积分吗？

恰好，赞成进化论的思考者对阴蒂及其密友女性性高潮的意义展开了激烈的争论。他们想知道性高潮是否因对女性有益而成为大浪淘沙中被筛选出的适应能力，或者，借用斯蒂芬·杰·古尔德的说法，性高潮只是一次"光荣的意外"（glorious accident）。这场辩论只是对阴蒂开的似是而非的玩笑，比起 20 世纪 70 年代我们被命令拿镜子检查自己的生殖器那时，要有趣多了。这次讨论给阴蒂带来了轻松愉快的新进展，用达尔文主义的大笔一挥就能搞定。但这次讨论也颇让人不安。有些研究者发文章称，女性的性高潮可能不是很必要，因此常无法达成。进化的车轮不幸侧翻，那些快乐神经就是没法蹦跶。但我们不要产生先入为主的想法。让我们用冷静的眼光全面地打量打量阴蒂，思考一下其起源的理论。你可以独立判断，阴蒂是否具有持久的功能，或者是否该拒绝阴蒂之神的恩惠了。

关于阴蒂和女性性高潮，要记住三条基本事实。第一，我们要承认：女性的性高潮是可有可无的。男性若要繁殖后代，通常必须达到性高潮，而女性没有感觉也能怀孕，甚至在强奸案件中，感觉到恐惧和厌恶的女性也会怀孕。第二，女性性高潮是变化不定的，每位女性的稳定性和频率相差甚远。第三，生殖器具有同源性——阴蒂和阴茎都是从胚胎同样的生殖嵴发育而来的。

这三条我们还没说完。生理学事实反过来提出了阴蒂可能的三种进化范畴，即解释阴蒂存在和其所为（或有时不为）的重要理由。我不喜欢人本位的解释，但以下情况限定于人类女性而非一般哺乳动物的阴蒂。也就是：

1. 阴蒂是残留的阴茎。 每个女孩都有阴蒂，因为身体天生是双性的，蓄势待发的胚胎要么长出男性器官，要么长出女性器官。如果胚胎是男性，那么他需要一个可以正常工作、能射精、受神经支配的阴茎。但女性胚胎得到的是一个阴茎残留物，一小块感觉组织的凸起，里面有与真正的阴茎一样的神经构造。阴蒂，有点像男性身上的乳头，是一种返祖现象，微弱地标志着本可能存在、实际又不再需要的东西。

在这种情况下，阴蒂和女性性高潮不能算适应进化。能够射精的阴茎，即 DNA 的送货车，属于适应进化，受到充分利用，而阴蒂只是个安慰奖。

这并不意味着我们不能变废为宝。斯蒂芬·杰·古尔德是残留阴茎理论的著名支持者之一，他将女性性高潮比作圣马可大教堂的拱肩，他这个比喻很有名，那种表面看来很像适应进化的身体特征，实际上只是其他变化的副产品。当你第一次看到威尼斯大教堂华丽的拱肩时，你可能会以为这些拱肩有着其他作用，以为建筑大师说，我要在那儿，那儿，还有那儿，加上拱肩。实际情况是，你要建个拱门或穹顶，不可不顺势造个三角墙——就是拱肩。拱肩不是目的；它是达成目的的手段，目的是要建拱门。一旦拱肩建好，你确实可以给其镀金，令其夺人眼球。你可以尽情享受性愉悦。如果有时你发现攀登极乐之巅非常艰难，嘿，要知道，还有比这更糟的情况呢。你见过男人泌乳吗？

2. 阴蒂是残留的阴蒂。 以上说的情况假定阴蒂从未属于适应进化，认为阴蒂就是残存的阴茎。另一种理论说，如今阴蒂可能没有明显的用途，但过去它曾属于适应进化——它曾像拜占庭穹顶一样闪闪发光。在这种说法中，我们的祖先姐妹跟倭黑猩猩一样，将性作为通用法则——调剂友情，安抚情绪，从多个伴侣那里获得肉食或好处，掩盖孩子父亲的真实身份。阴蒂给予女性尝试实验的奖赏，让她们货比三家，扮演情场老手。这个概念可以解释女性的慢热：她们需要不断与多位令人心动的男性接触。呃，这种说法好像不太行，不过我还是把话说完比较好。

莎拉·布莱弗·赫迪（Sarah Blaffer Hrdy）是我最喜欢的进化生物学家之一，她支持这种"很久很久以前"的理论。在她看来，阴蒂时有时无的表现，需要持续或者配合的关注才能达到最佳状态，证明阴蒂处于适应进化与非适应进化之间的过渡状态。赫迪说，过去认为，如果女性性高潮是一夫一妻制及雌雄配对的核心特点，如果阴蒂的目的是促进爱侣间的亲密，那么人类的阴蒂应该比其现状更有效才是。阴蒂应该对性交动作回应良好，并且当男性完事后，阴蒂也应立刻安寝。但是，只有少数女性可以通过猛烈的性交得到性高潮；大部分女性需要一点前期的铺垫。男性的射精与女性的快感出现了不对称，女性的快感像那种魔术生日蜡烛，无论你怎么用力吹也吹不灭。这一切都表明，女性过去是滥交的，饥渴的，她们像很多雌性灵长类动物一样，是游猎的外交家。她们尽可能与多位配偶交欢，冒着频繁交配的风险去消除在赫迪看来可怕得多且普遍存在的杀婴威胁——因为雄性往往会杀掉他们认为不属于自己的后代。我们的女性祖先倒是可以亮出这个名句，喊道："我来了，我看见，我征服！"

在当今世界，女性不会像巴巴里猕猴那样嬉笑追逐，在某些文化中这样水性杨花的行为甚至会受到死刑处罚。于是，阴蒂可能不再被认为是女性最好的附件。确实，赫迪及其他人提出，由于阴蒂不再能带来个人和生殖的好处，所以这个器官数千年后逐渐缩小，甚至退到阴唇百叶窗的后面。如果这种趋势继续……我不想说出口。我会原地发疯的。

3. **阴蒂是巴赫的乐章。** 听巴赫的音乐时，我想到，没有阴蒂，便什么也不会有。我边听边想，阴蒂是必然的存在。进化没有目标，或许只是想给世界带来第二和第五勃兰登堡协奏曲、哥德堡变奏曲和平均律钢琴曲集。恐龙死了，巴赫才能活。

换句话说，阴蒂属于适应进化。阴蒂非常重要，或者至少是受到强烈欢迎的。阴蒂也是全能、慷慨、苛刻、深刻、从容和坚韧的。它是变色龙，能改变身份，适应更为常见的情况。阴蒂如同巴赫的音乐，总能被重新解读和更新。或许我们可以通过一个简单的问题来探讨这个论点：如果女性不渴望性，地球如今还能有60亿人吗？如果没有阴蒂，你能期待女性演奏赋格曲吗？

阴蒂有其优点和动机——这是适应进化和自然选择——这种观点的支持者最初扭转了一些想法。我们前面说过，一般男性要繁衍后代必须达到性高潮，因此很显然，男性性高潮是进化之手的产物。灵长类动物学家梅雷迪思·斯莫尔（Meredith Small）总爱质疑生物学的陈腐观点，她指出，男性性高潮对于受精并非真的必要。阴茎在射精前已经释放出可用的精液，那些勇往直前的精子完全可以披荆斩棘接触到卵子，因此中断性交是很糟糕的避孕手段。

另外，谁能说，在男性生理细节都要经过精挑细选的同时，性高潮的经验会是个先决条件？考古学家蒂莫西·泰勒（Timothy Taylor）指出，理论上男性可以通过类似泌尿的方式让女性受精，有点像皮下注射，不需要快感。雄性昆虫很可能因为神经系统相对简单，运作方式直截了当，释放出精荚，像之后雌性排卵一样，毫无情趣可言。如果"高等"动物是出于机体需要以外的原因进化出性高潮，如果将男性性愉悦背后的逻辑与配子传输的细节分开看待，那么认为女性性高潮是对男性不可或缺的东西的返祖回声这个论点就站不住脚了。如此一解释，所有的欢愉在理论上都变得可有可无。但性愉悦并非无关紧要。的确，几乎所有人生来都有享受性愉悦的能力。而定义适应进化的最佳标准就是普遍性。

如果我们同意阴蒂和女性性高潮是适应进化的，那么我们可以深入研究一下其中的细节。假定阴蒂的存在是要赋予女性快感，而快感为寻求性提供了动力——因为没有丰厚的奖赏，我们只会心满意足地待在家里，用牙线剔剔牙。于是我们要重提阴蒂让人屡屡失望的老话题。为什么在获得性高潮方面女性比男性要更为辛苦？因为阴蒂是低能特才：它有时很聪明，有时很笨。或者它是个预言家，预言了我们视而不见的忧虑？

在我看来，我们所揣摩的这些复杂层面——阴蒂的变化无常和固执，与男性反应的不同步，个体表现的差异性——只需一个简单观点就能解释：阴蒂的存在是为了鼓励其主人取得对性的控制。没错，听上去像廉价的政治口号，而身体组织如同无党派人士。但身体会用行动来投票，若受到合理对待便会表现良好，若受到虐待或误解便会退缩。实际上，当女性感觉元气满满时，当女性采取主动时，阴蒂的表现也正值巅峰。阴蒂厌恶受到惊吓和欺辱。曾遭受过强奸的女性称，即使当她们害怕自己性命不保时，她们的阴道也会湿润——这是好事，因为润滑会防止撕裂——但女性绝对不会在受强奸时达到性高潮，尽管男性一直持有这种幻想。阴蒂无法接受催促和强迫。担心自己让伴侣等太久的女性只会让等待的时间变更长。心无旁骛的女性反而向阴蒂传达了一种信息——我来了!——因此不消多时便水到渠成。

阴蒂热爱权力,它会努力强化突击的感觉。性研究者发现,容易性高潮和有过多重性高潮的女性具有一个共同特征:她们会为自己的快感负责。她们不依赖于爱人的技巧和读心术来获得自己想要的满足。她们知道自己最喜欢的体位和角度,而且她们会用语言或肢体说服伴侣采用上述体位。此外,给很多女性带来极大满足感的体位是那种在性互动中让她们掌握控制权的体位:在上面,或者侧卧。经典电影《巴黎最后的探戈》表现了一位女性在被提起来顶在墙上的过程中渐入佳境,这个导演肯定不是女性。

另外,大多数女性随着年纪和经验的增长会体验更好。20 世纪50 年代,金赛性学报告发现,20 多岁的女性中36% 没有性高潮,而30 岁以上女性没有性高潮的比例下降到15%。此后几项调查发现,所有女性都有更大的性高潮潜力,而年长女性群体比年轻女性群体体验到性高潮的比例更高。当然,部分原因是,年长女性的性交对象是年长男性,而年长男性更为老到,不像年轻男性那样草草了事,有足够的自控力延长时间,令伴侣达到性高潮。不过,年长的女同性恋者比年轻的女同性恋者更容易性高潮,这表明问题不在伴侣经验不足。多年来培养了解自己的能力,会让下半身的合作更为和谐。

当女性跨凤乘鸾时,阴蒂不仅会叫好,还会起立喝彩。在多重性高潮中,有一个最佳的证据可表明"自助者天助"这个道理。到达第一个顶峰可能时间较长,而一旦抵达,雄姿英发的登山者会发现向前的进程如虎添翼。在攀登第二座高峰时,她无须狼狈下山，而将如猛禽借欢愉之气流扶摇直上。

女性的精神气质同其阴蒂能力之间的紧密关联，表明阴蒂的吟唱一定与大脑有关。大脑必须像学习让身体在自行车上保持平衡的方式去学习驾驭这个小凸起。一旦学会，这种技术便不会被遗忘。有些女性在童年时期就学会了性高潮的技巧，而有些女性在成年后才打通了任督二脉。这不是什么工程问题。单靠大脑新皮质是搞不清楚的，这层鱼皮般灰色的厚组织皱巴巴的，它总是深思熟虑，犹疑不决，并对每一次冲动做出事后的评判。你必须深入莲花状的古老神经系统——下丘脑。下丘脑位于大脑的地板上，在眼球后面几英寸，掌管着人的胃口：对食物、盐、权力和性的欲望。有时，阴蒂与下丘脑的连接需要改道，绕开新皮质。新皮质聪明又专横，它不给主人真正的控制权。我所说的是对整个大脑的操作控制，是新与旧、清醒与欲望之间的微妙进退。因此，如果说女性大脑的新皮质声如洪钟，那么它一定要把嘴捂上一会儿，好让下丘脑和阴蒂谈妥。酒精或许可以完成这个任务，不过酒精是全球公认的神经抑制剂。效果更好的是不必抑制身体的神经冲动中继网络便可迷惑清醒意识的药物。

我们听到这种说法应该不会惊讶，那就是，阴蒂喜爱权力，或者说阴蒂的本性很复杂。对于女性来说，性行为总是冒险的。我们会怀孕，会感染疾病，会牺牲"幸运乳杆菌"。同时，我们是灵长类动物。我们会因为繁殖之外的原因而使用性。我们虽不是倭黑猩猩，但我们都不是只在发情季交配的绵羊。面对危险，我们需要有效的防御。阴蒂是我们的神奇斗篷。它教会我们，欢乐是一门严肃的买卖，我们不能轻视我们的性别光环。阴蒂会有意无意地从多种渠道整合来自大脑皮质、下丘脑、周围神经系统的信息，并做出相应的回应。如果你感到害怕，阴蒂会变得迟钝。如果你毫无兴致或感到厌恶，它会沉默。如果你感到兴奋和自信，它会像壮实的小指挥棒一样引路，先舞出从容的行板，再到快板，逐渐气势磅礴，来到副歌。

有些专家认为，自然选择使女性的性欲低于男性，认为这样的抑制很有道理：女性不应该出去鬼混，这样容易怀上二流基因携带者的孩子。这种理论实在恶臭不堪。性对于女性来说，在很多社交和情感层面都重要非凡，我们不会冷漠视之。女性身上有大量证据可以表明她们具有强烈的性欲。她们如同男性一样会对性刺激做出快速的生理反应。给女性看色情影片，她们的阴道会快速肿胀，如同男性看到影片时阴茎的反应一样。无疑，女性的性欲属于意义重大的工具。它与心理状态、情绪、过往经历和愤怒息息相关。阴蒂是风暴之眼。它比阴道更有见识，比阴道更像个可靠的军师——要记住，女性在遭遇强奸时虽会分泌润滑液，却几乎绝不会性高潮。有种观点认为女性的性欲很复杂，另一种则认为女性的性欲很简单或受到抑制，这两种说法肯定是前者更讲得通。女性如果对自己的性行为持有掌控权，在性选择方面很强大，可以选择自己喜欢的性交对象，那她的表现很可能会非常合理。她很可能与她认为有魅力的男性发生性行为，出于各种原因，她会觉得与之相处时很舒适，从而进一步达成她个人、政治和遗传方面的意图。

阴蒂会随机应变。它能适应不同的环境，不同的文化标准。我们的祖先所遵循的方式类似于灵长类动物的标准，相对滥交，如赫迪所说，阴蒂可能经历过躁动的实验。但与赫迪不同，我认为阴蒂也能适应当今一夫一妻制的限制——它会滋养爱情和婚姻的亲密关系，对女性很有帮助。美国将婚姻颂扬到夸张的高度，称这个国度的已婚女性都是有性高潮的。1994 年芝加哥大学的《美国性学》（*Sex in America*）调查显示，四分之三的已婚女性说她们在性交时总是能达到性高潮或者一般能这样，而不到三分之二的单身女性也如此表示。在受访的所有分组中，保守的基督教已婚女性是最可能称自己每次性交时都会高潮的。为什么不呢？对于那些敬畏上帝的姐妹来说，婚姻是圣意，它意味着婚床上的每一次震荡都是神圣而崇高的事件。权利成就权力，权力赋予荣耀，因此性革命的敌人都表现得像可以性高潮的女皇。

还有大量证据表明阴蒂涉及权力。英国的研究者罗宾·贝克（Robin Baker）和马克·A. 贝利斯（Mark A. Bellis）近期的成果表明，性高潮通过纳入或驱出，为女性提供了一种控制男性精液的隐秘方式。他们提出，女性的性高潮相对于男性射精的时间将会决定精子是否能命中卵子。如果女性在其伴侣射精后很快高潮，那么她的宫颈会做出一件壮举。宫颈有节奏的抽动时，会像鱼嘴一样张开，吸入抛掷在门外的精液。有纪录片展现过这个过程。微型摄像头附着在男性的阴茎上，记录了性交的内部动作：乳白的精液像猎猎旌旗向前奔流，宫颈浸没在筛选过的基因池中，带着黏稠的律动将精液拨入子宫中。宫颈的运动是否真的有助于精子接触到卵子，如今尚未明确。贝克和贝利斯已发现初步证据，证明女性在其伴侣射精后的几秒到 40 分钟的区间内高潮，比她没有高潮或在这个区间外高潮，受孕的概率会更高。

科学家们的数据有待商榷，不过他们的基本观点很有说服力——女性性高潮是女性选择的终极表达。如果女性的性回应中夹杂着她的权力感，以及自由选择当下的伴侣所带来的掌控感，那么她的宫颈很可能采取进一步行动，接受其通过狂喜选择的种子。

贝克和贝利斯将"精子竞争"的概念加以升级：就像男性之间竞争时会剑拔弩张，男性的精子在阴道中为了争取卵子也会相互竞争。于是性高潮成了女性管控地下争端的手段。他们说，难怪男性对自己的性能力非常在意，男性极为关注自己撩拨女性欲火的能力——即使一位男性一点也不在乎女性的快乐情绪，他也会满足她的性需要。他精子的命运，似乎倚仗着他的性爱技巧。理论上，自然选择会眷顾那些遵奉"我们的目标是让您满意"信条的男性。

难怪很多女性称自己曾假装过性高潮，大概是出于"逐客"原因。要让令人失望的对象赶紧完事走人，最好的办法难道不是假装做出对方期待的回应——证明你的宫颈随时听候他的差遣？

贝克和贝利斯的猜想是，我们的祖先保留了多种多样的特征和欲望，他们不限于单一配偶，于是男性的精液很可能因为女性假装的性高潮而无法修成正果。他们表示，即使现在，精子战争仍在一夫一妻制的掩护下继续发生。贝克和贝利斯说，已婚女性会出轨（不是吧！），出轨时，她们怀上"非婚生"孩子的概率会高于将配偶作为性对象的怀孕概率。科学家将过多的婚外生殖力归因于女性与情人在一起得到的性高潮愉悦相对较高。（若不是很快乐，她干吗费劲去通奸？）还有，科学家用来支持自己观点的一些数据——包括利物浦收集的男性成功孕育后代的数据，不过这个国际化的海港未必可以作为所有地区的代表——也值得商榷。无论如何，有趣的是，这个新信息至少部分证明了一个古老的说法，这个说法最初在公元 2 世纪由盖伦提出，之后流传了约 1 200 年，说的是女性若要怀孕必须达到性高潮。当然，这种绝对的限定是错误的，但如果女性性高潮微妙地促进了生殖，就会存在需要考虑的实际问题。例如，努力想怀孕的夫妇不应目的性太强，不能无谓地忽视女性的性高潮。不，最好要确保两人的愉悦都足够到位。

在本章中，我不断用到"阴蒂"、"女性性高潮"和"女性性行为"等表述，在我看来，这些概念密不可分。阴蒂是女性性行为的核心，我们必须拒绝用弗洛伊德等人的理论去贬低它。但阴蒂已越过其本身的结构范畴，与其他构造形成关联，有 1.5 万条服务于整个骨盆的阴部神经纤维与阴蒂的神经束相互作用。因此肛门亦是性感带。神经如同狼群或鸟群：一旦其中一只开始嚎叫，信号便会在周边传遍。有些女性尿道口周围的皮肤极为敏感，由于性交过程中尿道周围组织受到有力的牵扯，高度的敏感性会相对容易地使她们通过性交动作达到高潮。也有女性称，深入阴道内的压力最容易让她们达到高潮，因此妇科专家恩斯特·格拉芬贝格（Ernst Grafenberg）同其支持者提出了 G 点（Grafenberg spot）的概念。G 点类似于阴蒂的内部版本，据说位于阴道前壁，是 2 英寸厚的对性刺激高度敏感的组织，那里的阴道正好包围着从膀胱运输尿液的尿道。有人说，G 点隐藏在所谓的尿道旁腺之下，这部分腺体会分泌黏液来润滑尿道。有人说 G 点实际上是括约肌，它在你不准备排尿时控制着尿道紧闭。也有人质疑 G 点的独立存在，他们说，既然已有的基本概念够用，就不要发明什么新词去代表性刺激敏感带。毕竟，与阴蒂牵连的神经很深，可能对臀部的刺激就能引发阴蒂的骚动。换句话说，G 点可能不过是阴蒂的尾端。

生理结构不是天启。科学家在试图量化引发性高潮的独立部件时，真是毫无运气可言。例如在一项研究中，谢菲尔德大学的研究者招募了 28 位成年女性，测量与性高潮相关的时长、强烈程度和阴道内的血液流动情况。一个小小的加热氧电极探入每位受试女性的阴道中，通过吸力停放在里面。之后每位女性被要求自慰达到高潮，要说明高潮的起止时间，她们要根据高潮的强烈程度评分，等级为 1（差劲）到 5（非常棒）。整个过程中，电极测试着阴道内的血液流动，显示了阴道组织的充血情况。按照受试女性对"开始"和"完全结束"的标记，平均的性高潮时间长得令人惊讶，为 20 秒——比这些女性之后回忆时估计的 12 秒平均时间要长得多。不过时长与剧烈程度之间并无关联，受试女性对自己性高潮的强烈程度评分与持续时间没有关系。相对的血液流速与体会到的快乐也没有关系。

阴蒂是复杂的。它不仅仅是个阴蒂。如血液的流动一样，其大小与能力之间可能也毫无关联。没错，雌性倭黑猩猩有着巨大的阴蒂，但这份天赋并不能证明它比人类获得更多性高潮，只能说明它更容易进行性活动。没有人研究过阴蒂尺寸大的女性是否高潮更多。但有人做过某种与"功能追随形式"问题有关的"实验"。阴蒂达到异常尺寸的孩子可以通过外科手术割除多余的部分——裁切、塞入，或者完全截断。这就是阴蒂切除术。我们一般不会把这种手术与高尚的西方医学联系起来，但它相当常见。在美国，每年大约有 2 000 名婴儿的阴蒂被视为非正常突出，要经历"矫形术"。没有官方指导方针来明确什么是"阴蒂肥大"，只要是突出得令人不安的阴唇就会登上阴蒂切除术的候选名单。初生的婴儿如长有难以界定的生殖器，无论过去还是当今，做手术都是标准程序。那位我母亲为其换过尿布的女孩苏珊，很有可能幼年时做过儿童整形手术，不会再让瞥见自己下体的母亲难堪。有时候年轻的病人还要经历其他手术，打开闭合的阴道，修复有缺陷的尿道，或者切除畸形的性腺组织。尽管有些手术对于孩子的健康是必要的，但关于阴蒂的切除，我们说的却是审美问题。阴蒂肥大并不会伤害他人，对婴儿本身也没有影响。它只是看上去很奇怪，有点像男孩，不雅。因为孩子还小，不会感受到与自己性别相关的心理创伤，父母便得到建议在这段时期让孩子接受修复手术。我们不禁要问，那些阴蒂接受过微缩或烧灼手术的女孩现在怎样了？她们有没有丧失性感觉？如果女性没有阴蒂，能不能有性高潮？

阴蒂是复杂的。潘多拉的盒子内有喜有忧。人们对阴蒂切除术的执着，引发了对阴蒂能力的不断探索，而探索结果也是苦乐参半。我们不妨思考以下两个案例。

谢丽尔·蔡斯（Cheryl Chase）是一位 40 岁出头的计算机分析师。她戴着金属边框眼镜，头发留得很短，经常戴着晃动的耳环，涂深紫色的口红。她相当迷人，冰雪聪明，能说一口流利的日语。她也很愤怒。她觉得自己会死于愤怒。谢丽尔有两个 X 染色体，非常典型的女性配置，现在她看起来也是标准的女性模样。但不知什么原因，她出生时长有两种性别的性腺，即部分是卵巢，部分是睾丸，而且她的阴蒂非常大，于是一开始医生就对她父母说，这是个男孩。大约一年后，另一所医院的医生发现，等等，这个孩子有正常的阴道、子宫和输卵管：这是个女孩。医生告知她父母，之前的医生判断错误。你们生的是女儿，不是儿子。你们要重新给她起名字，你们要搬家，去另一个地方重新开始生活。不过你们得允许我们修复好她的生殖器。很快，医生得到了她父母的许可。"他们立即切除了我的阴蒂，"谢丽尔说，她温柔的声音像是从咬紧的齿缝中发出来的，"他们切开了阴蒂脚的分界处，那里是神经进入阴蒂体的位置。我的骨盆开口周围有少量阴蒂脚组织，但没有神经分布。因此，也没有了感觉。"作为一名女同性恋者，她在性方面很活跃，却从未有过性高潮。她尝试了各种办法。她给医生写信请求帮助，想看看她剩余的组织里还有没有神经纤维能重整旗鼓。大部分医生都对她的请求不予理睬。他们说，我看上去难道像会做手术的露丝博士[*]吗？谢丽尔咨询过做变性手术的外科医生，他们可以将男人变成女人，把女人变成男人，可以在变性过程中保留病人的性反应能力。但那些医生告诉谢丽尔，算了吧，之前的医生把我们做手术的空间都剥夺了。"我宁愿在没有医学的地方长大，"谢丽尔说，"也不想经历发生在我身上的这些事。"

玛莎·考文垂（Martha Coventry）是一位编辑兼作家，她 45 岁上下，有两个孩子。她身材纤细，长着一头乌黑的卷发。玛莎是那种你乐意伴其左右的人，因为她会让你觉得自己很受欢迎。玛莎也是出生时阴蒂肥大，因为她母亲怀孕时为防止流产而服用了高剂量的孕酮。婴儿时玛莎的阴蒂长 1.5 厘米，是平均值的 3 倍。她的情况不算严重，但她父母认定，女儿不能带着这么明显的凸起去上学，会遭受同龄人的语言侮辱。因此，在玛莎 6 岁时，她的阴蒂被割短了。"他们把它从基部剪掉了，"玛莎说，"如果你现在看到我，会发现我身上缺失了什么。"形之不存，神将焉附？"我受过情感创伤，只是我不觉得怨愤，"玛莎说，"理由很简单。我的阴蒂还有感觉。我可以有性高潮。"

谢丽尔和玛莎都参与一项运动，希望阻止那些生来具有双性生殖器的婴儿像她们一样被迫接受整形手术。她们和其他活动者游说国会通过一项法律，禁止因年纪太小而无法同意手术以及无法哭喊道"你们想做什么手术，哪个部位？！"的病人做阴蒂切除术。这项法律尚未通过，但谢丽尔·蔡斯和她的同事正在逐步动员儿科

---

[*] 露丝博士，指露丝·韦斯特海默（Ruth Westheimer），在美国非常出名的性教育专家。——编者注

医生亲身遵循希波克拉底那句众人皆知的建议："首先，不要伤害病人。"因为没人知道，当你开始切开某个阴蒂的时候，它会出现什么反应。虽然婴儿身上的巨大阴蒂是个很小的手术对象，但其中聚集着那么多神经和血管，阴蒂是很容易受到伤害的。没有长期的跟踪调查去研究那些做过阴蒂切除术的孩子，看看她们的性生活是怎样的。我们所知的只是道听途说。玛莎和谢丽尔都是从基部切掉了阴蒂，但她们一个可以高潮，另一个却不行。没人知道原因。有外科医生称，现在的阴蒂切除技术已经比过去粗陋的切割手法先进了很多，但他们空口无凭。医生也没证据证明阴蒂肥大的人生对于孩子或其父母会是无法克服的心理挑战。

阴蒂究竟怎么回事，是那兰花般的形态，那半遮半掩的科林斯柱式，才使之难以招架手术刀的攻势吗？阴蒂如同艺术家，只有借助自己的死亡——被人谋杀——才能赢得巨大的名声。美国的双性活动者将自己的故事比作更为有名的非洲割礼，以表达自己的怨愤。那些可怕的习俗有着各式各样的名字，包括女性生殖器切割（female genital mutilation，简称 FGM）；非洲生殖器切割；以及女性割礼——尽管很多人指出，女性割礼更类似于阴茎切除术而不是男性包皮环切术，不应受到这样温和的类比。割礼的传统要追溯到至少两千年前，这种做法从来都不是秘密，但直到不久之前，大众对此的认识仍是：第一，割礼并不普遍，它主要限于一些偏僻的小村落；第二，这种传统正在消亡。这两点都没有被证实过。至少有 28 个国家的 1 亿女性被割掉了生殖器，并且每年会有 200 万女孩加入其列。在一些国家，包括埃塞俄比亚、索马里、吉布提、塞拉利昂、苏丹和埃及，接受割礼的女性比例接近 100%。有些女孩和年轻女性带着完整的外阴逃离了自己的国家，到国外寻求庇护所，但即使像美国这样所谓的开明国家，也迟迟不愿施与同情，或者不愿承认割礼是一种迫害行为。如今，我们这些身在美国的人庆幸有一项法案禁止非洲的割礼在美国施行，但法律却没有阻止像苏珊那样天生阴蒂肥大的女孩接受切除术；法律也没有采取必要的经济制裁去惩罚那些迫害女性的国家。

在调查毁坏生殖器的行为时，我们了解到这种手术有各种等级。"最轻微的"是直接切除部分或整个阴蒂。中等手术是顺着阴蒂切掉小阴唇。最为恐怖的锁阴术（infibulation），是切除阴蒂和小阴唇，然后在大阴唇上刺刻，造成粗糙纹理，这样方便缝合，遮盖住尿道和阴道，只留下一个小孔让尿液和经血通过。最后，当做过锁阴术的女孩要嫁人，必须接受丈夫的阴茎时，缝线会被拆掉，伤痕累累的大阴唇会被拨开。

无论切割的程度是大还是小，手术都没有麻醉剂参与，没有消毒措施，所使用的工具是当地低级别的女性神职人员提供的工艺粗糙的刀片——执行手术的通常是一位女性——这种刀片被视作最适合割礼的器具。接受割礼的通常是 7 岁或 8 岁的小女孩，她们会兴奋地期盼这样的仪式，认为自己终于被承认是一名女性。她们最后都会痛苦地尖叫，扭身想逃，却会被几个成年女性按住，如果她在震惊、疼痛和失血中不省人事，倒不失为幸运了。如果她侥幸活下来，可能要长期忍受无法愈合的阴部伤痛，或者因无法排干尿液和经血，伤口发生感染。囊肿经常沿伤疤长出来，有的囊肿会长到葡萄柚大小，女性觉得羞惭，害怕自己的生殖器恢复到先前的巨大尺寸，或者以为自己会死于肿瘤。做过锁阴术的女性第一次分娩时，惨烈得如同哀嚎的鬣狗，婴儿别无选择，只能撕裂产道才能来到世界。

割礼的支持者称，切掉外阴有这样几个目的：驯服女性，减除女性天性中的淫荡，打消她想要通奸的念头。西方人所不熟悉的是切除术的表面理由——强化男女表面上的差异。消灭阴蒂，即女性身上对应阴茎的器官，只是个开始；切掉类似阴囊的阴唇，更可以将两性的不同推向极端。不要凸起，不要鼓包，不要困惑。做过锁阴术女性的照片显示，手术可以创造出流畅的阴部轮廓，对女性精神特征组成部分的幼稚理解使其变得极为女性化。实际上，那里看上去符合所有人最爱的女性形象：胯部光滑的芭比娃娃。

很多人都写过关于生殖器切除的文章，很多人对此表达过谴责。即使推崇传统文化的人也认为生殖器切除应当废除。在此我却有种无力感，我无法补充什么有益的见解，因为那种令人作呕的"仪式"顽固得让我难受，我们所有人在面对集体不作为时显得那么渺小。生殖器切除，同奴隶制和种族隔离一样，是不容接受的。我们怎样才能阻止它？我们要不惜口舌，带着愤怒去谈论它。永远不要忘记它，我们已经了解这种恶习的普遍和顽固，我们不能让它就这样默默无闻地被遗忘。有人认为，终止这种做法的手段也要对其背后的价值系统予以尊重。非营利组织人口理事会认为，向宣扬性压抑的大众呼吁女性的性器官完整权是无用的。人口理事会建议我们强调生殖器切除会对女性最珍贵的资产造成风险——这个资产便是女性的生殖力。好吧。我们多加留心，别自以为是了。强调生殖健康高于肉体的合法权，强调责任高于自恋。你想说什么都行——只是先把刀放下来。

我完全支持实用主义，但阴蒂如乌托邦，是理想主义，而要最终消灭美好的幻想是很难的。这种幻想或许提供了一种悖论：割掉女性的生殖器并不总是管用。消灭形体上的阴蒂未必能在精神上消灭它。很多非洲女性同玛莎·考文垂一样做过阴蒂切除术，甚至做过锁阴术，但她们认为自己是有性欲的，她们喜欢性爱，有过性高潮——非常强烈的性高潮，她们补充说。她们那阴魂不散的阴蒂，如同哈姆雷特父亲的鬼魂：迟迟不肯离去，体验着一切，本性难移。这些女性在割除仪式中冒着严重的健康风险，却最终也没有被驯服或感到懊悔。为什么要将女孩的生命（或者说生殖力）置于危险之中，却不决然熄灭她的欲火？如果女性可以性高潮，却不能——太让人惊讶了！——像巴巴里猕猴一样风流快活，这或许证明，阴蒂完全没有支配女性的权力，也无法影响女性真正的收获与付出。

第五章

吸盘和角

慷慨的子宫

霍普·菲利浦斯（Hope Phillips）有一份令人艳羡的工作，只是她的身体无福消受。她是世界银行的项目经理，连续数月在外出差，行迹遍及交通不便的犄角旮旯。她因工作会接触到各种危险：各种各样的寄生虫、疟疾合唱团的蚊子、强烈的酷热、当地下水道和外来有毒垃圾混杂的瘴气，还有绝不应再回到人类血管里的库存血。她走遍了南美洲和亚洲，最近，她的大部分工作集中在非洲南部。在非洲时，她开始担心起自己日渐损耗的健康。

菲利浦斯45岁上下，体态纤瘦，皮肤光洁，行事干练成熟。她是美国人，从小在中国台湾长大。她父亲是医生，在台湾研究霍乱，因此菲利浦斯说话时会夹杂一丝中文用词。我去菲利浦斯家拜访她。她住在弗吉尼亚州的阿灵顿市，小房子四四方方，中规中矩，室内装饰着她从国外淘来的地毯、家具和雕刻品。我喝咖啡，嚼着曲奇；她喝茶，不吃东西，说起她的健康状况和她曾求诸的办法。

过去几年，霍普觉得自己经常频繁地流血。"除了来月经，每个月大概有5天，我晚上9点会流血，"她说，"流得简直像井喷。"

她的身体和胳膊微微下沉，做出喷涌的架势。刚开始她没太在意，但最后她决定，最好问问医生。超声波扫描显示了她过度流血的原因：她的子宫肌层长了一个良性的纤维瘤。这个纤维瘤的专业名称叫子宫平滑肌瘤，简称子宫肌瘤，其名称说明肿瘤位于肌肉组织，但纤维瘤同雀斑一样常见，所以使用通名就可以。30 岁以上的女性中，至少有四分之一长有纤维瘤，真实的数据可能接近一半。大多数情况中，纤维瘤没有症状，虽是肿瘤，却可以不用治疗。如果纤维瘤过大，或位置不好，会引起痉挛、出血、便秘等不适症状。

霍普很不走运，她的纤维瘤属于所谓的黏膜下肌瘤。这种纤维瘤不会维持在子宫肌层，而会嵌入子宫内膜中。纤维瘤的生长不会造成疼痛，但每次霍普来月经，子宫内膜脱落时，纤维瘤中丰富的血管便暴露出来。于是，她经期会持续过量出血。医生建议她做刮宫术，或许能阻断奔涌的血流。刮宫时，宫颈被扩张，医生将手术器具伸入子宫中——刮除正常月经中没有脱落的那部分子宫内膜。

这种古老的清除手段对于霍普并无帮助，实际上情况似乎更糟了。"后来一个月中我只有 10 天不见红。"她说。出行变得不便，但身经百战的她通晓轻装上阵的艺术。替换的鞋子不带了。准备出门三个月时，她会往行李箱塞上足量的卫生棉条和纸巾，这些够大部分女性用一年。

很快，行李管理不再能应付流血问题。有次去津巴布韦，霍普的血流得像殉难的圣塞巴斯蒂安（Saint Sebastian）。她担心自己失血过多，会需要输血，而一般人不会想在这片大陆上接受输血，因为逆转录病毒就是在这里首次从猴子身上跳到人类身上，并在迁移过程中引发艾滋病的。之后，她在美国又做了一次刮宫术。几天后，她的病情加重了。她的体温升到38.9℃。她不得不取消回非洲的计划。医生说，她的纤维瘤过大，超声检查时已经看不到她的子宫。最后，她来到华盛顿大学医学院妮科莱特·霍尔巴赫（Nicolette Horbach）医生的办公室，商量切除那个独属于女性的部位，那个在男性身上找不到对应结构的器官：子宫。

前面提到，盖伦和他之后近2 000年的追随者将女性的身体想象成一只匆忙中脱下的袜子，也就是，将男性的身体里外翻过来。阴道是内缩的阴茎，阴唇等于包皮，子宫是内部的阴囊，卵巢则是女性的睾丸。盖伦不傻，他对于男女生殖器基本原理的观察方向是对的。成年男女的生殖器**的确**是同源关系，只是不像盖伦猜测的那样严格对应。没错，卵巢相当于睾丸，但对应阴茎的女性器官应是阴蒂，而非阴道，阴唇对应阴囊而非包皮。男女都有敏感的乳腺组织，男性的胸部在一定的激素作用下可以膨胀到适合穿胸罩的大小，这种情况叫作"男性乳腺发育"。

说到子宫，结构同源论就无法解释了。在男性胎儿的发育过程中，副中肾管抑制因子会消灭种子大小的子宫雏形，让胎儿躁动的雄激素无施展之地。副中肾管抑制因子也会将初步的输卵管一举歼灭，但另一套原基管道会被保留，塑造成输精管。只有子宫的去留干脆而分明。

子宫这个单性别的器官肩负着非凡的意义。它承载着全人类的希望。如今活着的所有60亿人，以及数以十亿计的已经死去的人，都是由于子宫对植入的胚胎具有耐受性，并且慷慨地向不断索取的胎儿分享自己的血液和养分而诞生的。子宫运载着医学神话的货物。希波克拉底认为子宫在女性的身体中不受牵制地游走，引起无数身体、精神和道德方面的缺陷；"歇斯底里"（hysteria）一词来自希腊单词 hystera，意思是子宫。希波克拉底还认为人类的子宫有 7 个腔室，上面附有"触须"或"吸盘"。他之所以会犯这样异想天开的错误，是因为当时的法律和宗教严禁解剖人体，并要求神职人员仿照其他动物自行推断，而其他物种的子宫往往具有多个腔室和角状结构。

希波克拉底的错误一直延续到文艺复兴时期，当时达·芬奇有一幅惊人的绘画，画的是打开的子宫，里面有胎儿和脐带，可看出达·芬奇意识到了人类子宫只有一个腔室。但在其他解剖图中，达·芬奇又表现出了当时的另一种谬见，他画了一根"乳脉"从子宫延伸到乳房，这根脉可以把始于怀孕子宫的血液变成喂养新生儿的乳汁。近至 19 世纪，有医生提出，子宫会直接和大脑争夺血液营养。因此女性通过教育或工作对自己的思想所做的努力都建立在牺牲自身生殖力的基础上。

子宫之战一直持续到今天。最能引战的永恒话题是堕胎，这个问题浓缩成了评判子宫的拥有者究竟是女性还是胎儿（或者胎儿的代理人，比如教会或国家）。另外，尽管只有一半人拥有子宫，但子宫却是美国最常见的两种外科手术的对象。一种是剖宫产，子宫被划开，以便快速取出婴儿（而婴儿未必需要这种雷厉风行的方法才能出生）。另一种手术对于子宫更像疾风骤雨，这便是子宫切除术。霍尔巴赫向霍普·菲利浦斯提出的阻止她持续流血的可行方案就是切除子宫。

霍尔巴赫是一位精力充沛的女性，一头黑发衬得她妆容精致的双眼更为有神。她研究医学的方式实际且直接。直接并不意味着轻率。她第一次见到菲利浦斯时，她们谈了两小时。菲利浦斯讲述了自己的症状、病史和工作对身体的要求。她也谈到最近生活中的变化令她迟迟不愿做子宫切除术。菲利浦斯两度结婚又离婚，在两段婚姻中她都没有考虑过怀孕。但最近她在与一位不错的男士交往，她平生第一次想象自己要生孩子。"很讽刺，好像上帝狠狠捉弄了我。"菲利浦斯对我说。她问霍尔巴赫，她能不能割掉纤维瘤，同时保留自己的子宫呢？

霍尔巴赫列出所有选项。她说，你可以服用一种叫作"促性腺激素释放激素激动剂（GnRH-agonist）"的药物，暂停雌激素的分泌，让纤维瘤得不到刺激，无法生长。但药物只在服用期才有效，并有使人男性化的副作用。

你也可以做一个子宫肌瘤切除术，将纤维瘤从子宫中剔除，霍尔巴赫说。霍尔巴赫开启了直言不讳模式。你已经45岁了，她对菲利浦斯说。哪怕各方面情况再好，你现在怀孕的可能性也非常小。考虑到你的纤维瘤巨大，切除手术会让你以后怀孕的可能性变得更低。霍尔巴赫指出，子宫肌瘤切除术会造成大量出血，在手术中可能需要输血，并可能出现术后感染和并发症。她警告说，如果发生这类情况，恢复期会比子宫切除术所需的4～6周还要长。

霍尔巴赫还说，菲利浦斯也可以继续什么都不做，一直这样无节制地流血下去，直到她绝经。一旦身体自然的雌激素分泌量下降，纤维瘤往往会缩小至微不足道的尺寸。

菲利浦斯回家思考了很久。再来5年大失血？她受不了，尤其出血会逐渐变得更多，她更加无法忍受。她也考虑了子宫肌瘤切除术。霍尔巴赫的话在她脑中挥之不去。她在给自己编织什么美梦呢，她能做完一场重大手术，恢复得不错，嫁给最近刚遇到的男人，并且，在45岁或46岁的年纪，立刻怀上孩子？她的兄弟姐妹在繁殖后代方面都表现不错，她想。传宗接代的任务并不需要她的个人贡献。子宫肌瘤切除术的漫长恢复期也让菲利浦斯心神不宁。"我从来不用我的子宫或生孩子的能力来衡量自己，"她说，"我用我的工作来衡量自己。"

她去找家人和朋友商谈。她向最近交往的男士提到自己可能会做子宫切除术，但他的反应不算很暖心。"哦，是吗，"他含糊地说，"我妈有朋友做过这种手术。"最后她决定做子宫切除术。由于她的纤维瘤过大，手术必须经腹而不是经阴道，也不能像有些子宫切除术那样使用腹腔镜导管。她和霍尔巴赫同意我旁观手术。我想看看内部生殖器官的模样：卵巢、输卵管、宫颈、子宫。而对纤维瘤——一个巨大、紫红、黏稠的纤维瘤——的观察则是免费的附赠。

3月的一个清晨，做子宫切除术的医疗团队在华盛顿大学医学中心集合，场面不太常见，同时赏心悦目：三名女外科医生（霍尔巴赫和两名住院医师）以及一位男护士。霍尔巴赫的脸下半部被外科口罩遮住，眼睛依旧描着黑色眼线，宛如埃及艳后。菲利浦斯一丝不挂地躺在手术台上，早已进入神游之境。她没有接受全身麻醉。她先服用了镇静剂，然后接受腰麻硬膜外麻醉，封锁腰部以下的感觉，这种简化的麻醉方法可以让她更容易从完全昏迷中苏醒。菲利浦斯鼾声微起，旁边的医护人员为她做着手术准备。她的身体看起来年轻而健硕，一点不像要做"中年人"和"我妈朋友"会经历的那种手术。医护人员给她的骨盆和腹部喷了聚维酮碘。她们给她的阴毛打上泡沫。她被擦洗干净，蓝色的床单盖到她的脖子处，只留肚子上一块三角区暴露着。帘子遮住了她的头。她现在是一具灵肉分离的躯壳。

应霍尔巴赫的要求，有人在手术室的音响里塞了盘爵士乐录音带。医生们挤在苍白的手术灯光下。她们割开菲利浦斯肚脐以下6英寸的地方，她的皮肤绽开一道鲜红的口子。她们烧灼附近的皮肤以阻断出血。然后医生割到腹直肌筋膜，这里是皮肤下的结缔组织，使各器官保持在其所在位置上。她们割穿菲利浦斯的薄薄一层脂肪，厚度看上去跟买来的鸡肉上附着的鸡油差不多。脂肪下面是她的腹肌，粉色的两层，医生没有割开这部分，只是将它们推到一边。

"这是教科书式的解剖，"霍尔巴赫对自己带的两位住院医师说，"目前操作得非常顺利。"通常她的手术对象都是比菲利浦斯重100磅以上的女性，要割开松弛的肌肉非常头疼。能完全按照课本操作可真太棒了。

血不断涌出来，她们必须不断把血吸掉，把可以使用烙器的地方烧灼掉。最后来到腹腔。夹钳将霍普的肌层撑开。她的内脏看上去健康并充满活力。它们散发着光泽。霍普成了活体博物馆，面向世界开放。这时帘子后传来她喃喃的说话声，吓人一跳。她并未完全失去意识，只是处于镇静状态，时而睡去时而醒来；硬膜外麻醉的作用是让她没有感觉。她昏昏沉沉地对麻醉师说话，他向她保证一切进展顺利。霍尔巴赫将手伸进霍普的腹腔，触摸各个脏器：膀胱、肾、胆囊、胃，检查有无异样。来都来了，何不摸摸呢？"我们偶尔会发现比预想的更复杂的状况。"霍尔巴赫解释说。

不过这场手术没有复杂状况：这是教科书式的解剖。霍尔巴赫将卵巢指给我看。两只卵巢都如一颗大草莓，烟灰色，疙疙瘩瘩，看起来像湿漉漉的种荚。一个卵巢上有一个肉眼可见的白色囊肿，可能是菲利浦斯上次排卵的位置，成熟的卵子从卵泡中裂开，留下盛满泡液的空腔慢慢愈合。霍尔巴赫还指出连接在子宫上的输卵管。这些管道精细而柔软，玫瑰般红艳，笔杆般纤细，顶端有一丛羽毛掸子状的纤毛。输卵管（fallopian tube）因 16 世纪的解剖学家加布里埃尔·法罗比奥（Gabriel Falloppius）而得名，当时的人们认为输卵管看起来很像小号，作用是排出子宫中的"恶气"。我觉得它们看上去像海葵，肉做的花，它们的花瓣随着血液流涌的节拍而搏动。

这台子宫切除术会相对保守，霍尔巴赫说。她打算不动输卵管和卵巢。不是所有手术都能这样做。医生往往会将整套生殖系统一起取出，子宫、宫颈、输卵管、卵巢，割掉，割掉，割掉。医生解释说，如果女性快绝经，这套系统反正要退休的，为何还保留之后有癌变风险的东西呢？可要小心这些种荚！一般来说，卵巢癌是致命的，而且往往无声无息，直到病情难以控制。反正我们做的是大手术，不如搞大点，消除卵巢癌的风险，让患者后面使用激素替代疗法。

但摘除附属器官以预防疾病的观点着实让人怀疑和愤怒。有人说，不必要的卵巢切除术等于无耻的阉割。如果未来癌变的可能性很小，那么摘除健康器官的意义何在呢？你不如在肾坏掉前摘掉一个，或者把不需要的 85% 的肝脏切掉——或者，回到生殖器对应的原则，切掉睾丸好了，防止得睾丸癌。之前会诊时，霍尔巴赫告诉过菲利浦斯，她强烈支持保留卵巢和输卵管，菲利浦斯觉得没有理由不同意。

开始切除子宫前，霍尔巴赫用一根线扎紧给子宫供血的主动脉，以阻止出血。医生们仔细审度眼前的任务，很快意识到手术比预估的要复杂。纤维瘤非常大，已使子宫和宫颈严重变形。纤维瘤还发展出给自己提供营养的庞大供血系统。癌瘤也做这种事，诱使身体长出新血管来供养自己；所有的组织，无论健康的还是恶性的，都需要血液来维持。医生们决定切掉部分子宫肌瘤，剔除小纤维瘤，让子宫萎陷，这样最终才能切除子宫。她们讨论如何才能最好地结扎和割断纤维瘤上缠结的血管，以防止大出血。她们还发现一些较小的纤维瘤零星罗布在子宫内，给她们添乱。霍尔巴赫要求给菲利浦斯注射血管升压素，以收缩她的血管，进一步减少出血。医生们工作时整个前臂都伸到菲利浦斯的腹腔中，她们绷紧的注意力让我也不由自主屏住了呼吸。

90分钟过去了。医生们都不累，我却为她们感到疲惫。终于，她们可以开始下手切除了。切下的部分盛放在金属托盘中，护士拿起每一个给我观察。菲利浦斯的宫颈：闪亮的太妃糖色管状结构，让我想到阴茎头。纤维瘤：非常大，外观看上去像个器官，我无法相信它其实并不属于菲利浦斯的身体中能够发挥作用的部分；它看起来像个小萝卜，有一圈偏紫色的硬组织，霍尔巴赫说有点像脑组织。子宫体：这时看上去，不是很上镜；它像个普普通通的小袋子，小孩的拳头大，看起来畏缩胆怯，却为附着的纤维瘤提供过那么久的营养。

失去了宫颈和子宫，菲利浦斯的阴道现在直通腹腔，因此医生做了残端缝合。阴道虽不像传说的那样脏，但它是一个孔道，你肯定不想让它成为外部世界和自己身体之间的任意门。霍尔巴赫保证，没留下什么"不干不净的组织"，因为纤维瘤的残留会成为感染源。最后，医生用无菌水冲洗了创面。过段时间，菲利浦斯的其他内脏会自行调整位置，占据生殖器官的旧工位。医生们准备缝合腹腔。有人换了磁带，音乐的节奏变了。"开腔听爵士，缝合听摇滚。"霍尔巴赫说。从音响里飘出的歌曲节奏欢快，名叫《受缚的女人》(Woman in Chains)，跟眼下的场面再贴合不过。但菲利浦斯是受缚，还是被解放了？医生将之前切开的层层肌肉缝好，动作坚定且细致。做缝合的是其中一位住院医师，她显然特别喜欢手上的活计。她的手指翻飞，好像在弹奏缝合筋膜、脂肪和皮肤的乐器。当表层的皮肤被缝严，身体恢复到单独监禁的状态，菲利浦斯的腹部看起来规整得令人惊讶，除了一条黑色的细线，一点也看不出刚刚受到过入侵。"我们喜欢把线缝得尽可能漂亮，因为病人会评价我们女红的好坏，"霍尔巴赫说，"她们看不到肚子里面的辛苦成果。"看，是看不到的，不过感觉——她们怎么会感觉不到呢？

女性是无法用子宫来衡量的，无论从哲学、生物学还是词源学层面。女性不必生有子宫才能成为女人，也不必保留子宫才能以女人自居。我们不想掉进崇拜子宫的陷阱，也不希望男性对子宫有什么羡慕。很少有男性羡慕子宫，看到孕妇，他们更不会羡慕了。但大多数女性从小就很熟悉女性生殖道的解剖形象，如奥基弗画的羊头，羊的脸是子宫，羊的胡须是宫颈，羊角是输卵管。我们看到这个画面会想到女性的骨盆，发现三角里面套三角，非常贴合。至少从审美上，我们拥有子宫；我们感到子宫令人舒适。在女性生命的约 38 年中，从 12 岁到 50 岁，子宫习惯着月经的流淌和随之而来的牵拉。那么，子宫是什么，子宫的基本形态又是怎样的呢？为什么子宫如此反复无常，容易滋养如同从花园里挖出的块茎般的肿物呢？我们要慎思明辨，不要亦步亦趋。没有怀孕的子宫有小拳头大，让我们看看这拳头能承受多少负荷。

从某种意义上说，进化遵从的是经典的"十二步计划"（twelve-step program）：一天解决一点。进化不苛求完美——进化本无所求。不存在进步，没有计划，没有自然阶梯，也就是从低到高、从原始到先进将生物分级。苍蝇在飞虫界也算佼佼者，你为何不能偶尔像苍蝇那样，全方位地看世界呢？如果说哺乳动物给人的印象是比昆虫等级更高、更有价值、更吸引人，那么要知道，这种偏见也是自然选择的结果。我们往往喜欢很像人类的东西，因为相似暗含着遗传方面的相近，而我们热爱自己的基因；基因赋予了我们现在的样子。相比异类，我们更喜欢自己基因库的倾向，叫作亲缘选择（kin selection），它渗透在生活中的各个方面。它意味着我们更愿意帮助亲戚而非陌生人，意味着我们对黑猩猩，甚至狮子，会有更深的感情，这种感情胜过我们对看起来怪怪的生物的感觉，比如长着外骨骼、身体分成几节、附肢向后弯曲的那些生物。但，只因为我们对毛茸茸、会泌乳的温血动物感到亲近，并不等于哺乳动物与神离得更近。

说完这些，我现在要说，子宫从古至今都是伟大的发明，是生理学的一次革命。我前面提过，在体内受精和孕育的胎儿是受到保护的，而受到保护的胎儿能奢侈地发育出精密的中枢神经系统。子宫与相伴的胎盘孕育了后代，之后胎儿失去庇护，连生下自己的母亲也不能庇护自己了。动物受到越多照料，越容易主宰自己的环境。此刻，我们这些生有胎盘的哺乳动物，我们这些真兽亚纲动物，树立了哺乳动物的使命标杆。有袋类哺乳动物在体外的育儿袋中哺育幼虫般的胎儿，是非常合理的。袋鼠是澳大利亚的鹿，考拉是澳大利亚的松鼠。在美国，负鼠是郊区的常住居民——或者说是钉子户——它们也是有袋目动物。不管怎样，胎生动物比有袋目动物的物种多得多，真兽类哺乳动物在地球上占领了更多的栖息地。人类这样的大脑能否附在育儿袋中培养大的物种身上，或者，诞生于带壳的蛋里？不大可能。子宫所在的骨盆之笼由骨头和韧带构成，无与伦比地安全，其胎盘也是无与伦比地有营养。子宫或许跟其承载者的智力水平没有关系，但它与自己承载的胎儿的大脑有着千丝万缕的联系。

胎儿当然知道自己的生活有多美好。它会一直待在子宫中，直到胎盘逐渐缩紧开支，迫使它离开——这由母亲的身体决定：够啦，够啦，待得够久了，小东西出去出去！胎儿感觉到马上没吃的了，便会释放出一系列生化信号，使得它所知道的唯一伊甸园将自己驱逐出去。

子宫的构造，与其摇篮的身份脱不开关系，它是婴儿的睡帐和超市。想想子宫所象征的互相矛盾的那些特点。它必须可调整，又要稳定。它必须富足，又让要人承担得起。它必须在其他器官停止生长的成年期保持生长能力。它必须与身体其余部分交流，清楚自己在排卵期和经期之间周旋的舞步。子宫是内分泌系统的一环，受分泌和应答激素的腺体、器官和脑部结构的交互影响。它在生化方面与肾上腺、卵巢、下丘脑和垂体纠缠不清。同时，它是一个独享特权的穹庐，其中的胎儿不会受到排外的免疫细胞驱赶。

子宫的结构并不复杂。非孕期成年女性的子宫重约 2 盎司，约 3 英寸长。它分为两部分，每部分都占其总长的一半：子宫体（胎儿发育的位置）和子宫颈。子宫颈突出到阴道中，释放经血时会微微张开，生产婴儿时开口更大。如果你从妇科医生的视角观察宫颈，会发现它很像油光可鉴的甜甜圈。一位在女性健康诊所工作过的医生曾经说，做盆腔检查让她很饿，她不是在开玩笑或者说什么猥琐的笑话；她是真心喜欢甜甜圈。

在其他方面，子宫是三明治，是肌肉发达的英雄。子宫颈和子宫底均由三种组织构成。中间那部分厚厚的子宫肌层是三层互相交错的肌肉。子宫肌层的外面包裹着一层滑滑的浆膜，其质地和功能都类似于心脏和肺周围的囊。子宫浆膜的作用是保持子宫湿润和提供缓冲。

子宫肌层的另一面是子宫内膜。子宫体喜欢三方合作，因此子宫内膜也由三层黏膜组成。与浆膜不同的是，黏膜很透气，会分泌液体。黏膜会吸收水分、盐分和其他化合物；它还会释放黏液，其中含有白细胞、水分、黏蛋白和脱落的组织细胞。经血中有一部分是黏液排泄物。月经期间，两层黏膜脱落，由此在新一轮周期开始时重新长出。最深处的第三层子宫内膜，仿佛受到命运的洗礼，躲过了死亡与重生的轮回，也正是这层稳定的基础给了胎盘停泊的港湾，营造了庇佑胎儿的家园。

希波克拉底认为子宫会游走，他指的"游走"是在身体中的跨越，上至胸骨，甚至达到喉咙，在没有定期受到精液投喂时会变得极其疯狂。（按照希波克拉底的猜想，妓女的子宫会比处女的子宫平静得多。）他当然是错的，但这并不意味着子宫安如磐石。实际上，子宫很有活力，在不断新陈代谢。6根韧带将子宫松松地固定在盆腔中，它们是有弹性的纤维组织，为子宫起支撑作用，同时也包裹着作为养料通道的血管。子宫在盆腔中位置的调整取决于你是躺是站，你的膀胱是空是满，以及其他此类的小状况。如果你此刻正坐着，不是非常需要上厕所，也没怀孕，那么你的子宫很可能正微微前倾，子宫底朝耻骨上方一两英寸的地方倾斜。如果你空着膀胱站起来，带着军姿般的飒爽挺直肩膀，你的子宫会变成近乎水平的姿势，像一只翻倒的梨。

怀孕时的子宫达到了生理的癫狂。怀孕前只有 2 盎司重的器官在孕期末长到 2 磅，这不包含胎儿和胎盘的重量。它的体积也增长了 1 000 倍。除非生病，否则成年期的其他器官不会经历如此剧烈的变化。但只要给子宫 6 周的产后恢复期，它就能还原到拳头大小。在孕期的变化中，大部分的苦差都是由子宫肌层来做的。怀孕初期肌肉细胞会增长，孕中期肌肉细胞会变大或变肥厚，就像疏于锻炼的别处细胞那样臃肿起来。在孕晚期，肌肉细胞不再分裂和肥大，只有整个子宫壁不断撑开、撑开、撑开，直到你想喊娘，好像自己快裂开一样。孕期子宫破裂极为罕见。毕竟，胎生哺乳动物已经存在了 1.2 亿年，时间之长足以解决子宫膨胀问题的漏洞。

子宫的膨胀问题是生命中常发生的现象，最终会因和谐共处而得以解决。哦，胎生女神！孕期的子宫类似于两个实力相当的大块头女人掰手腕。一人的胳膊开始晃动，回到竖立的位置，另一人也臂力不支，重返垂直的状态。想想：子宫之所以长大，是因为怀孕期间你的身体充盈着雌激素。4 000 年前，想要验证自己是否怀孕的女人会把自己的尿液同大麦粒混合；如果大麦的长势快于常态，即预示着她怀孕了。当时的人不懂原理，但这种测试屡试不爽，可能是因为雌激素能加速各种类型细胞的生长——包括哺乳动物、昆虫和谷物的细胞。雌激素是一种强效营养液，是来自远古巴别塔的有机信号，这部分我之后再详述。现在，只需说说雌激素刺激子宫肌层细胞分裂增大这件事。

这样的机制只有一个问题。激素也会将肌肉细胞带入电兴奋状态中。激素会致使肌肉细胞抽搐。子宫抽搐过度会使胎儿流产。因此，尽管一边受到催促要扩张，一边子宫肌层也必须镇定下来。

镇定属于孕酮的工作，它就是所谓的孕激素；孕酮负责维持妊娠。孕酮抑制了肌肉细胞的收缩。在孕育新生命的整整 9 个月中，雌激素与孕酮一直在不断较量。鼓胀的子宫不时发生一阵阵小小的、转瞬即逝的收缩，像局部暴雨从沙漠中袭过。孕期越接近后程，所谓的布雷希氏收缩（Braxton Hicks contractions）会更频繁。妈妈咪呀，真是太伟大了！肚子胀大的你会想，我要炸了，我是超新星。那些收缩让你手脚僵硬，你会想，不要啊，我要像巨型黑洞一样坍缩了。

子宫会长大。子宫会收缩。它与心脏很像，强而有力的肌肉会膨胀、收缩、抽搐、振动。振动与深沉的节奏是生命之源，是生命的主旋律；甚至细胞也在这种搏动中工作。当射电天文学家首次发现来自遥远中子星的脉冲信号时，他们以为探测到了外星文明的信息。除了生命体，还有什么能发射如此富有节奏的信号呢？当科学家们确信那些信号对于生命体来说过于有规律，过于单调重复，他们才追踪到那颗超密中子星旋转的内核。如果我们听到音乐后不由自主地摆动身体，那是因为我们的内脏都是天生的打击乐手，其中心脏和子宫是乐感最好的演奏家。

除节奏感外，心脏和子宫共有另一个特质：它们与血液密切相关。并非所有的女性都会生育，但几乎所有的女性都会流血，或者流过血。简·卡登说，相比无法怀孕，她更遗憾的是自己没有月经。单这一点让她感觉在女性的征程中错过了非常美好的体验。的确如此。在童年与成年之间，没有什么比初潮更具有界限分明的仪式感了。当说起难以忘怀的回忆时，人们说自己能回想起肯尼迪遇刺或"挑战者号"航天飞机爆炸时自己所在的具体地点。但女性真正能回忆起来的是自己的初潮，那时有一段记忆被强烈的情绪烙进了大脑。除了少数人，大部分女孩都渴望第一次月经的来临。她们会觉得自己完成了一件大事，有一种实在的满足感。埃米莉·马丁（Emily Martin）采访过不同社会阶层的女性，了解她们对于月经的看法，所有人对初潮的叙述都充满欢乐。有人说自己在浴室里忍不住唱起歌来。还有人冲到学校食堂告诉自己的女性朋友们自己刚刚来了月经，她们给她买了冰激凌，小小地庆祝了一番。那些过于腼腆而没有公开庆祝的人心里面也乐滋滋的。安妮·弗兰克（Anne Frank）在日记中将自己最初的几次月经——那几次月经便是她生命中的所有月经了——称为"甜蜜的秘密"。即使出现痛经，开始时女孩也会很欢喜。它们是女性身体力量的证明，肌肉的拉伸推动着她们朝目的地奔去，此刻那里看上去如血液本身一般重要，光明似锦。

被初潮的胜利冲晕头脑后，大部分女性很快发觉月经是个麻烦，一团糟，令人尴尬。我们表现得满不在乎，告诫自己要实际一点，但在买卫生棉条或卫生巾时看到收银员是男的，还是会不自在。围绕着月经总有数不尽的谬传与禁忌，毫不意外，其中一些故事来自我们熟悉的医学专家，希波克拉底、亚里士多德和盖伦。希波克拉底称，血液的发酵作用促成了月经的产生，因为女性缺乏男性那样的能力，不能通过排汗轻巧地驱散血液中的杂质；在他看来，经血有一种"恶心的气味"。盖伦则认为，身形孱弱瘦小的女性所无法消化的食物残留在血液中，变成了经血。亚里士多德猜测经血是无法被胎儿吸收的多余血液。

经血有毒的概念贯穿在人类的思维中，从西方到东方，从上层社会到底层社会。由于经血会"散发毒气"，据说经期的女性会使肉变质，把酒变酸，让面团发酵失败，令镜面变黑，也会让刀变钝。经期的女性必须被关在小屋中，待在家里，不管去哪儿，就是不能出现在眼前。有人类学家提出，狩猎型社会尤其严格要求隔离经期的女性，部分原因是害怕经血的气味会吸引动物。甚至今天，女性也会被警告经期不要去灰熊出没的乡野露营，以免熊鼻子嗅到经血的气味。最近，北卡罗来纳州的生物学家想要确定引诱熊的最佳方法，却发现经血几乎没有效果。有些男性，无论像不像熊，都称自己可以闻出女性有没有来月经，但从未有研究支持这种盲目而有趣的自信，身为作者的我在跟某些自认为敏感的家伙共同生活时，也没发现这点符合事实。始终对月经持有传统偏见的男性其实并非在凭嗅觉区分洁净与污物。比如，一个正统犹太教徒会拒绝女医生接诊，因为他觉得女医生可能正流着经血，比他此刻的疾病更加败坏他。这种情况并不罕见。

公平而言，人们对月经的看法并非全为负面，也偶有人认为经血所携带的效力具有医治作用。摩洛哥人将经血涂抹在伤口和患处，在西方，血被视为治疗痛风、甲状腺肿、蚊虫叮咬的良药，人们怀有"以毒攻毒"的思想，认为血还可以治疗月经失调。医学界曾盛行数百年的古老做法——放血，可能就是在模仿经血，不过女性的自然流血并不会让她们在生病时被豁免额外的放血。

与睡梦中的男性交媾的女淫妖的各种故事可能会让女性好气又好笑，但我们又能好到哪里呢？现代女性也将经血视为不洁之物，认为月经比胳膊割伤流出的血要脏得多；这两种你愿意选哪种放入自己口中？卡米拉·帕格利亚是那些自诩为女性主义者的人中最让人厌恶的反女性主义者，她在自己的书《性面具》中对月经表达了态度，她的观点比希波克拉底等人高明不到哪儿去。"经血是污迹，是原罪的胎记，是超验宗教必须从人身上洗刷掉的污浊，"她写道，"这样确信的论断是仅仅出于恐惧，仅仅出于厌恶女性，还是经血有什么玄奥之处，证明它与禁忌的关联确有道理？我……认为不是经血本身搅扰了想象——尽管那红色的洪流可能是不可遏止的——让人觉得脏的是白蛋白，子宫的碎屑，女性海洋中的胎盘水母。我们对于自己的生物源头——黏液，有一种本能的嫌恶。每个月，女性都注定要面对时间和存在的深渊，而这深渊即是女性自己。"胎盘水母？别管什么经期小黑屋了——把这个女人关到水族馆吧。

我们也对经期和经前期的负面部分思考得过多了：头痛，想哭，乳房胀痛，长粉刺。我们已将经前期综合征划分成精神病学的一个独特分类，它与惊恐障碍和强迫症被归到一起。我们怀疑女性在月经到来前的一段时间里能力可能会稍微不如平时。不过也可能会出现相反的情况。正如宝拉·尼科尔森（Paula Nicholson）指出的，实验研究表明，"经前期常伴随出现活动增强、思维清晰，能体会到幸福、愉快和性欲"。这一点我能打包票。我大学期间最美的记忆之一，是有一天我本该来的月经迟迟没来。我当时坐在客厅里学习，感到一阵难以言述的快乐。我从书本上抬起头来，醉心于周围的空气。空气非常明澈，纯净清透，室内的物件轮廓分明而耀眼，仿佛我第一次见识到空气似的。空气中的每一个分子都历历可见。我全神贯注，没有丝毫焦虑。我细细体会了一阵，仿佛灵丹下肚；只是这药尚无人发明，不妨管它叫"逍遥丸"或者"聪明散"。

我的这阵激动很快无影无踪。后来的经期，我再也没有过此类感受。那是20世纪70年代，女性主义者正努力创造女性视角的神话，除此之外，她们想给月经起个好听的名字，但我对这种做法嗤之以鼻。我女儿以后肯定会对我说，她们这样非常"像20世纪的做派"。比如，我的女性研究课程导师建议学生接下来几个月都把月经棉条换成卫生巾，这样可以更好地感受经期，体会经血的流溢。呸！我心想。女性使用卫生棉条的历史至少有3 000年了；古埃及人的记载中提到过很像早期卫生棉条的东西，而提出子宫触手说的希波克拉底也有过类似的记录。我从未接受老师的建议。母亲让我把卫生巾换成卫生棉条时，我非常高兴——我猜，当时医生曾向她保证，卫生棉条对于年轻女孩和处女膜都很安全——我也没打算回到双腿间夹着个大棉球的不堪中去。

不管怎样，我认为应该存在以女性为中心的月经神话，建构我们共享的女性主义概念——大概类似于男性的撒尿仪式。男性显然认为站着撒尿的姿势很阳刚、有趣，隐隐有种煽动性，不然公共小便池的场面也不会那么频繁地出现在影视剧中。埃米莉·马丁说月经有煽动反抗和促进团结的潜力，让上班族女性有理由退缩到男性管理者无法尾随的地方。"在20世纪早期的文件中，"她写道，"有零散的资料提到三两结伴的女生经常在盥洗室'大闹乾坤'……一个女生因为工资被偷而在盥洗室抽泣，女工们在服装厂不景气时阅读贴在盥洗室的工会传单。"让我们再次躲到小房间里去造势吧。

我们要抛开成见和愚昧，抛开对月经的大惊小怪，建立以事实为基础的神话。女性为什么流血？又是如何流血的？女性为什么进化出了子宫内膜死亡和更新的循环？让人惊讶的是，这个问题直到最近才有人提出，对其答案的求索也尚在进行。在寻根究底的过程中，我们或许也能发现新的知识。

月经来潮让女性第一次感受到子宫的存在，家庭人口较少的西方女性，一生中感受子宫的次数在 450 ~ 480 次之间。平均经期中，女性会排出大约 6 餐勺的物质，约为 3 液量盎司*，其中一半是血液，另一半是脱落的子宫内膜，以及阴道和宫颈的分泌物。大部分女性将月经视为消极的事情，认为它是地心引力助长的腐烂。子宫内膜增厚，等待着变成婴儿的神圣囊胚；如果什么也没发生，子宫内膜会碎裂，如发霉的墙纸一般剥落。可以想象，月经周期中活跃的阶段是一个让人寄予希望的过程，一个合成代谢的阶段，子宫内膜在组织和营养物质的滋养下饱满起来，与此同时，卵子也在逐渐成熟。如果没有保持合成代谢的事情发生，如果没有自然受孕或人工受孕，子宫内膜不再需要喂养婴儿，活跃期便终止，塞子一拔，一缸红艳艳的热液就倾泻而出。

而事实并非如此。回想一下当代生物学教给我们的知识：死亡同生长一样活跃。卵子经历凋亡后会死去；也就是说，卵子会自杀。月经也是一种受到指示的动态过程。现于华盛顿大学任教的进化生物学家玛吉·普罗费（Margie Profet）将月经描述为适应进化的表现：月经是设计的产物，设计师是最伟大同时也最谦逊的神灵，那就是自然选择。"共同促使月经出现的机制似乎证明这种具有适应性的设计精确、简约、高效且复杂，"她写道，"如果月经仅仅是周期性激素波动的副产品，毫无作用，那么就不会有专门设计出来促使月经出现的机制了。"

第一个相关机制是一种专用的动脉。它们是三根螺旋动脉，为每月脱落的浅表子宫内膜提供养分，之所以叫这个名字是因为它们看上去很像螺旋开瓶器。孕期中，螺旋动脉作为重要管道为胎盘

---

* 用作容量单位时，美国 1 盎司 ≈ 0.023 66 升。——编者注

运输血液。女性来月经的前几天，螺旋动脉的尖端长得更长，盘曲得更紧密，像那种塑料弹簧玩具被拉开，同时也拧起来。通往子宫内膜的循环变得迟滞——宛如暴风雨前的宁静。流血前 24 小时，螺旋动脉剧烈收缩。旋塞被拧紧，血流停止。这如同子宫内的心脏病发作。缺乏血液的子宫内膜组织因缺氧而死亡。然后，如之前拧紧一样突然，动脉短暂地再次打开，让血流涌进来。死亡的子宫内膜下的凹陷处积满血液，使得内膜充盈胀破，月经便来了。危急工作完成，螺旋动脉再次收缩。（纤维瘤会干扰月经过程，因为纤维瘤依附性的供血系统并不按照螺旋动脉"收—放—收"的模式行事。）

月经的另一个了不起之处在于血液的质量。人体内的大部分血液会凝结。除非患有血友病，否则皮肤割伤后，流血的时间会很短，之后会凝结，这点要感谢血小板以及具有黏性的血浆蛋白，比如血纤蛋白。经血却不会凝固。经血有时候看起来黏黏的，其中死亡的组织可能会被当作血凝块——像黏糊糊的水母！——但经血中的血小板极少，因此不会像伤口中流出的血液那样形成会凝结的浓稠物。经血不会一直流淌的唯一原因是螺旋动脉在子宫内膜死亡后会收缩。

螺旋动脉像开瓶器，血液像红酒：我们是注定要来月经的。但故事还没讲完。进化思想家恩斯特·迈尔（Ernst Mayr）指出，生物学的所有问题都分为两部分："如何"以及"为何"，最接近的解释以及最终解释。必有一个终极成因可以解释月经这套精密系统的进化源头。我们在这里碰到了历史的局限性。近代之前的科学家几乎是清一色的男性；男性没有月经，因此科学家没有很深入地研究这种女性现象的根本原因。月经的生理学，即其中的"如何"部分，足以让妇科学家对仔细研究产生浓厚兴趣。20世纪90年代初，玛吉·普罗费在《生物学评论季刊》（*Quarterly Review of Biology*）上发表了让人无法忽视的煽动性理论，才有人开始严肃思考月经问题。

普罗费是一位身材修长的美人，近40岁，个性外柔内刚。她金发碧眼，音色婉转，着装很可爱，大拉链黑色皮裙搭配短夹克。她赢得过麦克阿瑟奖——小罗伊·布朗特曾说这是个"天杀的天才奖"——但她从没想过要去搞个博士学历，因为担心这些正经的头衔会引诱她朝着专业的不归路走下去。政治方面她有点像自由女性主义者，这样的人认为《钟形曲线》（*The Bell Curve*）的作者查尔斯·默里（Charles Murray）是好人，认为美国食品药物管理局会危害国家自由。思想上她很激进，爱惹麻烦，也就是说她会提出一些看上去不言而喻，因而别人不会问的恼人问题。

与其他优秀的进化思想家一样，普罗费像个成本效益分析师，会从经济的角度提出关于月经的解释。她认为，月经的成本极高。每月脱落和更新子宫内膜组织需要花费很多卡路里，对于我们更新世的祖先而言，由于她们短暂一生的大部分时间都处在营养不良的边缘，因此每一份卡路里都很重要。另外，当你失血时，你也丧失了铁，而铁对于我们的祖先来说是非常重要的微量元素和稀缺产品。最后，月经周期使女性降低了繁殖效率。子宫内膜的碎裂和重建限制了女性怀孕的时间。如果进化这么注重生殖，为什么要费老大劲去反生殖呢？

高昂的代价要有充足的正当理由，普罗费想到一个。她提出，月经是一种防御机制，是身体免疫系统的延伸。我们流血，是要让子宫摆脱搭乘精子闯入的危险病菌。想想吧。子宫是有待攻破的豪奢城池，而精子是完美的特洛伊木马。细菌，病毒，寄生虫，都可以要些投机手段，利用基因进入子宫。扫描电子显微图中乌泱泱的精子像一幅卡通画，中间的蝌蚪仿佛被一群趋炎附势的病菌簇拥着。如果获允在子宫里无限期住下去，病菌或许会无法无天，让我们生病、受伤甚至死亡。普罗费表示，我们的子宫内膜必须死，才能保证我们活。

　　普罗费还强调说，将病菌驱逐出子宫的子宫出血不仅限于月经这一种方式。女性排卵时会出血，受孕时会出血，生产时会出大量的血。所有的出血都应当被看作子宫的解决措施，用以应对体内受精所带来的风险。

　　将月经作为防御手段的新阐释让人豁然开朗。例如，为什么子宫内膜的脱落要伴随血流成河呢？身体完全可以不用血来排出死亡组织呀。比如，我们很有规律地更新胃黏膜，其中就没有血液什么事。普罗费提出，我们流血，是因为血液携带了身体的免疫细胞，如 T 细胞、B 细胞和巨噬细胞，无论什么脏病菌潜入子宫，免疫细胞都会将它们驱逐出境。为什么要让子宫内膜脱落，而不是勤俭地将其重新吸收呢？目的便是要摆脱回收患病组织的风险。同其他容易意外怀孕的雌性哺乳动物相比，人类女性流血量更大，为什么呢？我们血流如注，是因为人类是感情丰富的物种。我们没有把性交局限在固定的发情期，我们把性用于多种不以生殖为目的的方面——去建立感情，去交易，去抚慰，去转移注意力。因此，我们通过大量流血来清洁自己：可以称其为对罪恶的防御。普罗费还猜测大部分哺乳动物都会经历某种保护性的子宫出血，只不过人类经血相对量大，如果科学家去寻找，一定能在动物世界发现更多的月经案例。大部分已知会流血的物种是我们的灵长类动物姐妹，但蝙蝠、奶牛、鼩鼱、刺猬等也都偶尔被发现有阴道出血的现象。

普罗费的激进观点很快收到反馈，而专家群体都表达了压倒性的反对意见。天方夜谭！妇科学家嚷道。他们认为，月经不仅不是保护性机制，反而是每月女性最易受到细菌感染的时候，例如受到淋病和衣原体感染。这时候宫颈黏液稀少，给阴道微生物侵入子宫提供了可乘之机。别把精子想象成敬献礼物的希腊人。月经的残留物常常会逆流，让上生殖道的病原体很方便地接触到子宫和输卵管的敏感组织。批评者表示，将月经当作子宫防御手段，类似于雇一只狼给你宝贵的克隆羊群当保镖。

还有人提出，规律的月经是一种现代产物。我们更新世的祖先并不担心每月流血导致的营养和铁元素缺失；她们在忙着孕育孩子或哺乳，没时间来月经。甚至今天，在一些欠发达国家，女性都会好几年不来月经。一位人类学家说，他采访过一位 35 岁的印度妇女，她不仅从未有过月经，也从来没听说过这个概念。她 11 岁就结了婚，在月经初潮前已怀上第一个孩子，之后一直在怀孕或哺乳，从此之后也没有过月经。

最后，真正让普罗费的批评者担心的，是在智识上当众出丑。他们没有反面的假说用以解释月经。在起初一通气急败坏的挖苦和否定后，还是有科学家认真地检验了普罗费的假设。如果她的理论无法通过测试，科学家也要做出可行的解释。

密歇根大学的贝弗利·斯特拉斯曼（Beverly Strassmann）带着喷火式战斗机般的热情接受了这项挑战，在刊登普罗费理论的同一期刊上发表了一长篇诠释。斯特拉斯曼指出，普罗费的假说会引出几种推测：第一，子宫在月经前应该比月经后有更多病原体；第二，来月经的时间应该与女性受病原体入侵风险最高的时间有一定关系；第三，经过跨物种比较，会发现灵长类动物月经量与其相对的性乱交程度相关，也就是说，某物种性活跃程度越高，经血流得越多。

斯特拉斯曼总结说，这些推测都无证据支持。在多项研究中，受试女性整个月经周期的子宫刮片显示，每个阶段子宫内的细菌量没有显著差别；要说有什么差别，那就是来月经前子宫内微生物的浓度并不是最高，反倒是最低。事实上，血液是多种微生物群落的绝佳培养皿，不仅能提供蛋白质和糖，还能提供铁，而我们都知道菠菜中的铁对大力水手的作用。研究者表示，他们在培养金黄色葡萄球菌时加入铁，会加速其繁殖，这或许可以解释为什么使用卫生棉条时间过长会让这种细菌肆意扩张，甚至会引发中毒性休克综合征。

斯特拉斯曼也考量了月经以及其他类型子宫出血的时间与女性情理上需要清洁的时间是否相关；换个角度想，女性不流血时是否并不非常需要保护——例如在怀孕和哺乳期。我们的祖先有没有可能在漫长的妊娠期和产后期中，至少有部分时间是停止性交的？当代狩猎采集部落据说与形成期的人类相似，从那些部落中得出的证据表明，人类并没有节制性交。比如，马里的多贡人在妊娠期的前6个月都有性交，在产后1个月便恢复了性生活。而女性平均在产后20个月才开始再次来月经。所有文化中的女性在绝经后都有性行为，但这不表明月经停止会导致感染风险升高。

斯特拉斯曼对其他灵长类动物进行的系统发育分析也不支持反病菌假说。她发现一个物种的月经量与其滥交程度并无关联。例如，某些种类的狒狒极为淫乱，几乎没有子宫出血现象；某些种类的狒狒在性方面很克制，雌性只与一只雄性繁殖后代，流血量却很大。雌性大猩猩只有单一配偶，月经来得难以觉察。长臂猿也是单一配偶制，月经量却非常明显。

那么，若非为防御微生物，我们为何会流血？干吗要有这么一套铺张浪费的月经系统？斯特拉斯曼驳斥了普罗费的核心观点——普罗费认为，月经成本很高，需要合理的进化理由。但斯特拉斯曼提出，月经成本非但不高，反而低廉。繁殖总是需要投入能量的，子宫内膜不断地死亡和重生，比起一直保持子宫的可生殖状态，所需的代价要小多了。假想刚排完卵，子宫内膜状态正值高峰，可以接受一个囊胚。此时的子宫内膜丰厚且代谢旺盛。它会分泌激素、蛋白质、脂肪、糖、核酸。女性的这层丰满的子宫内膜相当于鸡蛋的蛋黄，极富能量。斯特拉斯曼计算出，最成熟的子宫内膜比其月经结束后的最薄时期要多使用 7 倍的氧。对更多氧的需求即意味着需要更多卡路里。此外，有分泌功能的子宫内膜会加速整个身体的代谢，因为它释放的激素会刺激从脑到肠等各个器官组织。同样，更高的新陈代谢需要更多卡路里。那么，在一个月当中最有可能受孕——排卵期——的时间之前，限制奢华的生殖力，是很讲得通的。若胚胎没有出现，要维持子宫内膜同其分泌物便成了负担，不如将它们一锅端了。杀掉它。下个月卷土重来。斯特拉斯曼估算，在 4 个月的周期中，一位女性如果无须维持子宫内膜持续活跃，节省下的能量相当于 6 天的食物。甚至在蜥蜴身上也能发现，流血期结束后，它们的输卵管会有所皱缩。

这么看来，子宫好比落叶树，如橡树或枫树，而子宫内膜则像树叶。天气转暖，日光和煦，树木苏醒，叶子萌发。树干、树枝以及叶脉如同身体中的血管，只不过树枝中运输的是水分，而非血液。这种结构的类比并非巧合。圣水，圣血，本为一物，开枝散叶可以将树干中心的液体以最有效的液压方式泵到各个叶端。得到营养的树叶发芽、展开，长得肥厚，颜色渐深。树叶是光合作用的工厂，将阳光转换成可用的能量。这些能量使得树木产出种子和果实，橡子便是萌芽状态的小树。保持树叶生长很费成本——树必须向叶子输送水分、氮、钾等来自土壤的营养物质——叶子报恩的方式是将阳光变为黄金。子宫内膜的新陈代谢成本也很高，但同样产值不小。子宫内膜可以供养胚胎。不管是树，还是子宫内膜，投入的成本都只在特定的时候才有回报。树木操心展开树叶的时间是在春夏，其时阳光充裕，水没有冻结，土壤也松软，蕴含营养。那时，也只有在那时，树叶才能用丰厚的利息去偿还债务。对子宫来说，值得投入的时机便是成熟卵子遇到如意郎君之时。有趣的是，树叶在秋天凋落，子宫内膜也会在休耕期末死亡。树枝尖端的颗粒收缩，阻断水分，杀死了依附的树叶。

但是，子宫内膜周期性死亡不能解释经血的存在。非要见红才能节约成本吗？在斯特拉斯曼看来，流血是不相干的。流出的血液，是需要高度血管化的组织死亡的产物。如果你要损失掉这些组织，就必须得淌点血。普罗费认为那些花哨的螺旋动脉是月经适应进化的证据。是它们毁掉了子宫内膜，因而引起流血的吗？斯特拉斯曼说，螺旋动脉是为了胎盘而存在的。有胎盘，则需要螺旋动脉；来月经，则不需要它们。胎盘是个尤物，却也是个吸血鬼。胎盘需要血，螺旋动脉会为其提供血液。每个月，螺旋动脉在子宫内膜间伸出缭绕的触手；如果有胎盘生长，它们就运送血液。子宫内膜死亡，也会带走螺旋动脉尖端的血管，那些血淋淋的指尖。巧的是，很多其他哺乳动物子宫内的血管结构简单得多，并且这些哺乳动物不会流经血或很少流经血。有螺旋动脉的物种——人类以及其他某些灵长类动物——流的经血量也最大。斯特拉斯曼说，这属于结构问题，类似于管道工程，而非防御工事。我们可以重吸收和重利用这些组织和血液；这当然非常节约，是对环保理念的首肯。我们确实会做一定的重吸收。但子宫相对人体来说很大，我们不能简单将其收回。子宫相对身体比例较大的其他灵长类动物也做不到，通常来说，它们和我们是亲姐妹。

那么，关于女性神奇又乏味的一面，每个月的喷涌，一生中要抛洒的近40升的血液，该如何去下结论呢？我们该相信谁的观点呢：是普罗费、斯特拉斯曼、那些妇科学家，还是你自己，如果你有自己的见解的话？实际上，我们大概无须选择。如果说在观察生物现象时我有所获得，那体会便是：活着的生物身体中一切都不是独立运作的。大自然的节约之道首先在于最大化利用，我们可以把这个过程称为多重适应（pleoaptation），是一个器官或系统为适应多种功能做出的改变。比如，人体中最大的腺体——肝脏，承担着500多项任务，包括处理葡萄糖、蛋白质、脂肪和人体所需的其他化合物，制造红细胞的灵魂——血红蛋白，以及代谢我们喝红酒、吃蔬菜时所摄入的天然纤维毒素。我们能够说肝脏真的只是顺便为其他器官服务的吗？不能。先不管肝脏原型——上亿年前肝脏以原始形态最初出现在无脊椎动物身上——需要解决的问题，此后，肝脏承担了多种其他职责，成为泛功能化的代表。同样，我们出汗是为了不让体温过高，但我们焦虑或吃辛辣食物时也会出汗，因为汗水可以将应激激素和咖喱等毒素排出体外。乳腺是特化的汗腺，会分泌对新生儿具有特殊意义的"汗液"。

那么，月经或许属于多重适应。它高效节能且有保护作用。

我们可以随心所欲地去评价这些品质，所以就让我们来赞美吧。高效节能是为大局着想，保护作用则是为了我们自身。想想流血这件事，以及月经是高度血管化子宫的副产品这一理论。为什么要有这么多血管，这些螺旋动脉呢？因为螺旋动脉支持着一个吸血鬼般的大胎盘。胎盘必须得大且有营养，因为它要支持胎儿大脑的生长。脑组织是永不满足的。脑组织比其他身体组织的维护成本要高10倍。孕期的最后3个月中，胎儿脑部发育呈爆炸趋势，所需补给几乎占到脐带输送给胎儿所有能量的四分之三。难怪脐带这么粗，像一段长长的香肠，也难怪婴儿出生后，娩出肉乎乎的胎盘本身也是一件大事，值得被列为第三产程（第一产程是宫颈口扩张，第二产程是胎儿娩出）。婴儿的大脑必须消耗食物，而且消耗的是血液。

因此，可能只是因为人类聪明绝顶，所以我们会流经血。

啊，但这种说法侮辱了我们的牺牲：我们流血是为了让我们的儿子能够思考。当然也是为了让我们的女儿能够思考，但至少她们也会很快用自己的血液承担种族繁衍的代价。卡米拉·帕格利亚称，通过来月经，"人类的不完美，人类在大自然中基本生存所带来的负担都象征性地加在了女性的身上"。我们说的是另一个问题：女性扛起了人类大脑的负担，这个器官使得至少自由意志的幻觉、**逃离**大自然轮回的超脱感成为可能。尽管如此，培养人类认知的重担如此不公地落在女性身上，还是让人讨厌。

再看看月经抵抗病原体的问题。子宫像个战士，用流血来净化和剿敌。这种关于月经的解释自私、积极又带有情欲色彩，承认了人类的肉欲本质，因为人类的性活动远远超出了繁殖需求。在我们自我防御式的流血过程中，我们不是在保护我们的后代、配偶或整个种族；我们是在保护自己。

让我们也来保护其他人吧。当你的女儿、侄女或妹妹过来喊叫着"我来月经了!",带她出去吃杯冰激凌或者来块巧克力蛋糕,举起一杯牛奶来庆祝始于流血的新生活吧。

第六章

群体癫狂

失去子宫

如果说月经的终极目的尚不明确，好吧，神秘总是结伴出现，在希波克拉底用吸盘和角描述子宫的 2 000 年后，人们对子宫也依然没有定论。打个比方来说，子宫还在游荡，我们也将继续追寻它的足迹。比如，过去几年，科学家才搞清楚子宫内膜的生产能力。女性体内这颗上下颠倒的小小肌肉梨，是产能可嘉的制药实验室，证明了另一经典医学认知的错误。多年以来，人们以为子宫不过接受着生化信息，是身体其他部位内分泌活动的对象。人们认为子宫并不生产重要的化学物质，也不会自主发送分子信号。卵巢指示子宫内膜增厚，神奇般地，子宫内膜就厚了起来。受精卵让子宫内膜出点血，子宫内膜就会慷慨解囊。

　　但最近，子宫的身份发生了更新，它既是制造者，又是索取者。没错，它会回应来自卵巢和其他器官的类固醇激素，也会制造激素并释放到全身各处。它会制造蛋白质、糖和脂肪，这些都算在斯特拉斯曼对月经的新陈代谢成本的分析中。子宫会分泌前列腺素，对身体产生一系列影响。前列腺素尤其会促使平滑肌收缩。平滑肌是无横纹的肌肉。附着在骨架上的肌肉，如胳膊、腿、脸和阴道肌肉，都是横纹肌，由结实的束状肌纤维组成；横纹肌受控并可以主动绷紧。身体内部器官周围的肌肉是平滑肌，它们不管是初看还是在显微镜下都是平滑的，同时也很"滑头"——它们不受人的意识控制。（心肌是这两种情况的例外；无论有没有收到指令，作为横纹肌的心肌都会快乐地保持跳动。）子宫的肌肉是典型的平滑肌。除非你做瑜伽时能够遁入身心合一的超然状态，否则你是无法让自己的子宫听从指令的——而前列腺素却可以。子宫产出前列腺素的过程部分属于自分泌，也就是子宫分泌的产物作用于自身，导致子宫收缩。子宫分泌前列腺素，目的是在经期引起肌肉收缩以排出蜕膜，我们所熟悉的痛经正是由此引发的。子宫在生产时分泌前列腺素，可以扩张子宫颈，将婴儿推出体外。子宫前列腺素并不独善其身，它也会兼济其他平滑肌组织。它会影响血管壁，改善血管紧张，防止血管硬化，减少高血压和心脏病的发生。

子宫的事迹还有很多。子宫会制造药物，要是在其他环境下这些药物算是非法的。它会合成和分泌 β - 内啡肽和强啡肽，这两种化学物质都是身体自然分泌的镇静剂，化学成分类似于吗啡和海洛因。它会制造内源性大麻素，一种与大麻中活性成分几乎完全一样的分子。不久之前，这些化合物都被认为是中枢神经系统——大脑和脊髓——的专属产物。我们对天然镇静剂和天然大麻的了解来自研究植物中同类物质对大脑的影响。有时大脑需要它们缓解疼痛或提供愉悦，所以这些化合物被认为是大脑的内源性产物。现在看来大脑也会使用难登大雅之堂的止痛剂。子宫分泌的镇静剂的剂量至少不逊于神经组织，而且其分泌的大麻量也比其他器官多出10 倍。我们尚不知晓原因，但也很容易推想。孕妇一定会毫不含糊地告诉你源源不断的天然止痛剂的作用。子宫若想大显身手，它至少能在生长时提供一定的舒适。或许它分泌镇静剂和大麻素是为了自己在膨胀时不太痛。或许胎儿才是子宫药典的预期受益人。毕竟，在肚子里挺不容易的。

但止痛就算是部分原因，也不能解释一切。很可能子宫分泌的镇静剂和类似物质影响了身体其他系统的结构和功能，也影响了子宫中遍布的血管。大麻素似乎也控制着子宫内膜和胚胎的相互影响。在胚胎附着于子宫内膜的位置，子宫制造出适量的大麻类化合物。胚胎表面有大麻类分子的受体。当几天大的胚胎准备将自己固定在子宫中时，它会移动到指定的着床位置，真正被钩住后，胚胎的受体会攫住大麻素分子。胚胎时而进犯子宫壁，时而制造胎盘，让其为自己提供 9 个月的吃喝。这时候的囊胚还没有发育出大脑。大麻素在此并非用于影响精神；将大麻素当作信号分子使用算是分子层面的多重适应，纯属意外。然而这是个美丽的意外。大麻素为胚胎提供的硬通货，如同大麻带来的神秘幻象：耳聪目明，醍醐灌顶。

其实，我们对于子宫孜孜不倦分泌的各种镇静剂、化学物质、激素和激素前体（hormone precursor）可谓孤陋寡闻。我们既不知道分泌物对于生殖之外的健康和幸福有多重要，也不知道分泌能力在绝经后是否会继续发挥作用。当子宫内膜不再潮起潮落，子宫的分泌是否会陷入寂静？有专家认同，也有专家质疑，最后大家都表示"不知道"。我们应虚心接受这一事实——20 世纪 90 年代后期科学家发现了子宫中大麻素的惊人浓度。反过来，我们应怀有谦卑的心态，提高警觉，除非是极端情况，否则千万不要摘除子宫。

子宫切除术是最古老的外科手术之一。第一台有记录的子宫切除术发生在公元100年左右的罗马，由希腊医生阿奇格涅斯（Archigenes）执行。如今这属于常规手术，与根管治疗术或白内障摘除术差不多。每年美国接受子宫切除术的女性至少有56万。这个数字大得让人想想就觉得疼。可以算出，每天的每分钟，都有一位女性的子宫被剜出，有时是经腹手术，像霍普·菲利浦斯做的那种；有时是将腹腔镜伸入阴道或插进腹部的一道小口子中。尽管过去二三十年子宫切除术引起了众怒，但每年做手术的人数却变化不大。20世纪80年代早期，可能因为女性健康运动的兴起，数字有过下降，但此后数字没有太大变化。美国有些地区对此更能接受。南方的手术率最高，并且农村地区的手术率比大城市更高。无论地理情况如何，美国的子宫切除术数量都处于世界领先地位，手术量是欧洲国家和发展中国家的2～6倍。只有澳大利亚和日本在这种手术方面的数量可与美国持平。

做子宫切除术的原因，或"解释"，有很多。只有约10%的手术是为了治疗威胁生命的疾病，比如宫颈癌或子宫癌。其他都是为了治疗所谓的"良性病变"，只是患病女性可能会觉得是恶性的。手术最常见的促成原因是纤维瘤，就像霍普的情况；纤维瘤占子宫切除术原因的近40%。其他的典型原因包括子宫内膜异位症，即内膜组织碎片从子宫内脱落并长在了不应该生长的地方，比如在子宫外或输卵管周围；不明原因的大出血；不明原因的盆腔疼痛和垂坠感，或子宫脱垂，即子宫陷入阴道中。40多岁是子宫容易出问题的年龄。那时女性的月经周期开始变得不规律，流血量比以往更多，纤维瘤开始像胚胎一样贪婪生长，而且那时女性的年纪已大到开始思考，去他的，我受够了生孩子或避孕，或许我根本就不需要这个血淋淋的袋子。熬到绝经期时子宫仍未摘除的女性，很有可能会在余生中都一直带着它。

　　子宫切除术的故事很长；看看提到的那些数字，它的历史当然不简单。很多书都写过这个话题，有些抨击了所谓的子宫切除术产业，有些向正在考虑手术的女性敞开心扉，提供了实用的建议。这个议题引发了愤怒的战火——或许不如堕胎话题那样影响广泛；没有人叫喊抓住凶手或高举挖出的子宫鲜血淋漓的图片，但人们还是对此大声疾呼，唇枪舌剑。如果仔细研究，你可能会像我曾经那样——惊讶吧——总结说，这件事没法轻易总结。没有面面俱到的概括，没法简单解释这种大手术变成常规手术的原因。找出个大魔头，一个仇视女性、想把她们全部开膛破肚的怪医，把罪都怪到他身上倒是很好，可是找不到这样的恶魔，无论在岩石下、沼泽里、父权制的法典中，还是主流医学的权杖周围，都没有这样的人物。

　　子宫切除术如此频繁地发生，部分原因在于子宫本身。我们已经提到，子宫极为多变。它会在怀孕时膨胀到滑稽的地步。子宫内膜在女性一生中会增厚变薄数百次。因此，子宫成了异常增生的花园——芜菁状的纤维瘤，蘑菇柄模样的息肉，粘连物，子宫内膜的碎片。没人知道是什么导致了纤维瘤，也没人知道如此多女性长纤维瘤的原因。饮食可能有一部分影响。我们的饮食中脂肪含量过高，脂肪会刺激过多雌激素分泌，而雌激素有助于纤维瘤生长。但那些瘦而健康的素食者也会长纤维瘤，所以脂肪对此的影响不是很大。有些女性生来容易长纤维瘤。她们的家族中多人患病，并且黑人女性比其他种族的女性更容易长纤维瘤。或许环境中的类雌激素化学物质也是部分因素。无论什么原因，子宫都容易受到自身环境的干扰，这一点是事实，与外界因素无关。另外，要么由于纤维瘤，要么由于绝经前的激素波动，很多女性在 40 多岁时经血量明显增多。中年的子宫常如洪水决堤，倒也是事实。

女性如何应对身体的紊乱和变化，是一个更为主观的问题。流了 25 年正常经血、40 岁后开始血崩的女性中，很少有人会意识到很多同龄人也在对付同样的泄洪问题，而绝经期的大出血实际上是常见现象。但是女性会想，太恶心了，我在失血，我要贫血了，一定是出了问题，救命啊！她们会向妇科医生求助，各种医疗方法都来一套，对别人的建议照单全收。如果她们生活在学究气浓厚的时髦都市，医生因为个人信念或害怕吃官司而不愿提供用力过猛的方案，她们得到的建议可能是，等着吧，吃点动物肝脏和补铁药片，很快会好。如果她们生活在尚未受到改革东风吹拂的美国中西部小镇，那么她们可能在第一位医生诊断后，就准备完全摘除子宫。做医生靠的是经验，而子宫切除术则是老郎中行医多年的拿手好戏。这种手术很好做，而且是治疗子宫出血过多最有把握的方式。"做子宫切除术的医生，日子过得真是惬意舒服。"《你不需要子宫切除术》（*You Don't Need a Hysterectomy*）一书的作者伊凡·施特劳斯（Ivan Strausz）如是说。他也是纽约的一位妇科医生，总是劝人尽量不做这种手术。"妇科医生并不总有思想动力去做正确的事。他们就这么得过且过，做着长期习惯的老一套。"

事实上，女性在任何时候去看医生，都会面临干预的风险。这让我们想到一个有意思的问题：为什么做子宫切除术的欧洲女性比美国女性少得多？没人对此做系统性的研究。有人想到的是社会文化方面的解释，认为这与人们对衰老的不同态度有关。对于美国人来说，给这片土地赋予新大陆的名号，与其说是个历史细节，不如说是一种永恒的指示。即使数量庞大的婴儿潮年代生人，除了让整容手术更容易被社会接受外，也没有为改善老一辈的形象做出过什么。大美人凯瑟琳·德纳芙凭着自己的漂亮脸蛋卖出的香水瓶数历史上没有女性能及，她曾对采访者说，变老在任何国家都是一件不容易的事，而对美国来说衰老是难以容忍的。如果一个美国中年女性被认为已经不行了且让人觉得有点难堪，我们就不能指望她身上哪个过于成熟的部分会得到多少尊重。

或许——还有一种更为有趣的可能性。子宫切除术教育资源服务中心（Hysterectomy Education Resource Services，简称 HERS）的创建者诺拉·科菲（Nora Coffey）属于最积极反对子宫切除术的那种人。她对我说，欧洲女性之所以能保留子宫，是因为她们喜欢我行我素。很简单，她们不像美国女性那样频繁看医生。她们把看病的愉快经历留给真正的疾病。美国女性哪怕健康时也会经常做保健，这是来自美国人关于健康的不安分思维定式。女性尤其习惯定期看医生，一年一度完成神圣的妇科体检。我们热衷于宫颈涂片检查，也热衷于骨盆触诊：该在的都还在吗？我们觉得这样是聪明的医学预防手段，但架不住医生在一旁跃跃欲试。他们总在挑毛病找预兆。他们要找出反常现象。一旦发现不正常，无论标准如何，他们都会向患者汇报。除了耐心观察，他们也提不出什么一次性解决问题的好办法，但这时已经太迟了：忧虑的种子已经发芽。女患者会担心，病情是不是在恶化？所以我才会腹痛、觉得累、身上不清爽？

得知病情后那种疑神疑鬼的后遗症我深有体会。有次我去做产前超声检查，看看胎儿有无异常。我被告知，我有几个纤维瘤。

我本能地感到恐惧，整个身体都慌乱起来。是种病吗？我问。纤维瘤大吗？它们会伤害孩子吗？会导致流产吗？

哦，不，不，不，产检医生保证说。只有两个纤维瘤，都很小，大概一两厘米长。它们都在子宫壁里。

哦，我说。那我要怎么办呢？

不用治，医生说。我们只是认为你应该知道这点。纤维瘤可能会在孕期长大，也可能不长。它们可能在产后长大，也可能不长。

如果它们长大了呢？

你可能摸得出来。它们可能会让你感到疼。也可能不会。不需要担心。我们只是认为你应该知道。

现在我知道我有纤维瘤。每当我感到下腹部一阵刺痛，脑袋里都会发出嗷嗷的叫喊。它们在长大！它们要占领子宫了！我想到霍普·菲利浦斯那黏稠的紫色纤维瘤在子宫里横行霸道的样子。我想到有记录以来最大的纤维瘤，那是1888年从一位女性身上摘除的大块头，重143磅。毫不意外，那位女性手术后很快去世了。但我的恐惧还不足以让我去称算纤维瘤的重量。我比欧洲人好点儿；我父亲是位科学家，也是基督徒。放弃基督教后，他依然保留着对医生的反感，而我也沿袭了他的恐惧。（但我不会很张扬地宣传我们安吉尔家的思想。当我父亲的背部出现一个可疑的黑痣时，开始他拒绝去看医生，后来痣长到硬币大才被诊断为恶性黑色素瘤并被切除——但已经太迟了。这个在早期本可以治愈的癌症扩散到我父亲的脑部。他在51岁死于癌转移。）

事实上，很可能欧洲的女性都错了。宾夕法尼亚州立大学医学院的乔安娜·M.凯恩（Joanna M. Cain）医生认为，欧洲女性在条件允许的情况下，应该更多地选择做子宫切除术。情况会不会是欧洲的手术率太低，而不是美国的手术率过高？她说，谴责子宫切除术，哀叹高手术率，声称女性被贪婪的庸医误导，是很容易的事。但对女性而言，无知轻信难道不可耻吗？凯恩说，如果一位女性多年来忍受着痛苦和不适，一直在生病、出血，肚脐和胯部之间的6英寸肿物在消耗着她的身体，她去看医生，医生却说，哦，不，你一定不能切除子宫，你无论什么情况都不能做子宫切除术。"我们还没有足够承认女性的疼痛，"凯恩说，"我们低估了疼痛，我们轻视了疼痛，我们并没有尽力医治疼痛。"

女性厌烦别人喋喋不休的鼓动。我采访过很多聪明的女性，她们都自己查询过相关资料。她们思想开明，孜孜不倦地了解能找到的关于子宫切除术的所有资料。她们清楚自己仅有的选择，大部分人在选择子宫切除术之前也尝试过其他手术。她们讨厌关于子宫的自圆其说。她们埋怨自己生来体弱，也因自己的决定而羞愧。她们宣称，反对子宫切除术的狂热是还原论和偶像崇拜的又一例证，证明世人在用至高圣洁的子宫定义女性。她们说，反对子宫切除术是散发腐臭的家长专制，而如果这种观点出自女性姐妹之口就更糟了。她们说，如果女性做了阑尾切除术，她会因为不尊重自己的阑尾而受到指责吗？

很多女性说自己摘除子宫后身体前所未有地好。她们感觉更轻盈，更自由——子宫曾将她们禁锢，现在她们终于可以移步。如今她们希望别人不用重复她们经历的漫长痛苦。她们想要消灭附加在子宫切除术上的耻辱感。在报道的过程，我一次又一次地听到类似"我后悔的是自己没有早点做手术！"这样的说法。

我们回到选择的话题上，讲讲那些精彩的选择。生活在一个崇尚"选择"的社会难道不是很棒的事吗？女性应当可以选择做子宫切除术并且无须感到愧疚或受到鄙视。这种话很容易说出口，也很容易让人赞同。但同时，只有当随选择而来的一切风险、优点和备选项清楚地摆在面前，决策者自由地知晓时，选择才有意义。头脑这样清醒的状态，并非人人都能获得，而我们说的是每年必须让 50 万人明白这一点。比方说，我们回到纤维瘤的问题。大都市里的医生一般都会向有纤维瘤而无症状的女患者保证，什么也不用做，大家都长这玩意儿，绝经后纤维瘤会缩小，如此之类，这些也都是大实话。但如果女患者会排出大量血块，或者极为疼痛，那么这种纤维瘤一定要医治，这时候哪怕最从容的医生也可能会给出馊主意。打算生孩子的女性会被建议做子宫肌瘤切除术，单单摘除纤维瘤。但对于超过生育期或没有生育欲望的女性，子宫肌瘤切除术这个选项像骷髅旗一样令人望而生畏。女患者会被告知，子宫肌瘤切除术比子宫切除术风险更高，会出血更多，术后并发症和感染的概率也更高。我采访了几十位 40 多岁和 50 岁出头的女性，她们都想找办法治疗纤维瘤，得到的答案都是子宫切除术，没商量。要是她们问起子宫肌瘤切除术，会遭到医生的强烈反对。但子宫肌瘤切除术真如传说中那样血腥危险吗？在很多情况下，让女性备受折磨的纤维瘤可以通过宫腔镜摘除，将一根像潜望镜那样的管子探入阴道，进入子宫。医生在宫腔镜里插入一种工具，剥掉恼人的肿瘤，一点点切掉，最后只剩下外面的壳。这种宫腔镜子宫肌瘤切除术可以在医生的办公室里操作，甚至不算真正的手术，更谈不上恐怖血腥。但很少有女性知道这种选项，原因之一是它对熟练度要求很高，并非所有的妇科医生都能掌握这样的技术。如果你的医生没有宫腔镜子宫肌瘤切除术的经验，那你需要换医生；因为这是击垮有症状的子宫肌瘤的最佳方案。

即使纤维瘤无法通过宫腔镜取出，也可以做经腹手术，切开子宫，摘除纤维瘤，再将子宫缝合。我们现在所说的是大手术，但如果你查阅过医学文献，会发现这种经腹子宫肌瘤切除术在失血量、术后并发症和感染以及恢复时间等各方面都比子宫切除术有优势。我观察过布林莫尔医院的迈克尔·托夫医生做的一场经腹肌瘤剥除术。托夫医生专攻这种操作，手术做得非常干净。女患者失掉了可能二三十毫升的血量，比她做几次血常规失掉的血还少。这位女士以及我所采访的其他几位做过类似手术的患者，两三周后便已恢复，她们感到如释重负，宛若新生——同做过子宫切除术的女性感受一样。

但医生总能反驳说，你现在或许没事，但要记住，**纤维瘤还会再长的**。到时候你怎么办，留住子宫的女士？你要再做一次切除术吗？还是最终接受子宫切除术？事实上，尽管长过纤维瘤的女性确实更容易频繁长纤维瘤，但大部分肿瘤不会造成什么麻烦，因此，即使做完切除术后又长出新的纤维瘤，也没关系，不过是跟大多数纤维瘤一样罢了。上个纤维瘤让你痛苦，不代表下个纤维瘤也会让你受罪。然而，大众已经接受的观念很难被粉碎，子宫肌瘤切除术危险和无用的传言不断左右着医生的态度，继而影响他们给予患者的建议。是啊，女性应该有"选择"，包括子宫切除术，但选项清单上的最佳条目若被删除，又何来明智之选呢。

为了捍卫自由选择权，我们需要更响亮的喉舌——当然，我们是为了自己而强调我们的身体和欲望的需求是什么，但同时也是向我们的医生强调的，让他们不要随便说出什么不负责任的建议。不管怎样，我们去看医生时还是常会言听计从。医生如同我们的父母，会轻易伤害到我们。医生绝不应该对患者说她们不再需要子宫，说子宫"只是个袋子，你还想留着干什么？"——女性需要啊。尽管近年来医生的临床诊察礼仪备受强调,但愚蠢而老套的说辞仍在漫天飞舞。一位女士向我描述了她与妇科医生之间的不愉快经历。她58岁,子宫脱垂陷入阴道。医生让她做子宫切除术。

我不想切除子宫,她说。我不想提前绝经。我还没准备好。没有替代方案吗?

提前绝经?医生带着难以置信的口气说。你都58岁了。你已过绝经期了。

信不信由你,她说,我现在还会来月经。

哦,我知道了,他回答说。那你还想怎样?因为这个获得奖章?

这位男医生真应该为自己那张嘴买份职业过失责任保险。女患者切除了子宫。现在她出现了其他问题。虽然不再有子宫脱垂的困扰,但她现在膀胱脱垂。我们至少要从她的不幸中学会一件事。如果医生在妇科会诊时说出什么愚蠢、冷血或过于轻描淡写的话,一定要换医生。别相信他或她会对你说什么金玉良言。还不如去看看情景喜剧或拳王阿里的比赛呢。

若想获得真正的知情选择,我们必须获得信息。而有些信息目前还无法获得,如我们所知,子宫仍在等待被探索了解。现在已知的很多信息仍要花工夫去收集、消化且对它们的理解因人而异。女性必须了解自己的性欲和情感需求。例如,如果性生活对她很重要,她的性高潮深入而活跃,那么她应该不遗余力地争取保留子宫。我们受到的教育是,阴蒂是女性性行为的核心,其实子宫与宫颈的收缩才为高潮赋予了震中。女性应该知道,无论做多少心理建设,子宫切除术的某些后果都是无法预测的。她们可能会决定做个"保守"手术,摘除子宫,保留卵巢。她们以为,保留卵巢便可以让自己的生化状态保持稳定，她们的心脏、骨头和大脑不会因卵巢激素的突然停止而受到伤害。不幸的是，并没有这样的保证；情况是，在三分之一的情况下，卵巢无法从切除子宫造成的创伤中恢复过来，也就是说，卵巢虽存于体内，却变得萎靡。另外，即使保留卵巢，摘除子宫也会切断前列腺素的部分来源，而前列腺素具有保护血管的作用，因此患者的高血压和心脏病风险可能会增高。

切除子宫的后果可能很糟，可能很好，也可能不好不坏，而大量的女性都要去见证某种可能性。有些女性说摘除子宫后她们变得抑郁而疲劳，再也回不到原来的状态。有些女性说自己对子女的感情淡化了，好像随着子宫的消失，子宫曾经镌刻的对子女的印记也一同被抹去了。也有女性术后感觉很好，后悔没早做手术。还有女性说她们不会去赞美这种手术，但她们别无选择，幸好身体无碍。来自洛杉矶的贝丝·蒂娜在互联网上建立了一个叫作"子宫不再"（Sans Uteri）的互助小组，为做过子宫切除术或正在考虑切除子宫的女性提供帮助。这个小组不做是非评判，没有支持或反对的姿态。蒂娜从 17 岁起就饱受子宫内膜异位症的痛苦，25 岁时她切除了子宫。她不后悔做了手术。之后她再也没痛过。但她准备接受年轻时就失去子宫和卵巢可能引发的其他问题。有些女性在摘除子宫后学会坚强面对人生，也学会恢复性生活。琳恩·莎朗·施瓦茨（Lynne Sharon Schwartz）在她的小说《你要有个新身体啦！》（"So You're Going to Have a New Body!"）中辛辣又令人动容地写到自己做子宫切除术的经历。她写到自己术后尝试重建人生的一些心血来潮的计划，包括甩掉乏味的男妇科医生，与一位可靠又圆滑的老男人短暂相恋，以比以往更快的速度绕中央公园的人工湖跑步，等等。手术一年后，她觉得好多了，她喜欢自己的新身体："如果不能平心静气，至少，要带着宽容的心态接受自己身体内的空虚。"不过，她还怀着某种"等待的无力感"，仿佛一个在悬崖边缘徘徊过久的女人。她到底在等待什么，她也不知道。

在切除子宫 18 个月后，霍普·菲利浦斯感觉还可以——不算特别高兴，就还行。她庆幸自己做的是子宫切除术而非子宫肌瘤切除术，仅仅因为她非常惧怕做手术，不希望还有后续。术后她的腹部肌肉非常松弛，后来在非洲出差的三个月中，坐在全地形越野车中沿土路长时间颠簸，她几乎无法坐直，背部一度出了问题。回到家后，她开始积极锻炼，腹部的疼痛和麻木感才逐渐消失。失去子宫没有影响她的性生活。她与之前约会的那位男士的感情在她术后度过了危险期，她也差不多和他母亲成了朋友，至少在那位男士的印象中有过这样的时刻。他们在 1997 年结了婚，我指的是那种正式的结婚，他们在加州和津巴布韦分别办了一场婚礼。霍普·菲利浦斯现在对出差又驾轻就熟起来，她的行李箱里装的都是本该装的东西——对于她这么一位有经验的差旅人来说，实际上什么也用不着装。

第七章

循环论证

乳房的故事

南茜·伯利（Nancy Burley）是生物学教授，在加州大学尔湾分校研究进化论。她可以用鸟营造出万圣节的氛围。她会打扮雄性斑胸草雀。普通的草雀很美丽，红红的喙，橙色的颊，胸上是斑马状条纹，翅膀下是橙色斑点，眼睛周围有黑白竖条纹，像哑剧演员的眼妆。不过斑胸草雀不像有些鸟那样拥有羽冠。因此伯利要给雄斑胸草雀一个羽冠。她要给它的头戴上一顶白色羽毛做的高帽，把它变成小鸟大厨。或者给它戴一顶红白相间的高帽子。斑胸草雀的腿是常见的淡灰褐色，于是她给它戴上明晃晃的脚环，有红、黄、淡紫或灰蓝色。通过改变它外观上的重要部分——它的草雀味儿，伯利改变了它的一生。在伯利做的一系列精彩又有趣的重要实验中，雌斑胸草雀对不同的衣饰表达了自己的看法。它们喜欢白色厨师帽，会争相与衣品优秀的雄性交配。斑胸草雀一般会成双成对，共同度过对雏鸟的看护期，但如果雌鸟选择的对象是白帽雄鸟，雌鸟会心甘情愿地加班照顾雏鸟，让雄鸟偷懒——但雄鸟利用空出的时间不是去偷懒，而是去偷情。无知的雌鸟尝到了以貌取鸟的代价。

如果给雄鸟带上红色高帽，雌鸟会不屑一顾。这家伙不是什么宝贝：姐妹们，你们谁想要谁带走。如果红帽雄鸟找到了伴侣，它会尽责照顾后代，没时间经营婚外情，不过也确实因为没人看得上它。

　　腿饰的效果正好相反。雄鸟戴上白色脚环后，魅力顿失；戴上红色脚环，就成了情场高手。

　　斑胸草雀对白帽子和红袜子的喜爱毫无缘由。我们不能因为伯利的服装实验就总结说，啊，没错，雌鸟认为白色羽冠代表雄鸟会是个好爸爸，或者雄鸟的基因很强大，因此很抢手。很难说斑胸草雀有什么强大的基因，因为它本来连羽冠都没有。但意外的实验结果证明了选择雄性配偶时的"感官尽用理论"（sensory exploitation theory）。按照这种理论，白帽子利用的是斑胸草雀大脑中的神经生理学过程，这一过程原本有其他的未知作用，但很容易被激发和挪作他用。白帽子刺激了现有的神经路径，引诱了雌鸟；雌鸟不明就里，但知道自己心之所向。女性能理解那种冲动，理解美的东西所产生的诱惑力。"人类复杂的审美标准的合理性是自证的，"伯利说，"我们欣赏印象派绘画的能力不能被称为功能。在我看来，我们在斑胸草雀身上看到的也是这种能力。它们的选择出于审美，而非实用。它们与实际作用毫无关系。"

　　无论如何，这个证据表明，如果哪天雄斑胸草雀变异，生出一缕白毛，那么这个变异特征会迅速传开，假以时日，或许这个特征会强化，直到雄鸟长出与伯利的饰品一样的白帽子。若此假说成立，无疑未来会有研究者认为斑胸草雀的白帽子代表了它们的拼搏精神，并对这一特征的认识论加以猜想。

　　我认为，女性的乳房好似伯利的白帽子。乳房漂亮，张扬，令人难以抗拒。但乳房因人而异，它们的意义比我们认为的小得多。这是一种逆向思维。进化理论学家为乳房的存在提出过很多解释，通常赋予其象征或功能性的价值，说乳房是信号，向男性传达着潜在配偶的信息。乳房的进化学价值摆在眼前，呼之欲出，我们怎么好不承认呢。"没有什么问题能像女性乳房的进化起源和生理功能那样，成为没有多少事实依据的一大堆猜测的焦点。"生物学家卡罗琳·庞德（Caroline Pond）写道。乳房的故事听上去真实有力，而且可能有事实基础，因为我们总在寻求意义；这是人之为人的特权。女演员海伦·米伦在电影《幸运儿》（*O Lucky Man*）中说："所有宗教都一样真实。"

但我还是会说，乳房的存在本质上纯属意外。它们利用了感官差异。它们不能代表女性生来的健康、品质或生殖力。它们只是饰品。如果我们有办法增大和展现乳房，使它们突出得极不自然，跟芭比娃娃可笑的大脑袋似的，那我们的行为跟乳房别无二致，即吸引毫无功能但渴望消遣的非理性审美。理想的乳房总归是不真实的乳房。女性的乳房欣然接受衣饰与幻想。只要女性愿意，它们可以黯然失色，也可以夺人眼球，它们的质感一望即知：柔软，有弹性，似可把玩的黏土。其实乳房很滑稽，如果我们认真看待它们，可能会更觉其可笑。

人类乳房最明显的特点在于，人类乳房与灵长目所有其他物种的乳房都不同。雌性类人猿或猴子的乳房只在哺乳期肿胀，而且通常特征不太明显，在体毛的遮掩下很难看见。母亲在后代断奶后，胸部会恢复平坦。只有人类的乳房会在初次怀孕前萌动，即在青春期发育，也只有人类的乳房会在此后一生中保持充盈状态。事实上，孕期和哺乳期女性的乳房膨胀与青春期的乳房发育不同，而是以一个更统一的方式：小胸女性的乳房在孕期必然会长大，这点同大胸女性一样，因此短期的变大在小胸女性身上尤为明显。对于所有女性来说，胸部变大是由于输乳管和乳腺小叶（泌乳器官）的细胞发生增殖和膨胀，血流量增加，水分潴留，以及奶水的产生。小胸女性产生乳汁的组织数量与大胸女性相同——非泌乳期的泌乳组织大约有一茶匙——泌乳时，也会制造同样多的乳汁。考虑到泌乳的功能本质，选择压力要求乳房遵照相当标准化的行为规则。

乳房在审美方面的增大则是另一回事。这里指的是构成乳房的脂肪和结缔组织的发育。脂肪组织形成的纤维网没有细胞层面的功能限制，可以紧跟审美潮流，充分利用性别优势。乳房不花主人多少代价，就可以大到引人注目，或者大到一定程度。在菲利普·罗斯（Philip Roth）的小说《萨巴斯剧院》（*Sabbath's Theater*）中，半吊子的污水管修理工米奇·萨巴斯和精神病院的一位小胸病人之间发生了如下对话：

> "奶子。我懂奶子。我从 13 岁起就开始研究奶子了。我认为人体没有哪个器官或部位能像女人的奶子那样大小不一。"
>
> "**我懂**，"玛德琳回答说，突然很高兴地笑起来，"为什么呢？为什么上帝让乳房有这么多不同尺寸？这难道不厉害吗？有些女人的乳房是我的 10 倍大。甚至更大。是吧？"
>
> "真是这样。"
>
> "大家喜欢大鼻子，"她说，"我鼻子小。但有人鼻子是我的 10 倍吗？最多四五倍吧。我不懂上帝为什么这样对女人……"

"但我认为大小跟产奶量没关系，"玛德琳说，"产奶量不能解释乳房**为什么**会有不同大小。"

　　正如疯女人玛德琳所说，审美层面的乳房体量变化非常大，不能被看作哺乳动物的乳腺，不是生理结构的必要器官。相反，审美层面的乳房是非功能性的，甚至是反功能的，因此才会让我们觉得如此美丽。实用的东西反倒对我们没有诱惑力。我们理解实用物品的价值，但我们很少觉得它们美丽。非哺乳期女性的巨大乳房具有极大的内在而非理性的吸引力，几乎对其自身造成了妨碍。我们喜欢乳房的半球形，这和其乳腺扮演的角色没有关系，很多时候我们甚至无视这种角色。我们爱它爱到看到一个正在哺乳的女性都会感到恶心。然而在公共场合暴露乳房不会令我们不舒服，因为我们接受大尺度的低胸服装，并愿意走向它们，盯着它们看。也不能说乳房提醒着我们的动物天性，因为我们在公共场合可以大吃大喝，也可以给婴儿嘴里塞进食物——或者瓶装母乳——同时不会因为这种明显的身体需要而引起观者不适。相反，倒是哺乳这种将美感和实用集于一身的场面让我们不安和生气。当我们觉得哺乳的母亲形象漂亮迷人时，我们否定了印象中乳房的美感一面，而关注在母婴情感、人类乳汁的神奇特性或童年回忆的温暖爱意上。母亲的乳房给予我们抚慰，令我们安睡。而美感的乳房时时撩拨着我们的感官，我们睁眼便能在广告牌、杂志等各处见到它们。这两种概念上的乳房在不同层面施展着魅力。一方面是人类对母亲和乳房古老而合理的热爱。（莎拉·布莱弗·赫迪写道："意为乳房的拉丁词 mammae，来自凄切的哭喊声'妈妈'，世界各地不同语系的小孩都自发地喊出同样的声音，这个声音往往表达出明确而急切的信息，'给我吃奶'。）另一方面对人类而言更新更具体，也更聒噪，更没有缘由。作为人类专有的特点，审美性的人类乳房端起了架子，以圣洁自居。

由于乳房的诱人姿态在美国随处可见，势不可当，因此美国人被认为对乳房有罕见甚至病态的迷恋。在其他文化中，包括在非洲和亚洲的部分地区，乳房是乏味无趣的。"我在中国的研究表明，乳房在中国远不如在美国文化中那样具有性感特质，"著有《灵活的身体》（*Flexible Bodies*）一书的文化史学者埃米莉·马丁对我说，"女性的衣裙或内衣都没有特别去隐藏或暴露乳房。很多村庄里，坐在太阳下的女人敞开胸部，这场景与色情挑逗丝毫无关。"虽然不同国家在不同时代对乳房的痴迷程度各不相同，但这种痴迷都感人地持久，并且这种痴迷不仅限于男性，也不严格限于性场景。"人人都爱乳房，"《衣服之下》（*Seeing Through Clothes*）的作者安妮·霍兰德（Anne Hollander）告诉我，"婴儿爱乳房，男人爱乳房，女人也爱乳房。全世界都知道乳房是快乐的发动机。它们是人类的伟大财富，你无法摆脱它们。"14 世纪的女性挣脱基督教时代松垮打褶的衣服后，所做的第一件事便是彰显自己的胸部。男人裁短衣服露出腿，女人则开低领口收紧胸部。她们把胸部高高地堆起来。她们钻进束身内衣，塞入松垮的乳房，把它们塑成两个坚挺、突出的球体。"乳房作为时尚噱头准不会出错，"霍兰德说，"它们或曾短暂地不被强调，像 16 世纪和 20 世纪 20 年代的'太妹时代'流行过平胸和粗腰。但乳房总会回归时尚，因为我们对乳房爱得深沉。"

我们所爱的不是乳房本身，而是幻想中的乳房，是毫无实用价值的审美层面的乳房。最近有一场柬埔寨雕塑展，展品从 6 世纪跨越到 15 世纪，我注意到其中大部分女性神像的乳房仿佛出自现代整容医生之手：大，圆，挺。特洛伊的海伦据说拥有完美无瑕的乳房，她的乳房弧度可以做高脚酒杯的模具，如埃兹拉·庞德在《诗章》第 120 首中告诉我们的："治国之道来自管子／而佩特拉白金制成的酒杯／却源于海伦的乳房。"在古印度、中国西藏、克里特岛以及其他地区的艺术作品中，杯盏总是盛满美酒，女人也总是长着完美的乳房，那种不受重力束缚的乳房——我在使用健身中心更衣室的多年里未曾见过。我在女性身上见过如面孔般多样的乳房：管形的乳房，泪滴状的乳房，下垂的乳房，坚挺的乳房，乳头和乳晕深重的乳房，乳头小而色浅的乳房。我们错误地将乳房下垂与年老联系在一起，实际上女人任何年纪都可能出现乳房下垂；有些女性的乳房从一开始就是低垂型的。因此，高耸坚挺的理想化乳房肯定不完全代表了年轻。

我们不知道为什么乳房的尺寸会如此之多，也不知道究竟是什么控制着乳房的生长，尤其是什么控制着给予人类乳房主体的脂肪组织。人类乳房作为哺乳动物的乳腺，遵循着标准的哺乳动物模式。乳腺是特化的汗腺，而乳汁则是极有营养的汗液。催乳素作为负责产奶的激素，在哺乳动物进化出来前就已存在，起初在鱼之类的早期脊椎动物身上用来保持水盐平衡——从本质上说，其作用是让鱼出汗。单孔目动物鸭嘴兽和针鼹，被认为是现存最原始的哺乳动物，它们的乳汁像汗水一样，只是从乳腺溢到母亲没有乳头的皮肤表面，然后被幼崽舔食。

乳腺组织发育得很早，始于胚胎的第四周。乳腺组织沿着两条平行的乳腺嵴生长，乳腺嵴是古代哺乳动物已具有的结构，从腋窝一直延续到腹股沟。男性和女性都有乳腺嵴，但只有女性会在后期受到足够的激素刺激，完成乳房的发育。如果我们是老鼠或猪，我们的乳腺嵴会发育出 8 个乳房，以满足一大窝崽儿的需要。像大象、奶牛、山羊和灵长类动物这样的哺乳动物，一次只产一两胎，只需要两个乳腺，因此大部分乳腺嵴在胚胎阶段便已退化。四足食草动物的乳房位于后半身，幼崽可以在母亲强壮的后腿和胸腔搭建的保护伞下吮吸乳汁。至少有一种原始灵长类动物——猴，其双乳也位于母亲身躯的后半部分。但猴子、猿类和人类会抱着自己的孩子，或者将孩子牢牢抓在自己胸前（好在树木间穿行），其乳头则离腋窝很近。

但是我们潜在的乳房并没有彻底抛弃我们。乳腺嵴提醒着我们皮下的传承：乳腺组织比大多数人认为的分布更广，从锁骨到最下面的两根肋骨，从胸骨中间到腋窝后面。有些人的乳腺嵴上会多长出乳头或整个乳房。《纽约时报》杂志的一位作家回忆起自己销售女士内衣的岁月，写到一位顾客想买适合自己特殊身材的内衣。女顾客向女作家珍妮佛·杜马袒露了胸部。原来这位女士如当代的狩猎女神阿耳忒弥斯——阿耳忒弥斯经常被描绘成具有多个乳房的形象，有三个同等大小的乳房，两个标准的乳房在胸前各占一边，第三个乳房直接位于左乳下方。杜马找到一件完美的胸衣，类似于运动内衣，但更宽松，没有钢圈，有一根宽的松紧带环绕胸围。"我想起我也将这类内衣推荐给了近期做过乳房切除术的女性，"杜马写道，"这种内衣是为舒适而设计的，多点少点都可以装下。"

原始的乳腺组织始于胚胎形成期，乳房与其他身体部位的不同之处在于，乳房在青春期前一直保持着原始状态。除了子宫，没有其他器官会像青春期、孕期和哺乳期的乳房那样，在大小、形状和功能方面发生如此剧烈的变化。由于乳房时刻准备着在成年期不断改变自己的轮廓，每有新的一张嘴要吃奶，乳房便会膨胀继而缩瘪，因此很容易癌变。控制身体其他部位细胞生长的遗传机制在乳房这里却很松懈，给了恶性肿瘤可乘之机。

乳房的美感先于其腺体而显现。在青春期早期，大脑开始有规律地分泌刺激卵巢的激素。卵巢相应释放雌激素，雌激素促使身体在胸前部署"脂肪储备"。脂肪组织在结缔组织纤维构建的胶质网络中，从胸壁肌层一直延伸到胸部皮肤的底层。结缔组织可以不断伸展，在纤维结构中容纳身体派来的脂肪；结缔组织的韧性赋予了乳房弹力。美丽的乳房需要雌激素，但仅有雌激素是不够的；单凭激素无法解释乳房大小的多样性。胸部大的女性未必比小胸女性雌激素水平更高。只不过，大胸女性的乳房组织对雌激素的回应度更高，这种激素敏感性部分是由遗传决定的。在敏感度高的人身上，少量的雌激素便会塑造出壮观的胸部。对雌激素敏感的女性如果服用避孕药，可能会发现自己的内衣变小了，而对雌激素不敏感的女性吞下大量口服避孕药后仍会发现自己的胸围岿然不动。甚至有些孩子也会对雌激素极为敏感。优秀的医学作家伯顿·卢薛（Berton Roueche）讲述过一个 6 岁男孩乳房开始发育的故事。最终追踪到小男孩乳房肥大的源头是他吃的维生素片。原来是一台压制维生素和雌激素药片的冲压机引发的问题。"想想一分钟冲压机能把多少雌激素传到维生素药品里，"卢薛写道，"这产生了极为重大的影响。"男孩在停止服用维生素片后，乳房恢复了平坦，他的父母也舒了口气。

相反，睾酮等雄激素可以抑制乳房肥大。前面提到过，天生对雄激素不敏感的女性可能会长出非常大的乳房。睾丸分泌睾酮不足的男性可能会患有男性乳腺发育问题。没有睾酮控制乳房生长，男性身上少量的雌激素会趁机匆忙部署脂肪储备，再次证明男女之间的分界线很容易跨越——如同胎儿有双重发育方向的生殖嵴，也如同所有人身上的乳腺嵴那般容易翻越。但雄激素也不能完全解释女性乳房大小的差异原因。很多女性的睾酮水平相对较高，有明显上唇须、腋毛茂盛的女性很显然对身体中流窜的雄激素并非不敏感，尽管如此，她们的双峰还是很高耸。甲状腺激素、应激激素、胰岛素、生长激素——都参与了乳腺发育。总之，我们不清楚是什么造就了乳房的美貌。我们弄不到梅·韦斯特那种标准乳房的激素配方。如果说科幻电影能有什么提示的话，那就是在未来，平胸带来的伤感会一扫而光（整形医生可以为小胸女性量身定制胸型），就算我们的脑子没有变大，我们的胸部一定会变大。如今，非哺乳期的乳房平均重 2/3 磅，直径约 4 英寸，从胸壁到乳头距离有 2.5 英寸。平均的胸罩尺码是 36B，从约 90 年前发明了现代胸罩，一直如此。但在《星际迷航》等影视剧中，所有种族的所有女性，无论是人类、瓦肯星人、克林贡人，还是博格人，都不仅骁勇善战，还胸围傲人，C 罩杯以下都不会出镜。

雌激素也会刺激乳房精心制作产品，让乳腺组织很快分泌浓稠的甜"汗"。一系列柔韧的输乳管和乳腺叶开始穿梭于黏黏的脂肪和韧带中。每只乳房一般有 5～9 个产生乳汁的乳腺叶，每个乳腺叶都有自己单独的输乳管，用来将乳汁运送到乳头。乳腺叶再分成 20 多个乳腺小叶，看上去很像一串串小葡萄。乳腺叶和乳腺小叶均匀分布于胸部，所有输乳管都通往共同的目的地——乳头。输乳管在乳头会合，如同小蛇或藤蔓般盘曲，输乳管的直径也会扩大。泌乳的路线遵循水动力学模式，跟树木、叶脉或者人体的血管原理一样。乳腺叶和乳腺小叶如枝叶和果实，输乳管如枝干，从盘根错节的树干中茁壮延伸。不过，在树木或人体的脉管系统中，生命之液从最宽的管道输送到最细窄的血管或叶脉，乳汁则在每个细小的乳腺小叶中产生，被推入宽敞的管道中。输乳管贯穿乳头的皮肤，这些门户一般被乳头尖端的疣状褶皱遮掩，当女性哺乳时，乳头会突出，看上去像喷壶的壶嘴，每一个管孔都清晰可见，能明显地看出乳汁泌出。

输乳管和乳腺小叶直到女性怀孕才会发育成熟，这时它们会增多，变粗，分化。通常情况下，具有耳垢般黏稠质感的颗粒会堵住输乳管，此时它们会开始消失。乳腺小叶会长出腺泡。腺泡如奶农般管理着乳房。它们逐出挡道的脂肪，为自己腾出更多空间。乳房在泌乳期会尽力地增重。乳头周围的乳晕，如深色的靶心，在孕期也会发生明显的变化。乳晕颜色会变深，像是从乳房的小山丘上滑了下来，仿佛火山顶上的岩浆缓缓流下。

乳晕中分布着一套特化的汗腺，它们如小小的鸡皮疙瘩，叫作蒙哥马利腺。它们在哺乳期会增多，分泌润滑液，令哺乳过程得以忍受。断奶后，乳腺小叶会萎缩，输乳管退化，乳晕变小，脂肪或多或少恢复对乳房的占领。坚持母乳喂养的女性常会抱怨自己的乳房再也无法回到之前的弹性和饱满。脂肪很松弛，无法渗入曾被腺泡挤出的空间。乳房的光鲜外表只是短暂的。要论实用，还得靠输乳管和乳腺小叶。需要它们时，它们会回来，殚精竭虑地效劳。

只有几盎司重的乳房，在其他方面却有丰富的含义。玛丽莲·亚隆（Marilyn Yalom）在她的文化研究《乳房的历史》(*A History of the Breast*)中赞美道，乳房是一座公共信息亭，对所有的观点和奇怪想法都是开放的，而过去的认可很容易被今天的说教掩盖。女巫干瘪的乳房代表着欲望的代价。公元前1600年的米诺斯雕像展现的女祭司裸露的乳房传递着威严感，每只手臂上缠绕着蛇。蛇朝观看者伸出头，探出的舌头呼应着雕像凸出的乳头，仿佛在警告说，它们所守护的强大乳房既可以施与爱亦可以投放毒药。乳房如同胸罩，可收可放。很多文化都有多乳女神，代表着无限的力量。亚马孙文化也如此，神话中的女战士不与男性生活，为了怀孕，一年只与男性交往一次，她们会抚育女儿，却会杀死、遗弃儿子或使他们残废。亚马孙最有名的是其自残式的乳房切除术，她们甘愿切掉一只乳房来提高自己的箭术，以抵挡周围男性群体的征服。在男性看来，亚隆写道，"亚马孙人是怪兽，是一群非自然的悍妇扮演了男性战士的角色。她们失去的乳房塑造出可怕的不对称：一只乳房保留下来哺育女性后代，另一只被切掉，为的是与男性抗衡"。在女性看来，亚马孙人代表着一种初步的希冀，一种对未来的憧憬。"切除乳房，获得'男性'特征，表明神秘的亚马孙人希望获得双重性别，既做哺乳的女人，又做雄心勃勃的男人，将养育专施与女性，将战斗专对准男性。"18世纪的法国出现过柔和版的亚马孙人形象，那是一只乳房被衣服遮挡的自由女神，她的另一只乳房袒露，证明她对于自由事业的献身（或者至少表现出她对一时裸露的不以为意）。更近的现代，因治疗癌症而切除一只乳房的女性披上了亚马孙战士的斗篷，骄傲而愤怒地在杂志封面和广告中公开自己不对称的裸体。原是乳房的地方，现在只有一道斜切的伤疤，像箭袋或子弹带跨过胸膛，触目惊心，美丽中有愤怒在呐喊。

乳房好似牛身上的烙印，宣示着主权。在伦勃朗的名画《犹太新娘》（*The Jewish Bride*）中，其中的丈夫，应该是两人中年长的那位，右手放于新娘的左胸上，他用慈父般的权限宣称着对她的占有，新娘的一只手则抬起来摸着新郎那只游走的手——这到底是在表示她的谦恭、默许还是犹疑，我们无从得知，而这正是画作的精彩之处。在19世纪的美洲，有人拍摄到公开被拍卖的女性奴隶裸露的胸部，表明她们的地位同牲畜差不多。把比喻讲得明白些，就是乳房受到了毒打、折磨和残害。17世纪时，被指控使用巫术的女性经常被割掉双乳，然后被钉在木桩上烧死。安娜·帕彭海姆是一位巴伐利亚女性，她的父母是掘墓人和厕所清洁工。帕彭海姆被判为女巫，双乳不仅被割下，还被先后塞进她和她两个成年儿子的嘴里，这个嘲笑帕彭海姆母亲身份的刑罚实在荒唐。

早期的科学家也必须对乳房表明立场。18世纪时，具有传奇色彩的瑞典分类学家林奈向乳房表达了模糊的敬意，将一整类动物都以乳房命名：哺乳纲（Mammalia），意思是"有乳房的"，这个词是林奈的发明。隆达·席宾格记述过，林奈本可以从当时已知的哺乳动物共同特征中选择其他任何一项来命名。我们本可以被分类为披毛纲或者空耳纲（这一特征指的是哺乳动物中耳部位的三块小骨组成的听小骨结构），或者叫四心室纲（这个没有术语，大概也找不到合适的词）。尽管林奈同时代的一些人嘲笑他的命名，但我们和我们的胎生毛亲戚都被叫作了哺乳动物。当时是启蒙运动时期，林奈坚持表达自己的观点，于是乳房再次成了隐喻。动物学家承认人类也是动物，尽管这个概念在过去和后来都令人不适。人类若要与其他物种建立关系，需要确定分类单位。林奈选择的特征能凸显人类与动物间的关联，成为人类兽性的提喻。所有哺乳动物都有毛，而男人比女人毛发更多，因此"披毛纲"这个名字不行。耳朵的结构过于无趣，用耳朵给人类命名没有灵魂。但，乳房，既浪漫又铿锵有力，最妙的是，乳房与女性密不可分。在林奈使用"哺乳纲"一词的同一部书中，他还给人类起了"智人"的名字，Homo sapiens，有智慧的人类，这个分类将人类与所有其他物种区分开来。"因此，在林奈命名法中，一项女性特征（分泌乳汁的乳房）将人类与野兽联系了起来，而传统的男性特征（理性）则标志着人类与动物的区别。"席宾格写道。启蒙时期的思想者主张所有男性都享有公平和自然的权利，而当时的一些女性，包括玛丽·沃斯通克拉夫特和约翰·亚当斯的妻子阿比盖尔·亚当斯，力争说女性也应该得到应有的权利——比如选举权，或拥有财产以及与残暴配偶离婚的权利。启蒙时期的丈夫可以心平气和地保持微笑，但他们并未准备跨越这些有关权利的界限。由于动物学和分类学强化了女性的粗鄙感，理性的男性很容易将女性的权益问题拖延下去，声称直到女性的理性认识成熟起来方可讨论。（有趣的是，人类的乳汁常被描述为最纯净和脱俗的体液，是女性身上最脱离兽性的部分，我们在下一章将会讨论。）

19世纪时，有科学家仿效颅相学家利用头骨的做法，根据乳房将人种划分成不同级别。有些乳房更显公平。欧洲人的乳房被描画成立正姿势的半球——是文明又飒爽的乳房。非洲女性的乳房表现为松弛下垂的状态，很像山羊的乳房。废奴文学所刻画的女性奴隶有着高耸可爱的圆形乳房——她们黑色的乳房与女奴隶主束身衣支撑的挺拔胸部相对应。

林奈通过乳房将人类与其他哺乳动物绑定在一起，但人类的乳房，我们知道，是我们独有的。进化论学者也知道这一点，他们为人类乳房提出了一大串解释。如卡罗琳·庞德所说，没有什么证据能支持那些解释。我们完全不清楚乳房是在人类进化史的什么阶段开始晋级的。乳房不会变成化石。我们不知道它们是在人类脱掉体毛之前还是之后出现，何况我们也不知道人类何时——以及为何——脱去了体毛。但乳房是女性身体上非常显著的特征，科学家的目光一直锁定在乳房上，希望找到线索。他们对乳房深深感到困惑，这也理应如此。

男性没有乳房，但他们喜欢声张自己对乳房的所有权，乱摸他们的犹太新娘，觉得自己在乳房的创造过程中出过力。如果有很多进化理论认为乳房产生的目的是要与男性对话，我们也不必感到惊讶。迄今最有名的此类解释来自英国动物学家德斯蒙德·莫里斯，他在1967年写了一本反响不俗的《裸猿》(*The Naked Ape*)，在书中他提出一种极致的比喻，说乳房是对臀部的模仿。你或许多少听说过这个理论的其他版本。这样的说法无处不在。它像滚石乐队的音乐一样，余音绕梁。该理论形成之初，是基于一系列的猜想，第一个猜想是：为生养儿女，男女需要形成配对的关系——大多数人认为的婚姻关系。配对关系需要配偶间培养稳定的亲密感，这意味着性交时最好两人能面对面，而不是采用糊里糊涂的后入式，据说我们还未进化成人的祖先就是使用后入式姿势。为了能面对面，阴蒂发生了前移，使早期的女性有了正面性交的奖励机制。对男性来说，乳房的出现激励他们改进了自己的技巧，对曾经从后面渴求的部位进行了腹面的新探索。在之后的几本书中，莫里斯重复了这一理论，通过图片将大量女性臀部与乳房做了比较。

乳房看上去像屁股，这一点他大概说得没错，但谁又能说，不是圆圆的屁股在模仿乳房，或者，两者不是皆因内在的审美动机而竞相发育成如此？人类的圆形翘臀与很多其他灵长类动物扁平窄小的臀部不同。莫里斯以及其他人认为，先出现的一定是屁股蛋儿，因为直立姿势的进化需要更多的臀部肌肉。蒂莫西·泰勒在《性史前史》（*The Prehistory of Sex*）中称，直立姿势也得以让能量以脂肪的形式储存在身体某处，同时不会干扰身体的基本运动。此外，直立需要女性的臀部具有诱人的形状，泰勒说。当女人站起来时，你无法看到她的阴户。阴户的展示在很多灵长类物种中是重要的性信号。如果女性不打算让人窥见自己的阴道，她们就需要其他的性信号后卫，此时臀部便受到了关注。要保证吸引来往男性的注意，女性的胸部也很快丰满起来。这点倒没问题，只是女性也会像男性看待女性那样，认为男性身上圆溜溜的翘臀很诱人，并且女性也会注意女性的屁股，男性也会注意男性的屁股。漂亮的臀部赏心悦目，但臀部不一定非要有球形曲线才能安顿大块肌肉。人类男女的臀部曲线很可能是感官尽用理论的另一例证，证明相对于扁平窄小的臀部，人类更喜欢有曲线的丰臀。可能不是乳房模仿臀部，而是二者在一个共同的主题上有交集。

还存在其他原因让人质疑乳房的发育是为了鼓励正面性交。其他一些灵长类动物，包括倭黑猩猩和红毛猩猩，也会面对面性交，这些动物中的雌性胸前并没有佩戴性爱勋章，没有它们窄小臀部或肿胀阴部的精巧复制品。尽管如此，它们还是受到追求——比如倭黑猩猩，一天会性交数次。倭黑猩猩的秘密是什么？难道它们有什么秘诀？

不作为视觉诱惑时，乳房在繁殖方面仍然担当重要角色，因此很多理论学家猜测，乳房的发育是为了向男性宣示女性的部分生殖力。乳房确实能表明女性处于生育期，但很多其他部位也能表明这一点——如阴毛，变宽的骨盆，激素促发的体味。女性需要一定比例的体脂来保障怀孕。乳房是两包脂肪。或许乳房表明该女性的身体储备了足够的营养，足以孕育和喂养后代。史前男性面对一群徘徊在卡路里达标线左右的女性时，很想知道谁更适合哺育后代，这是可以理解的。不过乳房虽然很突出，却只占身体总脂肪的很小一部分——平均4%——并且，与身体其他部位的脂肪相比，乳房大小随女性体重增加的比例更少，不像大腿、屁股和上臂那样随体重增长而明显变胖；因此乳房的丰满程度并不能很清楚地指示女性的健康或营养状况。我们已经看到，乳房大小与女性的生殖或泌乳能力无关，因此不是女性生育价值的良好标志。也有人表示，乳房进化的目的是欺骗，让男性无法确定女性当下的排卵状况或怀孕与否，能更好地掩饰孩子父亲的真实身份，防止男性将不属于自己的孩子杀死。男性为何会受到如此具有欺骗性的东西吸引，原因仍不清楚，除非我们假设男性喜欢乳房有其他预设理由。

女性也会宣示对乳房的主权。梅雷迪思·斯莫尔将乳房重新定位为"移动的配餐室"，但她认为乳房的出现是为了帮助女性，而不是为了向男性保证自己的生殖力。"大乳房或许只是为女性在营养压力巨大的进化过程中提高脂肪储备空间，"她写道，"古代人类要走很远寻找食物，因此需要支撑好几年哺乳的脂肪。"但问题又来了，乳房中的脂肪不是很容易流动，在需要释放能量储备时意外地吝啬。女性泌乳需要能量时，尽管胸部脂肪离泌乳部位更近，但来自臀部和大腿的脂肪比胸部脂肪更容易调度。海伦·费舍尔（Helen Fisher）提出，乳房是女性的快乐宝箱，做好准备的乳头下膨胀的网络保证了乳房会受到抚摸、吮吸和按压，以得到最大的刺激。但并非所有女性都有敏感的乳房，也不是所有乳房都喜欢长期受到抚弄。"我一辈子有很多经验，"《乳房：女性之声》（*Breasts: Women Speak*）中一位75岁的女性说，"我的总结是，女性得乳腺癌是因为男性抚弄她们的乳房**次数太多了**。"很多男性也有非常敏感的乳头，他们希望女性不时舔一舔这个位置。

如果乳房不是为女性本身，那么也可能是为了孩子。勇敢的独立思想者伊莱恩·摩根（Elaine Morgan），一直单枪匹马地推动着人类进化的"水生猿理论"，并提出了几种可能。她认为，人类进化的部分时间是在水中度过的，人类部分是鳍脚动物，部分是猿猴。那么，乳房存在的理由之一或许是，它们如同"梅·韦斯特"——二战时的英国士兵管自己的救生衣叫这个名字——这样的气浮装置，让婴儿喝奶时有个可以抓握的东西。最近，摩根提出，人类在水生时期的另一个假定的特征——无毛——导致了乳房的出现。而年幼的猿猴可以在吸奶时抓住母亲胸部的毛，她说。

人类幼崽却无毛可抓。此外，无助的人类幼崽无法抬起头够到乳头。乳头必须自己来找婴儿。于是，人类的乳头在胸部的位置比猴子的乳头位置低，也不再如同猴子的那样紧紧贴于肋骨上。"乳头周围的胸部皮肤变得更为松弛以便活动，松弛皮肤下的空间被腺体组织和脂肪占据，"摩根总结说，"成年男性发觉这种同物种专有的轮廓非常刺激性欲，但这种变化的促成者和最初受益者却是婴儿。"这是乳房的"空橱理论"（empty-closet theory）：只要橱柜空着，就一定会被装满。除了缺乏证据支持水生猿理论，所谓的松弛乳头易于哺乳的优势也并不明显。女性必须将婴儿抱在胸前，或用枕头支撑婴儿哺乳，或用婴儿背带将婴儿固定住（发展中国家的大部分女性都用这种办法来哺乳）。如果一位母亲要像奶牛一样，大部分时间弓着背让躺在自己腿上的婴儿吃奶，自己的乳头一直垂在婴儿的嘴里，那么她可能会发现很难恢复直立行走了。

注重美感的乳房一点都不会帮助你的。

柏拉图称精神为球体。卡尔·荣格说圆形象征着自我。佛祖身下是一个由中心辐射开的八瓣莲花。圆形的曼陀罗代表着意识与潜意识的统一。欧洲哥特大教堂的每一扇窗户都装饰着每位朝圣者和凡夫俗子的眼泪与赞美诗，玫瑰窗展示着最高艺术，上面的圆圈象征着天堂。文艺复兴之父菲利波·布鲁内莱斯基的最高成就是发明了穹顶大教堂，将神性和人性的结合遗留在人间。环绕是爱，是占有，如同我们今天对结婚戒指的理解。莎士比亚的剧院因中间建有一个圆形舞台而被称作环球剧院。

生活像让人头晕目眩的圆。谁知道为什么。可能从脸开始。新生儿的眼睛首先注意到的不是乳房，而是母亲的脸，因为婴儿无法调整焦点看到圆以外的事物。人类的脸是圆形的，比其他成年猿猴的脸要圆得多。猿猴没有眼白，而人类的眼白可以衬托出虹膜的圆度。人类笑的时候，脸颊会变得圆鼓鼓的，上扬的嘴角和下垂的眉梢会形成一个圆形。只有人类会普遍将笑容理解为友好。在大多数灵长类动物中，笑容是鬼脸，用来传达威胁或恐惧。

或者这一切始于果实。果实是人类狩猎采集时代的主食，是我们追求的生财之道，是我们对物资丰富的想象。果实是圆的，同样形状的还有坚果、块茎和植物的大部分可食部分。或是源于人类对光的崇拜？所有光明的来源，无论太阳还是月亮，都是圆的，它们越圆，就越明亮。天体在每个周期里都于圆形的轮转中陨灭。只要我们生而为人，就能观察到无处不在的圆以及圆形与人类之间的联系。圆会发光，也会划界。我们无法从中逃脱。我们总在渴望圆。

乳房是身体向圆做出的最直白的致敬。多个世纪以来，人类的乳房被比作我们所熟知和喜爱的各种圆形事物——苹果、瓜、太阳、月亮、樱桃、脸、眼睛、东方的珍珠、球体、领地、世界中的世界。但若把目光单锁定于乳房，便忽略了人类身体对圆的其他阐释。屁股，当然，也明显是圆形的。人类从颈部弯向肩部的修长曲线，从背后看，有着优雅的抛物线。人类的肌肉也有独特的凹凸线条。其他动物的肌肉过于紧实，没有人类运动员身上那般凸起的弧度。很多动物跑得比人类快，但它们都没有人类这样弧形的小腿肌肉。胳膊上的二头肌可以练出乳房的曲线。肩部的三角肌也可以。训练有素的胸肌可以制造出乳房的效果。古代希腊、米开朗琪罗和摄影师布鲁斯·韦伯都展现了肌肉发达的男性的性感曲线，韦伯在他为 CK 内衣拍摄的照片中展现了男性的裸胸，其震撼度不输传统的女性低胸照。拥有如用万花尺画成的光彩夺目、肌肉发达的身体的舞者，无论男女，都会在舞动的过程中让身体的曲线变得突出而神圣。不拘于编排好的固定线条，便需要放弃、藐视、挑战传统的纤弱美。

我们喜欢精致的曲线。它代表着人类脱去了毛发，能更好地展现女性胸部和臀部的曲度，但为什么人类不只在这些目标区域脱毛呢？脱毛带来的审美优势需要全面考量。整个身体成了舞台，暴露着身体的一切曲线。我们的选择部分受生理和激素决定。女性身体里有大量雌激素，雌激素不仅控制着每个月卵子的成熟和释放，也善于安排脂肪的分布。灵长类动物的乳房向来可以膨胀，它们是注定有曲线的。男性则有大量睾酮，这对于制造精子是必需的，睾酮也有助于肌肉生长。但这些情况都不需要动人的曲线。没有曲线美，我们照样可以身体强壮，可以生殖，可以迅捷，可以泌乳。但神秘的是，我们长出了曲线，会被曲线吸引，会被那些向我们展示曲线的人吸引。我们会被圆圆的乳房和圆鼓鼓的肌肉吸引。我们也喜欢突出的颧骨，脸颊如面部的乳房，或者面部的臀部，或者如迷你二头肌，或者像苹果，或者如脸中的脸。

这里我必须指出，被认为有吸引力的好处不仅限于吸引配偶。有吸引力的人也会吸引朋友。作为高度社会化的物种，我们依赖群体生存，积累自己的优势和后代，让他们像和声部一样彼此衬托、增强对方的音量。有朋友，你就有了保护者，你的孩子就有了保护者。吸引力被用来展现给同性的频率不亚于唤起异性的兴趣。表现魅力可能会极有竞争性，但也会受人关注。女性会向彼此展示自己，为彼此穿衣打扮，也会关心其他女性对自己外表的看法。我们一般会把打扮理解为狡猾的竞争，认为其最终目的是向女性宣示谁能赢得男性的目光。但女性间的互相展示也可以是友好的，有获得盟友的可能。从这种意义上说，女性可以像男性一样对女性的胸部挑三拣四。被选中用于展示和游说的胸部并非柔软、高耸的大胸或处女般含苞待放的酥胸，而是坚挺突出的胸部，可以像肌肉那样铆劲的胸部，可以在人群中脱颖而出的胸部。

斑胸草雀是天生的审美家，但它们也有身体和智力上的局限。它们无法自己编织帽子。如果它们做得到，就会变得无所顾忌。它们或许可以将自己的羽冠弄得像玛丽·安托瓦内特的头发那样高。或者它们会用莱卡面料编织羽冠，使其极富弹性，让其他草雀目不转睛。羽冠是用来吸引注意的理想特征。脚环不会有太多效果，但羽毛帽有吆喝的作用：都看看我！嗨，来看**我**。

人类不仅有品味，也有资格纵容自己折腾和滥用品味。胸部，如同斑胸草雀的羽冠，任自己受人摆弄。胸部是理想的装饰品，人类用尽了自己的感官优势。胸部比起身体其他部位更容易操弄。它们柔软，可挤压。它们可以被抬起，挤在一块儿，向前推，填充假体。虽然有些女性束过腰，但这很难，有人因此昏厥甚至死亡；抬高胸部相对来说一点痛苦也没有。人类对乳房的迷恋是与我们作为穿衣的猿类地位一起逐步提升的。14 世纪时，不仅领口开低了，也出现了第一件抬升胸部的塑身内衣。通常，完美的胸部是被打造出来的胸部。低胸装，就是一种刻意而为的服装。裸露的乳房并不会贴在一起——它们会彼此保持距离。乳房的大小和形状的差距虽大得离奇，但它们可以被迫惊人地保持一致，因为我们是人类，我们不容许不一样，我们要竭力争取。我们依照视觉喜好追随圆形，受半球吸引，并吹捧宠幸着球形。

男性的曲线也在日益增长的压力下膨胀着——这一事实让女性颇感安慰。健身器材迎来了新时代，人人都可以当健美先生，让胸部和胳膊闪耀着汗水的光泽。当代对外表的重视和审美的同质化让我们孤傲又绝望，尽管科技日新月异，但我们对美的执着却是与生俱来的。自从那喀索斯发现水可以反射倒影，我们就一直因虚荣而受到指责。如果我们不知悔改，不再为自己的身体而操心，只盯着别人的臀部和胸部看，迟早会面临乳房变得干瘪。

说所有乳房都美，就像说所有的脸都美一样：说得没错，但很虚假。是的，我们都有自己迷人的特质，我们的基因和身体都是独特的，这种独特自有优点。同时，美丑只消眼见便知。美是不由分说的，但那又如何呢？我们的错误在于赋予了美丽形体多余的崇高意义。高颧骨、翘臀、大胸固然美，但它们都不应被看作构成女性的必要条件。如果说乳房要传达什么重要信息，其意义也不会比乳房本身更丰富和奇特。它如同乳腺那样，每个女性的每个乳房只有一茶匙的量而已。如果乳房会说话，它们大概会讲笑话——本书中所有老掉牙的笑话。

第八章

圣水

乳汁

圣母马利亚，基督的母亲，生产时没有感到痛苦。她被认为终身保持了贞洁，从未失去过处女膜。如果她免于夏娃遭受的诅咒，那么她可能没有月经，或者不会排泄。她的身体在死后不会腐烂，而是完好地升入天堂。她违反了生理学和生物化学常识以及热力学原理。她与其他女性毫无共同之处，而林奈说的与智人是亲戚的"低等"雌性哺乳动物，更与她没有关系。但马利亚却以一种毫不含糊的方式表现了自己的女性特质和所属类群：她使用了自己的乳腺。她给婴儿基督喂奶。《哺乳圣母》是西方艺术中最常见的画面之一。从文艺复兴早期开始，圣母的形象经常是露出一只乳房，婴儿基督要么正准备吸奶，要么已经在吮吸乳头。袒露的乳房通常是奇怪的绘画对象，像一个与胸部其他部分勉强连接的台球，距离圣母的锁骨更近，偏离乳房一般所在的胸腔中部。撇去画师的技巧不谈，这遵照传统绘制的裸露乳房画得并不准确。观赏者本不应过多注意马利亚胸部的色欲成分，而是要考量其纯洁胸部可以施与的惊人营养。哺育了神的乳房拥有多么无限的能量啊；它赋予了神以生命，神才能赋予万物以永恒。一个平凡女性的乳腺受到嗷嗷待哺的婴儿的加持，越被需要，乳汁产生得越多，由于与世间最神圣的嘴亲密接触，马利亚的乳房得到了强化和神圣化：它既分泌又吸收。圣母的乳头当然不会开裂或胀破。

圣母马利亚的乳汁，作为神圣的液体，地位应该仅次于基督伤口中流出的血液。如果基督教圣古匣中的真十字架有足够的边角料建造一整座教堂，那么也应该有足够多的圣母乳汁去喂养基督教的信众，使得 16 世纪的新教徒改革者加尔文愤愤地质疑"这些乳汁是如何被收集起来，一直保存到我们这个时代的"。我们可以想象，马利亚的乳房永远不会干涸，并且会滋养全世界，直到世界灭亡。在 15 世纪的一幅由一位无名的佛罗伦萨画家所绘的壁画中，圣母马利亚一只手托着乳房，为一群围聚在她脚边的罪人向成年的基督祈求救赎。上面的铭文写道："亲爱的儿，看在我给予过你乳汁的情分上，饶了他们吧。"

圣母马利亚不是第一个受赞颂的哺乳女性，当然也不是最后一个。据说有位希腊女神的乳汁能够赐予饮用者无尽的生命。宙斯的儿子赫拉克勒斯是宙斯与凡人阿尔克墨涅不伦所生，宙斯想为赫拉克勒斯寻求神力，将婴儿偷偷送入自己熟睡的妻子赫拉的卧室，放在她的乳房边，想让他尝一点永生的滋味。赫拉克勒斯生来就是大块头，吸奶时过于用力，赫拉醒来，盛怒之下推开赫拉克勒斯，在天空中洒落了乳汁——便诞生了银河。此时赫拉克勒斯已经吃够，从此居于神位。

女性的经血常被认为脏，那么女性乳汁众所周知的纯洁可以对其名节做出补偿。瓦莱丽·菲尔兹（Valerie Fildes）在她的经典研究著作《乳房，奶瓶和婴儿》（*Breasts, Bottles, and Babies*）中写道，公元前 16 世纪的埃伯斯纸草书建议用人乳治疗白内障、灼伤、湿疹，还称其可以"驱除人腹部的有害排泄物"。在古代埃及，乳母的地位远高于其他等级的奴仆。王家的乳母会被邀请参加王室成员的葬礼。王室乳母的孩子被视为国王的"乳亲"。奥德修斯经历了二十年的漂泊，衣衫褴褛地回到家，认出他来的只有他的忠犬阿戈斯（见到主人后快乐地死去了）和他的乳母欧律克勒亚。她的乳房早已干瘪，但仍保有其中流淌过的纯洁的痕迹，而真正的纯洁，如忠诚一样，是不会随时间而消逝的。乳汁是一种顺势疗法：它保留着所有自己喂养过的婴孩的记忆。

实际上，乳腺是特化的汗腺，乳腺像胰腺、肝脏和结肠一样运作。泌乳是一项基本的生物功能。乳汁是一种体液。但母乳喂养和母乳本身成了一类隐喻，是一种超级生理学。它们被赋予了传奇的地位，是不由人争辩的绝对真理。它们引发了无尽的训诫、赞颂、悔恨、欢乐和痛苦。我们认为母乳喂养自然而美好，但纵观历史，母乳喂养招致了多少威逼和仇恨。没有人要求过女性的心脏跳动、神经元传递信号、经血涌动，母乳喂养却不同。女性喂养自己的孩子虽然是自然行为，但并不总能保证，因此受到先知和政客不同程度的命令与强制，并且其社会医学意义被拔高，不允许有借口和抱怨。泌乳一直都不准作为普通的身体行为。乳腺常常受到低估，因此 20 世纪中期，婴儿配方奶粉不仅被认为可以代替母乳，甚至被认为品质更佳。而如今乳腺又被高估了。现代人认为母乳会将每个孩子变成牛顿或简·奥斯汀。如今母乳被视作女性完美的长生不老药。女性通过母乳将自己的一部分传给孩子，也让自己得到了净化和提升。女性的母乳超越了女性本身的存在。

我们女性了解自己——天哪，可太了解了——但我们不了解母乳。母乳很神秘。科学家不断分析母乳，仍能从中不断找到意料之外的成分。乳汁随着时间推移会变得质量更好吗？乳汁在比人类提前进化吗？如果你读过倡导母乳喂养人士的评论，或许会非常怀疑这点。用国际母乳协会（La Leche League）总干事李·安·迪尔的话说，母乳是"神奇物质"。甚至科学家夸赞母乳时，也丢掉落满灰尘的修饰词，称其为"终极生物体液""效力十足的鸡尾酒""一种真正神奇的液体""人类的权利""不只是食物"。我们相信母乳能给婴儿带来近乎超自然的力量，在这一点上我们与古代的医学权威一致，他们认为女性的人格和气质会塑造吸食她奶水的婴儿的性格。他们引用著名的例子，比如可悲的酒鬼罗马皇帝提比略的乳母曾嗜酒如命，还有暴君卡利古拉的乳母据说曾在自己的乳头上抹过鲜血。

想想你自己对母乳的看法。如果你是有哺乳经验的女性，你一定尝过自己的乳汁，一定知道它比牛乳要更甜更稀一些。但如果你看到冰箱里有满满一杯人乳，你会喝掉吗？这个念头让人颇为不安。那种感觉近似同类相食。我们不知道人乳的成分和产生的原理。人乳尝起来没有牛乳浓稠，但营养丰富，同样富含意义和特质，如同疯狂科学家的烧杯里咕咕冒泡的溶液，能够焕发生机——甚至超越生命。如果成年人每天都喝人乳，会不会长成巨人，像从蘑菇左边啃食的爱丽丝；或者像赫拉克勒斯和吸血鬼诺斯费拉图那样，变成不死之身？

让我们擦亮眼睛看看泌乳问题。我已经提到，乳腺是特化的汗腺，但也有其他的思考角度：乳腺也是一种改进的胎盘。胎盘和乳腺有很多共同之处。它们都是专家，也都是临时工。它们存在的目的都是为婴儿提供营养。没有其他器官如胎盘和乳腺这对组合一样生命短暂和一意孤行。它们仅为了婴儿而存在，如果婴儿不再需要它们，它们会退居幕后。它们是昂贵的器官，如非绝对需要，它们不会存留。这便是婴儿的吮吸动作对乳腺产量有重要影响的原因。除非重复的吮吸动作告诉乳腺有必要生成乳汁，否则乳腺是不会继续产奶的。用进化的语言解释就是，由于婴儿的死亡率太高，自动产奶不是明智之举。如果产下死胎，母亲的身体自动产奶，哪怕只是几天，每天损失 600 卡路里，这是多么大的浪费啊。泌乳是一种随机而定的功能和有条件的反应，因此启动和维持是非常困难的。身体会随时开启泌乳和停止泌乳。从某方面说，泌乳类似于流血。血液当然会永不停歇地在血管中流动，若皮肤破损，血液也要准备好凝结，否则我们会因为一点荆棘的刮擦而流血致死。同样，乳汁也随时要流动，但因乳汁是成本昂贵的终极鸡尾酒，婴儿必须虔诚地乞食才能得到。

　　乳汁的产生始于怀孕中期。乳腺小叶是乳汁增加并变得浓稠的部位，将输乳管包围起来，以至于小叶里的导管无法被看见。在乳腺小叶的尖端，乳腺泡细胞会抖动、膨胀，并开始分泌含有蛋白质和碳水化合物的淡黄色液体，即初乳。有些初乳会从乳头渗出来，但大部分会被输乳管重新吸收；此时初乳还没有理由登场。乳腺叶只是在演习。多种激素会促使乳腺扩张，引发泌乳。孕酮会刺激乳腺泡细胞的分化和成熟，也会阻止它们提前行动。若不是有高水平的孕酮（和少量的雌激素）作为怀孕的典型特征，乳腺泡细胞可能会听从另一种激素——母乳喂养的好朋友——催乳素的吩咐。怀孕期间，大脑基部的垂体开始释放逐渐增多的催乳素。催乳素会促使乳腺泡细胞合成乳汁。孕酮则会拖延这一过程。随着怀孕过程的持续，孕酮最终会成为赢家。

　　产后孕酮和雌激素水平会断崖式下降。对一些女性来说，激素下降会导致产后的短期抑郁状态，但这对于她们的乳腺是有益的。乳腺泡细胞可以自由利用流动的催乳素，贪婪地加以吸收。起初乳腺泡细胞会制造它们以往制造的初乳，即富含蛋白质、碳水化合物和其他成分的浓稠液体。但此时没有脂肪——之后会有。初乳是黄色的，因为它富含类胡萝卜素——类胡萝卜素让胡萝卜和南瓜呈现橘黄色，也是合成维生素 A 和维生素 B 的必要成分。初乳中的类胡萝卜素是常乳中的 10 倍。初乳看起来像脓液，它确实表现得也像脓液：初乳同脓液一样含有丰富的白细胞和抗体，可以帮助免疫系统尚未成熟的新生儿抵抗经常来袭的病原体。初乳中也有大量容易堵塞输乳管的上皮组织碎屑。

婴儿会吮吸初乳。婴儿无比渴望这薄薄的"胡萝卜粥"，总在不断吮吸。婴儿对乳头的拽扯被理解为本能反应，是在抑制母亲的大脑分泌多巴胺。多巴胺越少，脑垂体就会分泌越多催乳素。乳腺泡细胞变成了魔法师，开始合成神奇的纯白乳汁，白得如同可以书写所有愿望的白板。乳腺泡细胞里涨满了乳汁。婴儿的吮吸动作还会刺激母亲的脑垂体释放催产素。这是大泄洪时刻。一接到催产素的信号，肿胀的乳腺泡细胞周围的肌肉组织会将乳汁挤压出来，沿着输乳管，流出乳头，进入嗷嗷待哺的婴儿嘴中。

乳汁是什么？一种液体如何变成乳汁？按照定义，乳汁是乳腺的产物，类似于胃液是胃的产物，或者唾液是唾液腺的产物。但乳汁的化学成分比很多身体分泌物要复杂得多，这是因为其任务的复杂性。乳腺通过三条途径收集生产乳汁的"原料"。有些成分直接来自母亲的血液，原装上阵。有些成分也来自血液，但经过加工后才融入乳汁中。还有一些是乳腺泡细胞自己制造的成分。

为了保持传统美名，乳汁往往被宣传为"天然的完美食物"，这个广告语倒是名副其实。乳汁是新生的哺乳动物存活所需的唯一食物。一个生物日后的菜单再也不会像其生命之初那样容易安排。每个物种的乳腺所提供的完美食物的定义都略有不同。所有乳汁必须提供幼崽生长所需的基本营养。无论是猪、牛、袋鼠还是人类，幼崽的身体都需要水分、脂肪、碳水化合物和蛋白质，这些都是乳汁的核心成分。但它们的比例和种类会因物种而异。生长迅速的动物需要富含氨基酸的乳汁，而氨基酸是构成蛋白质的成分。猫、鬣狗以及犬科动物等食肉动物的乳汁中有大量氨基酸。传说罗马的建立者罗慕路斯与雷穆斯喝的是狼奶，狼奶中则含有肉的成分。必须在短时间内长出肥膘的动物喝的乳汁含有大量脂肪。大自然中最富有脂肪的乳汁大概是象海豹的奶，比黄油的脂肪含量还高。象海豹宝宝的哺乳期只有 4 周，幼崽出生时体重 75 磅，断奶时会增长到 300 磅。而 1 500 磅的象海豹母亲整个哺乳期并不进食，会失掉600 磅体重。有科学家说，象海豹母亲等于把自己身上的一块肉贴到了孩子身上。

　　生长缓慢的动物所喝的乳汁中的氨基酸浓度相对较低。人类生长缓慢，而人乳属于哺乳动物乳汁中蛋白质含量最低的之列。老鼠乳汁的氨基酸浓度是人乳的 12 倍。牛乳中的蛋白质是人乳的 4倍，这也是要将牛乳加工成婴儿配方奶而非直接让婴儿饮用牛乳的主要原因。新生儿的肾脏还没发育成熟，无法承受牛乳中的高浓度蛋白质。但人类婴儿可以消化大猩猩、黑猩猩或红毛猩猩的乳汁。经考察，类人猿的乳汁与人乳在各个方面都比较接近。

　　人类（和猿类）乳汁缺少蛋白质，但乳糖却不少。乳糖是乳汁中的主要碳水化合物，或者说主要糖分。乳糖是人乳中仅次于水的主要成分。人乳中的乳糖是牛乳乳糖的两倍多。我们总怪自己爱吃甜食，也不知道为什么孩子们喜欢吃蛋糕、冰激凌和甜麦圈。不过这些事实都不应让人惊讶。人乳已经进化，甜得像酷爱牌饮料。乳糖并非垃圾食品。乳糖不是没深度的糖。来自母亲血液的两种单糖——葡萄糖和半乳糖——在乳腺泡细胞中结合，形成乳糖，它为新生儿提供的能量是葡萄糖的两倍。乳糖对于乳汁中其他营养物的吸收也很重要，可以帮助婴儿的肠胃最大化地摄取钙、脂肪酸等营养。牛乳和人乳中的脂肪含量大体相同，但脂肪类型明显不同。人乳中的必需脂肪酸含量相对较高，必需脂肪酸是不饱和脂肪构成的长链，身体无法自己制造，只能从饮食中获取——对于婴儿来说，饮食便是母乳。必需脂肪酸对于眼睛、大脑和周围神经系统的发育必不可少。配方奶的制造商如今在讨论是否要在奶粉中加入某些特定的脂肪酸，尤其是二十二碳六烯酸，即 DHA，但总会有让人猝不及防的问题。一项研究显示，在配方奶中添加富含 DHA 的鱼油，婴儿食用后表现出视觉敏锐度的发育增快，但神经运动功能的进展落后于喝母乳或标准配方奶的婴儿。此外，应该在配方奶中添加多少脂肪酸？与生活在撒哈拉沙漠的女性相比，饮食中包含大量鱼类的女性的乳汁有 20 倍的特定长链脂肪酸。你希望自己乳汁中的脂类含量像吃鱼者、素食者还是啥都吃的美国人呢？

除了一些脂肪酸和少量其他成分上的差异，营养摄取水平不同的女性分泌的乳汁惊人地相似。发展中国家营养不良的女性产生的乳汁仍然很有营养，而美国中西部的丰满女性未必有相对高能量的乳汁。"研究者对泌乳无比着迷的一点是，"贝勒医学院儿科教授彼得·利兹（Peter Reeds）说，"包括人类在内的哺乳动物都能在不利的饮食条件下确保一定程度的乳汁成分。"如果一位母亲所吃的食物无法保证完美的营养配方，那么乳腺会从她的身体储备中借用营养，如同有一家随时营业的便利店让人心安。与此同时，母亲不会做出过多牺牲，因为母乳也在进化中做出了妥协。母亲会付出，但不会付出到牺牲自己未来的健康和生殖力。母乳原本就是要在最小化剥削母亲的同时最大化地滋养婴儿。哺乳期的女性不用失去自己的牙齿或者让脊椎萎缩才能让婴儿得到足够的钙质；乳汁中的乳糖能保证每个钙离子都被利用而不是随着尿液排出，效果跟喝添加了钙的橙汁差不多。婴儿能将乳汁中的蛋白质充分消化成氨基酸，因此哺乳期婴儿的纸尿裤都不怎么臭：这段时期婴儿的粪便中没有蛋白质释放臭味。哺乳期的母亲也不用非得自己贫血才能给孩子补充铁元素。人乳中的铁含量极少，但有乳铁蛋白，可保证铁被充分吸收。其他微量矿物质也一样，比如锌和铜；它们在人乳中含量很少，不过一旦出现，乳蛋白和乳糖会将它们围住，不放它们走。何况，过去的人类幼崽很可能会在泥地里打滚，捡食铁等矿物质。婴儿什么都往嘴里放，逮到什么都会舔一舔。成人将这种习惯视作有风险的灾难，但婴儿这样做或许出于某种原因：将细胞运行和分裂所需要的微量元素舔食进肚子里。

众所周知，婴儿配方奶比不上母乳，每个新手妈妈都会被自己遇到的所有前辈告知这一点；法律要求每罐配方奶都提醒消费者配方奶不如母乳，就像每包万宝路香烟必须警示香烟的致命性。人乳中含有200多种成分，其多种作用尚未被完全知晓。没有什么事物的存在只有单纯一种目的。乳糖可以提供卡路里，乳糖也保证了其他营养物质的充分代谢。人乳和配方奶中的糖分在数量上近似，但质量却不同。乳铁蛋白使人乳中稀少的铁元素对婴儿有了"生物可利用性"，也能防止病菌争夺金属元素。婴儿配方奶中没有乳铁蛋白。母乳的免疫特性像军团，这是配方奶所不具备的，因为配方奶在生产过程中消灭了牛乳中的免疫军团。母乳中有 B 细胞、T 细胞、巨噬细胞和中性粒细胞，还有抗体和能刺激免疫细胞活动的 γ 干扰素。乳汁中的脂肪酸能破坏病毒的包膜，而溶菌酶也能破坏细菌的细胞壁。双歧因子能刺激婴儿肠道中有益菌的生长，帮助有益菌打败有害菌。

过去 10 年对母乳的研究大都关注激素和生长因子。人类的乳腺被描述为一种可以自我复制的大脑，为新生儿正在发育中的大脑提供神经元分化所需的蛋白质。比如，乳腺会合成促性腺激素释放激素并存放在乳汁中。促性腺激素释放激素是一种蛋白质，是中脑下丘脑的产物。在成年人身上，促性腺激素释放激素能刺激性腺，对性行为有一定作用。我们不知道这种激素是否对哺乳期婴儿有什么影响，但它存在于乳汁中，并且在乳汁中的浓度是母亲血液中的 10 倍。母乳中还有神经生长因子和促甲状腺激素，以及名字比较含糊的因子，如"泌乳细胞分化肽"（mammotrope differentiating peptide）。人类新生儿出生后非常无助，需要父母照顾，可能母乳中有一些"义务分化因子"，负责婴儿大脑和其他器官的发育。这些因子在配方奶中存在一部分，但为了牛乳更好消化，相应的肽在必要的加工过程中遭到破坏。婴儿缺乏这些因子，还能快乐、健康和聪明吗？我们尚不清楚。我们不知道这些分化因子和神经肽的作用。合理的推测是，它们对于婴儿是必需的，至少是有益的，但推测不是证据，而生物科学也并不总按常理出牌。

我们越研究母乳，越会发现其中的价值，也越加感叹竟然有人能靠吃可怜的替代品活下来并茁壮成长。活下来的人还不少。婴儿潮时期出生的大多数人只吃配方奶长大，这些人就在我们当中，就是我们自己，各个地区、各行各业都有。如今美国近 40% 的婴儿仍一出生就用奶瓶吃配方奶。在美国出生并由母乳喂养的婴儿中，只有一半在 6 个月大时仍然接受母乳喂养。到 1 岁时，只有 10% 的婴儿仍在吃母乳。研究者不知道如何分析这一现象。他们想知道自己是提出了错误的问题，忽略了微小的线索，还是说只是对生长和发育普遍无知，这种无知体现为科学家无法解析和证实配方奶喂养婴儿的缺点。"作为科学家，我注意到，数以百万计的婴儿从来没有见过母乳，他们显然没有受到伤害，"利兹医生说，"同时，我总感觉大自然如此费劲制造了一种特别的食物，一定有特别的意义。"

在第三世界国家，母乳是婴儿唯一的无菌食物，因此母乳对于婴儿的存活不可或缺。在发达国家，母乳喂养相对配方奶喂养的优势没有那么明显，但优势确实存在。母乳喂养的婴儿相比配方奶喂养的婴儿更少患中耳炎、肠胃炎和上呼吸道感染，也更少患腹泻和便秘。母乳喂养的婴儿生病的恢复期也比吃配方奶的婴儿病愈期短。

众多归功于母乳喂养的益处中，并非所有益处都得到了证实。母乳喂养被认为能帮助预防儿童后期的肥胖，但证据不够充分，并受到了社会经济因素的干扰。人们认为母乳喂养可以降低儿童过敏和哮喘的风险，但慢性呼吸疾病的发病率却也随着母乳喂养率的提高而增加。有研究表明母乳喂养的孩子比配方奶喂养的孩子智商更高，但也有将母亲智商纳入考量的研究发现母乳与智商之间没有关联。与母乳喂养相关的可能最有争议也最让人难以断定的益处是母乳喂养可以增进母亲与婴儿之间的情感连接。但情感连接不仅无法量化，还忽视了父亲在育儿过程中投入的所有付出及其合理地位。如果需要用哺乳的方式去感受自己对孩子最亲近和深沉的爱，那么用奶瓶哺乳的男性——甚至可以在奶瓶中加入母乳——可以像替代母乳的配方奶一样，作为可行的替代品，让母亲享受点清闲。

女性知道应该母乳喂养孩子，很多女性非常乐意全力以赴。但她们怎么算是全力以赴，做不到的人又会怎样呢？在斯堪的纳维亚，人们认为如果给婴儿喂其他食物但不喂母乳属于虐待儿童。斯堪的纳维亚人有乳汁库，可以为无法哺乳的母亲提供乳汁。在美国，人们害怕传播病毒，因此没有构建类似的乳汁库系统。病毒，比如艾滋病的病毒，可以通过乳汁传播，虽然可以像过滤血液那样过滤乳汁，但检验价格昂贵，因此人们更倾向于使用合理的乳汁替代品——婴儿配方奶。

母乳喂养被认为是自然之事，是孕期的延伸。乳腺则是胎盘的延伸。胎盘中的所有营养在母乳中重新出现，包括免疫因子、生长因子和激素。孕期可以自给自足，哺乳期却不行。孕期持续240天。哺乳期的长短可以随心所欲。各类专家都想确定人类最基本的哺乳时间，但没有固定哺乳期的动物，这样的物种或许从来就不存在。《古兰经》提倡女性以母乳喂养孩子两年，但补充说如果夫妇都希望给孩子尽早断奶也可以，表明过去很多人都这样做过。世界卫生组织和联合国儿童基金会最近建议女性以母乳喂养两年甚至"两年以上"，但我们知道的"两年以上"哺乳期只出现在昆人这类当代狩猎采集群体中，其哺乳期平均为每个孩子2.8年。

哺乳是一种后天习得的行为，并不总是容易掌握。类人猿的乳汁在成分上非常接近人乳，它们一定也是通过观察其他类人猿学会了哺乳后代的正确方法，人类相比之下倒是愚钝很多。我们需要产科医生、助产士和接生员传授方法。我们需要通乳师和国际母乳协会的危机顾问。我们坐着不动很不舒服，而哺乳需要耐心和放松。应激激素会干扰乳汁分泌。我们的乳头在从婴儿嘴里拔出时可能会开裂和流血，虽然疼痛感一般几天后会消失，但有些人会疼痛更久。有些女性喜欢以母乳喂养自己的孩子。她们说这种感觉非常好，哺乳时有种类似性高潮的感觉。在与婴儿分开时，哺乳留下的余味还能在身体中传导一阵暖流，让她们开始泌乳——如果她们在上班或开会，会很尴尬。她们爱上了吸奶的婴儿，脑子里没有其他人和其他事。

有些女性却从来没有摸索出快乐哺乳的诀窍。婴儿不断哭喊，拒绝乳房。母亲们坚持哺乳，却不得其法。她们的乳汁从来就不通畅。婴儿长得很慢。如今儿科专家质疑用通过配方奶喂养的婴儿的体重增长速度来衡量自然生长模式是否合适，但婴儿似乎永远吃不饱，导致母亲总觉得自己不称职。必须返回职场的母亲尚未掌握母乳喂养或者挤奶的方法，无法让孩子或自己满意。母亲不喜欢喂母乳，不想母乳喂养，但一想到不哺乳，会感到内疚，无比内疚。她不被允许表达自己的感受。毕竟母乳中有神经肽，还有免疫细胞和乳铁蛋白，一位母亲怎么能让自己的孩子放弃这么完美的食物，放弃她身体的精华呢？母亲的内疚感总是挥之不去。一位女性灵长类动物学家告诉我，她总为自己孩子的过敏而自责，因为她只给孩子喂了 6 个月母乳。

"给孩子喂奶，跟性行为很像，可能会很激烈，有生理疼痛，让人有达不到社会标准的自卑和愧疚感，"阿德里安娜·里奇（Adrienne Rich）写道，"或者，与性行为一样，哺乳也有生理诱惑，是一种具有安抚作用的体验，充满温柔的感觉。"

母乳喂养是自然行为，也有女性长期以来选择其他哺乳方式，有时很难确定这是她们自己的选择，还是条件不由她们选择。乳母是一种古老的职业，为孩子找一位乳母是母亲为数不多的选择之一。乳母在特定历史时期很常见，她们甚至要竞争上岗，要宣传自己的服务。在文艺复兴时期的佛罗伦萨，成群的乳母聚集在市场和节庆场合高唱哺乳广告曲："每当婴儿哭喊／我们感到乳汁在回转／浑身是劲，行动飞速／我们都是好乳母。"满怀期待的父母会查阅工具书，了解好乳母的特质。"理想的乳母应该和蔼可亲，乐呵呵的，充满活力，脾气好，胆子大；不会烦躁不安，不会爱发脾气，不爱吵架，不会忧郁或胆怯，不会激动和担忧，"16世纪英国的一部专著如此写道，"最后，一名合格的乳母必须喜爱孩子。"过去，请得起乳母的大都是有钱人，但这种上流社会的做法也延伸到了底层社会，到17世纪，一半以上的女性都将自己的孩子送到乳母那里哺乳。高价的乳母将自己的孩子送去便宜的乳母那里，将自己的乳汁留作职业用途。玛丽莲·亚隆说，1780年，整个巴黎只有10%的孩子是在自己家里接受哺乳的。

找乳母并不是母乳喂养的唯一替代办法。我们认为婴儿配方奶是相对较新的发明，是先进资本主义的又一祸患，但人类长久以来就让婴儿喝其他动物的乳汁或米汤以及糊状食物。有人类学家提出，像奶牛和山羊这样的产乳动物最初是因为给婴儿提供乳汁而受到驯化的。过去的婴儿可能直接吮吸动物的乳头，或通过奶杯、牛角或者皮革做的乳头吃奶。欧洲几处新石器时代晚期——约公元前3500年——的考古地点发现了用黏土做成乳房形状的瓶子。过去，很多吃人乳替代品的婴儿夭折了，要么因为他们无法代谢牛乳，要么因为他们直接从动物身上感染了疾病。据18世纪教会和地方的记载，在德国和斯堪的纳维亚一些地区，通过牛角吮吸牛乳的婴儿死于腹泻的比率远高于同地区母乳喂养的婴儿。不管怎样，早在雀巢和雅培公司宣传配方奶之前，已经出现了帮母亲卸去哺乳重担的多种方法。

问题是，究竟是谁想要逃避哺乳的职责？有些情况是丈夫要求妻子不以母乳喂养。哺乳会毁掉美丽的乳房。哺乳的乳房不是丈夫需要的乳房。丈夫想要女性执行妻子的职责，那便是，陪他睡觉。无论妻子还是乳母都不能在哺乳期间发生性行为，因为人们认为乳汁是在子宫中由经血变来的；中世纪和文艺复兴时期的文本记载，泌乳管道是从子宫通往乳房的。过去，性交被认为会引起经血，从而损害或污染喂食婴儿的乳汁。可能那时的人们也观察到，如果女性不以母乳喂养婴儿，就会相对较快地再次怀孕。关心子嗣传承的男性希望妻子多生孩子，妻子越少哺乳，越容易多生产。据此推测，使用乳母并没有解放女性，反而使她们把更多时间花在怀孕上。

但是，当政治和医学的风向转变，社会运动开始鼓励女性以母乳喂养，女性，而非男性，成了被劝导的对象。1694 年，玛丽·阿斯特尔（Mary Astell）写了《给女士们的严肃建议》（*A Serious Proposal to the Ladies*），认为母乳喂养可以检验女性是否过于骄傲。女性不应该"认为自己太**优秀**而不去履行天职，也不应出于骄矜和借口体弱而将可怜的小家伙交给别人代为照管"，她说。在18 世纪后期，欧洲流行起一阵居家哺乳的热潮。让－雅克·卢梭抨击那些不给自己孩子哺乳的女性，称她们自私、冷漠，而且——又用了这个说法——不自然。林奈，乳腺的歌颂者，谴责聘用乳母的做法，认为母亲和婴儿都能通过母乳喂养受益。医学专家警告说，将自己的婴儿交给陌生人哺乳存在风险，因为乳母的乳汁喂养过多张嘴并且没让一张吃饱过；实际上，交给乳母哺育的婴儿死亡率相当高。这类专著都持一种道貌岸然的说教口吻。"别让丈夫们受骗了：让他们知道那种不给自己孩子喂奶的女人不会有什么深情厚谊，因为她们可以置大自然最亲密的纽带于不顾。"威廉·巴肯（William Buchan）在他 1769 年的《给母亲们的建议》（*Advice to Mothers*）中写道。"不通过乳房履行母亲职责"的女性"没有权利当妻子"。更有影响力的是威廉·卡多根（William Cadogan），他在 1748 年所写的《论哺乳》（*Essay upon Nursing*）在欧洲和美国一再出版。他敦促女性遵循"一贯正确的自然法则"，称哺乳"只是在缺乏正确方法的情况下才会成为难题；如果操作正确，会有无限乐趣，每位女性都应放弃一点乳房的美丽去喂饱自己的后代"。他说，母亲们需要他这样的医学工作者的建议。"在我看来，这种事长期很不幸地交给没有正确知识的女性操作，她们无法胜任这样的任务。"甚至玛丽·沃斯通克拉夫特在《女权辩护》（*A Vindication of the Rights of Women*）中也力劝女性以母乳喂养，称丈夫"看到自己的孩子由母亲来哺乳会很高兴，才不要那些狡猾的奇技淫巧"，这里的"奇技淫巧"指的是让母亲的乳房闲置。哲学家和医生的强求受到了国家的支持。1793 年，法国政府颁布法令，规定如果一位母亲不以母乳喂养孩子，就无法得到 18 世纪类似福利金的保障。一年后，德国政府更进一步，要求所有健康女性都自己哺育子女。到 19 世纪初期，母乳喂养成了时尚，出身名门的女性会夸耀自己对母乳喂养的热衷。

但仍有少数女性对抬高乳腺地位表达了自己的矛盾心态。英国作家玛利亚·埃奇沃斯（Maria Edgeworth）在 1801 年创作的小说《贝琳达》（*Belinda*）中安排了一个名叫德拉库尔夫人的人物，她向贝琳达讲述了自己的故事。她说，她的第一个孩子生下来就死了，"我不愿在怀孕时像个囚犯"，她也不愿意停止自己对快乐的狂热追逐。第二个孩子在婴儿期被饿死："当时流行上等阶级的母亲给自己的孩子喂奶……这一点当时非常重要；它会带来很多温情和共鸣，带来赞美和关心。但新鲜劲儿过去后，我真心讨厌哺乳；喂了3个月奶后，我那可怜的孩子也病了——我不太愿意想起这事——孩子死了。"

18世纪后，不再流行聘用乳母，但一些类似的概念和相反的概念，乳腺名声的兴衰，在20世纪婴儿配方奶出现后重新浮出水面。医学研究者和富裕阶层的女性再次领先一步，接受了配方奶，认为它是一种经过科学设计的产品，在营养和纯度上可以媲美甚至超越母乳，之后她们又反对配方奶，认为配方奶寡淡，甚至是有害的母乳替代品。在美国，思潮的反复更为极端。1930年之前，大部分女性都以母乳喂养自己的孩子。到了1972年，只有22%的女性会以母乳喂养，且只在孩子生命最初的几周如此。配方奶制造商必须为人们的广泛接受度负部分责任。制造商不断推销罐装奶和奶粉，往往毫无道德底线。直到如今，他们还会在产房里免费发放配方奶样品，让护士对新手妈妈的哺乳教导付诸东流。

但若称女性完全沦落为配方奶产业的信众，等于说女性都愚蠢、消极和轻信，而可以自由选择时她们总是会坚持母乳喂养数个月甚至好几年。我母亲用配方奶喂养了四个孩子；她试过母乳喂养，但很不喜欢，因为太痛苦了。她现在说，如果当时有更多支持和指导，她会多加尝试的。但我丈夫的母亲，一位退休的大学校长，也用奶瓶喂养了三个孩子，说她这样做的原因是她不愿感觉自己像一对乳房，换作现在她仍不愿意以母乳喂养。"母乳喂养，"她说，"不适合我。"

母乳喂养的支持者取得了惊人的进步，尤其在受过高等教育的女性中，如今她们以母乳喂养新生儿的比例达到了约 75% 或 80%。现在很多医院会提供产后哺乳课程。一些开明的公司会给员工提供喂奶或挤奶的场所。母乳喂养有一种特殊的威望，甚至有些性感。前美国国会女议员苏珊·莫利纳里曾故意边打电话处理工作边给孩子喂奶。1998 年母亲节时的《纽约客》杂志封面是一个脚蹬长靴、面戴头盔的强悍女建筑工人坐在城市高楼的桁架上给孩子喂奶。

这种风尚被认为是有好处的，婴儿吃了母乳会茁壮成长，母乳喂养总是聊胜于无的。但国际母乳协会风格的一些文学作品的声音听起来同卡多根与卢梭的说教可疑地相似——带着评价和绝对主义的态度。日裔加拿大小说家后藤广见（Hiromi Goto，ヒロミ ゴトー）写过一则短篇小说，刊登在 1996 年秋季的《女士》(Ms.)杂志上，故事写的是一位讨厌母乳喂养的母亲。故事里的人物描述了持续数周的无尽痛苦，乳头充血、流血，丈夫和婆婆无动于衷，强求她继续哺乳；情况会好，会容易，会变美妙的。她丈夫气冲冲地说，要是我能做我愿意亲自来！在最后的一幕幻想中，她在凌晨 3 点醒来，切下肿胀的乳房，将它们贴在丈夫的胸上，自己翻了个身，愉快地继续睡去。《女士》杂志的读者愤怒地对这个故事进行了抨击。他们威胁说要取消订阅。"不用在一本'女权'杂志里用极度消极的方式来描述，母乳喂养已经很难有社会支持了。"一位读者说。"我当然会支持女性自由对待自己身体的权利，但选择应该建立在完整准确的信息基础上，"另一位读者说，"在不鼓励母乳喂养的文化中，女性没有很多机会学习女人的（哺乳）艺术。"换句话说，女性可以做自己想做的事，前提是她的选择是正确的——那便是无期限地亲自哺乳，并且不惜代价。

我们能停止辩论，多一些对母亲的同情吗？在双职工家庭的现实世界，大部分女性会在婴儿最初几周或几个月以母乳喂养，然后用配方奶补充或替代母乳。与过去的女性一样，现代女性在工作、责任和欲望的重压下仍会尽力做好个母亲。她们会慷慨，也会自私，既是哺乳动物，又是魔法师，她们会哺乳，也会不再哺乳。无论她们怎么做，都还是会为自己做得不够好而自责，她们希望自己也能喝到圣母马利亚或赫拉的乳汁，变成拥有不死之身的母亲，让自己的孩子永远活下去。

第九章

~~~~~~~~~~~~

灰黄相间的篮子

丰饶的卵巢

卵巢不好看。大部分内脏温热，会晃荡，透着肉粉色。卵巢却灰白黯淡。即使是健康的卵巢，看上去也病恹恹的，毫无血色，仿佛早已放弃了希望。卵巢的形状和大小类似于一枚带壳的杏仁，疙疙瘩瘩，不太规则。卵巢上布满痂痕和坑点，因为每次排卵期在卵泡排空的位置都会留下一个白色的斑块。女性年纪越大，一对卵巢上出现的伤疤越多。有人会说，卵巢没有男性身上对应的睾丸难看，这算是什么夸奖；想想看，西尔维亚·普拉斯还在《钟形罩》中将睾丸比喻成禽类的嗉囊呢。

　　所以说卵巢不漂亮。卵巢灰扑扑的，坑坑洼洼，像燕麦粥一样黏糊。我们对卵巢这样辛勤的器官满怀期待，因为它总是在应对难题，满足各方面的需要。卵巢如同种荚，是女性有限卵子的居所，你被盼着使用其中的一些卵子，保证生命的延续。卵巢之所以为灰色，是因为在盆腔中，只有卵巢没有被粉色的腹膜包裹。腹膜具有弹性，可以将器官包覆起来，起保护作用。卵巢不受包覆，因为它要频繁地献出自己拥有的东西。卵巢要交出卵子，没错，而且不只是卵子。卵巢交出的是像布丁的东西，一种状似淡黄色木薯淀粉的激素，用来滋养处于生殖周期的身体。卵巢仿佛满载寓意的生理桥梁，连接着静谧的冷淡与爆发的性欲，实现着身体与行为的转换。通过定期释放激素，卵巢成了女性熟悉的老朋友。我们之前讨论了卵子。现在让我们来看看卵子的摇篮。

弗洛伊德等人都观察到，很小的孩子比小学生性欲更盛。三四岁的小女孩会满心愉悦地戳弄自己和成年人的身体。她们想要探索自己的阴道、阴蒂、肛门以及任何所遇到的洞或凸起，令她们敏感不安的父母更为焦愁的是，女孩可能会想要触摸父亲的生殖器。弗洛伊德怜惜地将之称为"多相变态"（polymorphously perverse）。如果女孩要经历所谓的"恋父情结"（恋母情结的女性对应概念：女孩爱上自己的父亲并想要击败自己的母亲），她在蹒跚学步时期很可能就会有这样的念头。

学前期的女孩对性的兴趣反映了其生理发育，也反映了性腺与相应大脑区域之间断断续续的奇特交流。男孩和女孩在三四岁前，下丘脑有一块叫作"促性腺激素释放激素脉冲发生器"的结构在运行，并分泌微量的生殖激素。它仿佛雾中的灯塔准确无误地缓缓发出哔哔哔的信号；每隔大约 90 分钟，一股激素就会喷发出来。女孩的卵巢对激素的脉动会产生回应，分泌出少量的卵巢激素。这不是什么要紧的过程，不足以让女孩发育乳房或排卵，但会引起小女孩的好奇心和兴奋。自己的身体和别人的身体，都令她着迷。

过了学步期，由于尚未明确的某种机制，脑部的脉冲发生器停止运作。激素信号不再分泌。卵巢也陷入沉默，"冬眠"起来。因为如此，也因为社会期待的约束，孩子很可能变得规矩起来，很容易为身体功能感到难堪。触碰自己父亲或其他任何人的生殖器，或是触碰任何男孩身体的任何部位，会让女孩觉得恶心。接下来的

7年左右，女孩是无性的，无忧无虑，如同将一堆杂事置于脑后的观光客。

烦恼和性欲反常在 10 岁时会重现，并非因为性腺的活动，而是由于另一套器官的紧急指示：肾上腺——像卷边帽一样位于肾脏上方的血量丰富的结构。直到前一两年，才有研究者发现肾上腺对于青春期初现的躁动的影响。肾上腺会分泌一种让人应对紧急情况的激素——肾上腺素，也会释放少量性激素。肾上腺在人10 岁左右发育成熟，这时的孩子开始对性有幻想，可能对同班同学、明星或老师产生迷恋。10 岁女孩的身体尚未进入青春期，但她们的大脑再次充满性的活力。（你记得吗？哦，我记得。我记得五年级，上课时坐在我旁边的男孩有支铅笔掉到了地上。他俯身去捡，当他要坐直时，借我的腿撑了下，虽然我对那个男孩没有感觉——他个头很小，看起来比 10 岁小很多——但当时的我还是感到一阵愉悦传遍全身，我暗自想，我应该会喜欢性行为的。）肾上腺觉醒后，便再无回头路，成长的节奏、饥渴和躁动只会越来越强烈。身体会追随头脑的引导，回应着性的感召。

12 岁左右，下丘脑的脉冲发生器不再受限，再次释放一批批激素。我们不知道是什么在孩子上幼儿园前将其关停，也不知道是什么让它再次运转。或许是肾上腺的呼唤产生了刺激。或许脂肪是元凶。脂肪细胞会释放一种叫瘦素的信号分子，有实验表明，瘦素是重启大脑生物钟的开关。大脑很可能通过女孩的脂肪含量来调节生殖系统的发育，女孩要有一定水平的脂肪，才能够排卵。长期以来有种说法很受支持，说女孩不管多高或年龄多大，只有体重达到约 100 磅，才会出现第二性征。胖女孩比瘦女孩或者爱运动的女孩来月经的时间要早。如果那些体重 100 磅的女孩身上的四分之一是脂肪，那么 25 磅的脂肪则代表着她们有 8.7 万卡路里的能量储备。理论上，大脑会评估发育期女孩的脂肪组织释放的瘦素水平，并开始对 100 磅的标准持续监测。

无论触发因素是什么，重新活跃的下丘脑都比幼儿时期强健多了。装着祖传珍珠的灰色囊袋——卵巢，也壮实了。它们蓄势待发。肾上腺目前只能做这么多。而卵巢的影响力是没有局限的。它们是身体性发育所需的性激素的主要来源。卵巢在能够提供合适的卵子之前，会熟练地分配性激素。性激素可以促使阴毛生长，让脂肪堆积在胸部和臀部，让骨盆变宽，最终让月经到来。

如果你跟我一样，多年来读过很多有关排卵周期的书，你会觉得这些知识挺枯燥的。你看到的激素波动图表，大部分激素名称老旧，听起来跟你对自己身体的印象毫无关系。黄体生成素（luteinizing hormone），简称 LH；卵泡刺激素（follicle-stimulating hormone），简称 FSH；还有一个名字最长，前面提到过，促性腺激素释放激素（gonadotropin-releasing hormone），简称 GnRH。单看名字，已经让人觉得兴趣索然。

请抛开成见。激素变化的周期其实是动态的。在描述时，我会显得像个维多利亚时代的解剖学家。那时的科学家都被卵巢周期震惊了。有人对此着迷，也有人觉得恶心。大家用哥特风格的语言描写它，在每个月卵泡的破裂和流出中，人们发现了需要同情饱受摧残的柔弱女性的新理由。现代病理学之父鲁道夫·魏尔啸（Rudolf Virchow）将卵泡的爆裂比作出牙，卵子冒出卵巢表面的过程如同牙蕾穿破牙龈一样，会引起疼痛并"剧烈地干扰营养吸收和神经活动"。法国的医生将排卵比作急性脓肿的破裂，而哈夫洛克·霭理士（Havelock Ellis）将每个月的排卵看作"定期啃咬生命根基"的"蠕虫"。托马斯·拉克尔写道，历史学家儒勒·米什莱（Jules Michelet）认为，"女性是'每个月都会受伤'的生物，她们不断遭受排卵的创伤，因此排卵成了主宰她们一生的生理和心理的幻景"。卵巢虽然可能大小仅似杏仁，但在维多利亚时代窥知一二真相的医生看来，卵巢显然不是一枚喜悦的果实。

对我而言，卵泡的充盈和释放没有那么可怖，也不那么血腥，更多是伴随着生殖行为、对性的乐观态度和饱满情绪而来的自然过程。卵泡的膨胀类似于乳腺小叶胀满乳汁，或者像泪管盛满水和盐分，或像生殖器在性唤起时的充血——然后哗的一下，张力舒缓了，跃跃欲试的液体越过了边境。

让我们从排卵周期的一个标准日开始（通常将这一周期称作月经周期，因为我们只能看到血，却看不到卵）。第一天是来月经的起始日，这段时间卵巢安安静静，不会释放卵子，只会产生非常少的性激素。下丘脑的脉冲发生器却在暗流涌动。卵巢虽未明显释放激素，但脉冲发生器已在加速。下丘脑发出自己的脑激素信使——促性腺激素释放激素——去催促下丘脑正下方的垂体。垂体释放出自己的激素，现在让我们回到那些年轻的灰色种荚身上。垂体发出信号唤醒了卵巢。卵巢由一群卵泡构成，它们像小小的巢室，每个巢室包裹着一枚尚未成熟的卵，像蜂巢的六角形格子里孕育着一只蜜蜂幼虫一样。每个月，大约有 20 个卵泡和卵母细胞会受到大脑的召唤。它们开始变大和成熟。它们像要去参加面试的小明星，脑袋里塞满梦想。最后，在第 10 天左右，终于确定下来。入选的卵泡中有一个得到了参演角色。这枚天选之卵会进一步发育成熟，直到排卵的时刻。（偶尔，在一轮周期中会有不止一枚卵成熟，因此我们会看到异卵双胞胎、三胞胎，甚至更多的小崽子。）

没人知道这个选择是如何确定的。获胜的卵泡可能仅仅是一开始就长得最胖的那枚。或许这枚卵母细胞早就表现出自己的基因优势，能被一眼看出天赋异禀。无论筛选是如何发生的，在第 10 天时剩下的卵泡发现自己输了，会停止膨胀，带着落选的卵一起凋亡。被选中的卵泡继续发育。里面的卵逐渐成熟，卵中的染色体会通过减数分裂而分类。在最后阶段，卵泡会充盈膨大，横向直径达到 1 英寸，高度达半英寸。

蜂巢状的卵巢逐渐膨胀，过程如同一场拉风的展览。粉色海鳃状的输卵管，用鸡毛掸子般的尖端乘兴起舞。随着卵泡的生长，输卵管会扫过卵巢表面，不倦地寻找线索——包膜，请告诉我，到底选哪个卵泡呢？输卵管极为柔软灵活。它们好像章鱼的触手，或者吸尘器的软管。每根输卵管一般会负责离自己最近的卵巢，需要时，输卵管会伸到盆腔另一端，去触碰对面的卵巢。比如，患子宫内膜异位症的女性会出现这种情况，两根输卵管中的一根被缠结的子宫组织碎片绊住，无法检查自己片区的卵巢。另一根输卵管会担任监测和探扫两边卵巢表面的工作。当被选定的卵准备就绪，无论它在哪边的卵巢里，唯一的输卵管都会过去接它。

排卵的最后信号来自大脑，垂体会在第 12 天或 14 天左右释放出一阵黄体生成素。这阵激素会促使卵泡迸裂。有时卵泡迸裂会伴随少量出血和轻微的经间痛。卵子游弋而出，进入输卵管的伞端。输卵管伞端是一些毛状凸起，它们会同时摆动，造成层层波动，将卵子吸入管内等待受精。

（备孕时用过排卵试纸的女性都知道黄体生成素峰的概念，因为该数值可以帮助判断当天要不要赶紧造人；卵子要冒出来了。不过黄体生成素峰是不是完美的参考，还有待检验。1995 年发布的一项有关生育模式的大型调查表明，排卵日是受孕机会最低的时候，大多数受孕发生在排卵**前**的一天、两天到五天；精子能够存活数天，可能需要时间才能接触到卵子。这个调查结果非常令人吃惊。生育专家原本认为在卵泡破裂的至少一天或两天后才能受孕，但结果不是，被释放的卵要么对世界太敏感，要么是一个要求极其准时的暴君。不管怎样，卵子在卵泡外的生命不过几个小时。因此，如果你要等到黄体生成素峰再去造人，精子到达时可能已经太迟了。一曲终了，人去楼空。）

说回这个灰色的摇篮。已经破裂的卵泡还活着。裂开的卵泡不像伤口或沟壑。它像一位新晋的母亲，从某种意义上说，是一位待产孕妇变成产后的状态。它已经产出了一枚卵，现在要尽心照料这枚卵。卵泡此时负责制造激素。卵泡凹陷处的细胞充盈着胆固醇，变成黄色，像黄油或蛋挞一样柔软。这些细胞组成了黄体。黄体分泌大量的孕酮和适量的雌激素，这些激素进入血液，刺激子宫，促进子宫内膜生长；激素也会刺激乳房，使乳房肿胀或变软。增厚的子宫内膜在卵子受精后可以支持卵子生长，乳腺在受精卵发育时和出生后会为其提供营养。

女性怀孕后，黄体会在妊娠期一直担任职能。最初的 42 天，黄体分泌的激素对于胎儿的存活至关重要，但在胎儿建立好自己的胎盘，胎盘可以合成妊娠激素后，黄体仍然没有退休。黄体依然是掌控全局的卵泡细胞，像高高在上的女王，抑制着其他卵泡细胞的发育。毕竟，没人想要在孕期排卵。

但黄体的存在不仅仅意味着胚胎的出现。黄体如同母亲般照料着女性。其营养丰富的黄色组织会分泌激素，对成年女性身体中的骨骼和所有器官（如肾脏、胰脏、大脑）发号施令。美洲印第安人处理水牛的尸体时，会将每一根骨头和筋腱都用于提供食物、住所和保暖，类似地，身体也会充分利用这场卵巢的盛宴。

在非怀孕期，黄体会在排卵10天后退化。曾经吸引了输卵管探触和运输的卵泡如今又招来巨噬细胞的注意。巨噬细胞是一种免疫细胞，可以清理身体中死亡和衰败的组织。纤维组织覆盖在凹陷的卵泡上。黄体会变成白体，成为另一种有故事的伤疤。

排卵周期是一种生理现象，或多或少属于自行发生。但它并非完全不受操控。我们不要错误地认为它与身体无关。相反，卵巢由于缺乏腹膜并长期与大脑及身体有联系，会对它周围的环境很敏感。排卵周期的前半段是最容易受影响的时间。女性的排卵周期各不相同，有些人的周期短至3周，有些长达40天，其中大部分差异发生在月经期到排卵期这几天里。排出卵子后，周期就容易预测得多了。这段时间为2周，可能有一两天的浮动。排卵前的卵巢仿佛上诉法庭，要听取申诉、辩解和质疑。卵巢要采纳大量信号的建议——来自大脑、周围组织、远端组织的信号——要怎么做，是要排卵还是按兵不动。比方说，你患流感时，可能不会排卵，或者需要比平日健康时更长的时间才能排卵。推迟可能是因为免疫系统向卵巢传达了危机感。想想，在一般情况下，巨噬细胞会受到排卵后的卵泡的感召，将黄体变成白体。生病时，巨噬细胞和其他免疫细胞的数量会暴增。某些增殖过多的免疫细胞可能会聚集在卵巢，干扰卵泡的发育，甚至会吞噬掉一两个正在成熟的卵泡。或者，免疫变化会减慢脑部的脉冲发生器或者减缓垂体的第二次激素分泌，从而间接抑制排卵。无论具体情况如何，这样的安排都不坏。如果你病得很重，你的首要任务是赶紧好起来。你是无法将精力投入怀孕的。

没有明显生病时，压力和焦虑是否也会抑制排卵，这一点尚未明确。大众的看法是，会。家人朋友经常会给不育的夫妻支着儿，让他们放轻松。大家笑说，放松点，你很快会怀上的。但这属于先有鸡还是先有蛋的问题。是焦虑导致了不育，还是不育引起了焦虑？大部分证据都是些闲谈逸事。我们都听说过这样的故事：不育的女性辞掉了折磨人的高压工作，很快便怀上了孩子。我们可能也听说过，夫妻俩多年来努力想怀孕，最后决定去领养，刚把新宝宝领回家，好了，没几周他们就怀上了。我们所没听说的是那些相反的故事，比如战争期间遭强暴后承受巨大压力的女性，还是怀孕了。有临床试验研究过减小压力对于不育治疗的好处，结果各不相同。有些结果显示，减小压力对受孕概率有显著的提升作用，也有结果发现没有区别或区别极小。灵长类动物学家想要搞清楚，为什么在某些猴子物种里，比如棉顶狨，处于次要地位的雌性在有雌性主导者在场时不会排卵。他们惊讶地发现，典型的应激激素与抑制生殖力毫无关系。研究者提出的理论认为，统治阶级的雌性让下级的雌性非常恐惧，因此下级雌性的身体中必定会有皮质醇这样的应激激素在奔涌，让它们暂时不育。但不是这样，下级猴子的尿液样本中的应激激素浓度几乎难以发现。事实可能正相反：当下级的雌性猴子脱离雌性主导者的地盘时，它们的皮质醇水平反而会飙升——导致它们有了排卵的能力。

"焦虑"向来是个糟心的话题，研究焦虑本身就需要忍受焦虑。如何定义和测量焦虑，以及如何判断什么是过度焦虑，人们的意见并不统一。如果你对自己的人生有种无力感，那么少量的焦虑就能让你心神不安。如果你对生活有掌控感，那么你对焦虑的耐受力可能会无穷大。你可能会因为焦虑而感到欢欣，总想制造危机感来过瘾。

除了难缠的姻亲和逼近的截止期限，外部世界还有很多其他方式对卵巢的内部、发育中卵泡的激素成分、输卵管的扭转运送造成侵扰。外部环境影响卵巢的一个最为有名和有意思的例子是月经同步现象：住得很近的女性可能会互相传达神秘信号——一种叫作信息素的无味、易挥发的化学物质——导致多位女性的月经周期趋向一致。这个观点于 1971 年由玛莎·麦克林托克（Martha McClintock）首次提出，她如今是芝加哥大学的生物学家，当时是哈佛大学的研究生。在引人注目的期刊《自然》上登载的一篇研究论文中，麦克林托克发布了同一所女子大学中几组室友的月经周期数据。这些女性在学期初月经周期随机分布于每个月的不同时间，同一般女性常见的那样。在一学年内，这些同一屋檐下的女性月经周期逐渐一致。7 个月后，在这些室友中，33% 的女性月经起始时间比开学时互相离得更近。相比之下，没有共住宿舍的对照组中，没有出现月经同步的迹象。麦克林托克的理论在科学界引起广泛关注，并引发了共鸣。这一发现符合很多女性的个人观察，她们发觉母亲和青春期的女儿、姐妹、室友、女同性恋爱人都会神秘地同时来月经，一齐抢用家里的卫生巾，感受到血液中的姐妹情。

之后对月经同步的研究却呈现出不甚明朗的结果。有人肯定了最初的报告，也有人提出了批驳。一份关于过去 25 年间发表的月经同步研究的评论指出，有 16 份研究发现月经同步的明显数据，10 份没有发现有意义的数据模式。少量研究甚至发现不同步或反同步的证据：几个月过去后，住在一起的女性月经周期非但没有趋同，反而更不接近，有时甚至正好相反。好像女性之间在互相传递信号：我们以前也没有什么共同点，所以请保持这样吧。

麦克林托克是一位精力充沛、满腔热忱的女性，身穿羊绒衫，搭配明亮色系的围巾和出人意料的饰品，比如她的灰色裤子，图案是一条条黑色的鱼。她探索的是环境如何影响生理——后天因素对先天因素的影响。例如，她会研究精神态度对于病程的影响，研究认定自己会恢复健康的信念对康复结果的影响。她会研究社交隔绝对健康的影响；一般而言，群居性动物过度独居会严重影响健康，问题是我们为何以及如何测量这种不良影响并找到其源头，即神秘主义与传统生理学中可测变化的交点。麦克林托克坚持认为，月经同步真实存在，但不止于此。她向我解释说，人们仅停留在对月经同步的狭隘理解上。人们认为女性月经同步要么只是在统计学上有意义，要么是瞎扯。

"人们将月经同步视为重要的现象，因为这个概念非常吸引人，"她说，"但我不能过于强调这点，这好比盲人摸象。该现象只反映了影响排卵的一种社会因素。"她继续说道，在社会性动物中，生殖、排卵和生产都会发生在共同的环境下。尽管输卵管像小吸盘一样运作，但人类并不是在真空中受孕的。我们每个人都受制于部落，我们的身体知道这一点并相应做出调整。随着群体的动态发生改变，我们的反应也会变化。与女性伙伴保持同步排卵，意味着我们总要在这里或那里约束自己。麦克林托克和她的同事发现，雌鼠会释放信息素，抑制其他雌鼠的生殖力以及增强生殖力的信息素。"这些信息素可以在繁殖期的各个阶段产生，孕期和哺乳期也可以，"麦克林托克说，"雌鼠会根据自己的状态发出不同的信号，共同生活的雌鼠也会有多种不同的回应方式。有些情况下会发生月经同步，有些情况则不会。"

关于雌鼠的研究揭示了丰富的细节，展现了卵巢与社会的对话中的细微层次。通常，同组的雌鼠会在一两周内接连排卵和怀孕。它们的妊娠步调总是紧密一致，生完后，它们可以一起哺乳，吱吱地闹成一团。它们可不是美好的共产主义者。它们是褐家鼠，那种在垃圾箱和阴沟里常见的长着大牙的凶家伙。结果发现，通过一起养崽和一起履行哺乳职责，每只雌鼠都能获益。比起独自照料后代，它们所花的时间和精力更少，幼鼠在断奶期也相对更肥更健康。可想而知，同步是一种最优状态。如果有雌鼠出于某种原因流产或产后失去幼鼠，它会竭力压抑月经的到来。它会等待其他哺乳的姐妹发出信号。它想要重设自己的生物钟，让自己与其他雌鼠一起再次同步。

雌鼠社会塑造生物特征的背后还有更多故事。如果一只雌鼠出于某种原因没有与大家同步便怀孕，它的生殖不同步会有深远影响。它原本会生下一半雄鼠一半雌鼠，无比和谐，但它实际生下的大部分是雌鼠。结果，雌鼠新妈会在其他雌鼠中间哺育后代，但其他雌鼠的生物钟不同，很可能早就生了一拨。生得早的幼鼠仍对奶水需求不断，而刚刚进入哺乳期的雌鼠的奶水是最甜最有营养的。于是大幼鼠会偷吃新妈的奶水，雌鼠新妈对于它们的啃咬无能为力。因此，它自己很多无助的后代会饿死。如果它的幼鼠中有一两只可以活下来，那么最好是雌性。在鼠类（以及很多其他物种）中，雌性是有保障的性别，而雄性是高风险的性别。雌性如政府债券，雄性如垃圾债券。雄鼠可能会广泛地疯狂交配，生出一大堆崽，让它们的母亲成为德高望重的祖母，但它也可能会彻底失败，无法延续血脉，一事无成。相反，很少有雌鼠完全不生育的。雌鼠一辈子能生的幼崽数量有限，但多少会有一些后代。因此，在世道艰难、前途无望的时期，还是投资在女儿身上划算。女儿会让世系延续。由此我们看到外部世界是如何神奇地拐进幽深的密室，影响到子宫的。怀孕的雌鼠感知到自己的不同步，明白自己在社会群体中的境遇和自己会被共享的乳房，于是不知怎的，它会将这种感觉信息转变成对雄性胎儿的歧视，将它们重新吸收回自己的身体，不让它们耗费它的精力，不冒险承担无结果的未来。在感受到风险时，怀孕雌鼠的身体追求的是保险。它要把保险给女儿。

1998 年，麦克林托克团队再次在《自然》杂志发表了一篇重要报告，确认了人类与鼠类在这方面的相似性，称人类的卵巢也容易受到群体世界观的左右。科学家表示，如果在女性排卵前的不同时间点拭取其腋下的汗液，并涂抹到其他女性的上唇上，那么这份汗液会起到信息素的功能，如同无味的化学信号。汗液要么缩短要么延长了受试者中很多女性的排卵期，但没有影响到其中的所有人。从卵泡期女性那里取得的腋窝拭子可以缩短受试女性的排卵期，也就是说，受试者比自己以往提前了几天排卵。而如果腋窝拭子是从正在排卵的女性那里提取的，那么她们的信息素会延长受试者的排卵期——受试者会比平常晚几天排卵。从排卵完毕的女性腋下取来的信息素样本——这时是黄体期，处在月经来临前期——对于受试者没有影响，她们的排卵期既没有提前，也没有推后。

并非所有女性都受到了信息素的影响，但受影响的女性数量足以增强研究结果的数据意义，有力地证明人类信息素的存在。我们在严格控制的实验中看到，女性可进可退，能够以多种方式回应其他女性，而这一切是在无意识状态下发生的，她们不知道原因，甚至没有发现嗅觉的参与，因为受试的女性说，当拭子抹在她们鼻子下时，除了作为实验道具的酒精的气味，她们没有闻到其他气味。实验结果也解释了月经同步的研究结果时正时负的原因：因为信息素的信号会将女性的排卵周期要么推向一致，要么推向不一致，这取决于信号发出的时间，关注月经完全同步的研究忽略了同样重要的月经不同步模式。

社会控制排卵有什么好处呢？让其他女性与自己同步排卵，或者将其他女性排挤出生殖联盟，有什么好处呢？我们不知道。我们只能猜测。我们要向前、向后、向外拓展我们的想象力。我们要超越月相和简单的排卵期、月经期，将女性怀孕、哺乳和这些持续状态下散发的气味和线索纳入考量范围。我们也要考虑到同住的姐妹之间的感情和政治关系，考虑到她们之间的友情深浅、竞争或者缺乏兴趣的程度。如果女性在亲密模式下相处愉快，月经同步可能更容易发生。感觉安全是愿意承担怀孕的风险。排卵规律更容易受孕，而一种带动和稳定周期运行的方式便是加入身边既有的运转频率中来。

但，如果我们跟同住的姐妹格格不入，那还期待什么卵巢合谋呢？或者根本不想受到她们的持续影响吧？下级的棉顶狨在居于统治地位的雌猴身边时不会排卵。雌猴首领没有刁难它们，也没有攻击它们或偷它们的食物，只是忽视它们。但雌猴首领的气息、气场或者存在本身，抵制了下级雌猴的神经振荡器，于是它们不会排卵。人类女性也会在威慑力强大或彪悍的女性面前畏缩吗？如果对手正处于哺乳期，其他女性会选择推迟一点自己的排卵期吗？——当然，是指不自觉的情况下——这样，当她们怀孕，必须照料孕期的自己时，就不用同不友好的哺乳期母亲竞争资源，不用面对额外的负担。那么，社会对排卵的控制既可以是合作式地趋同周期，或者防御式地躲避冲突，也可以用来发动攻势，搅乱竞争者的周期，如有需要，甚至可以破坏对方的生殖力。

"信息是关键。信息永远是关键，"麦克林托克说，"人掌握的信息越多越好。女性如果能够调节和优化自己的生殖力，保证自己在身体和社会环境都最适宜的时候有生殖力，她们就会比毫无头绪的女性更加成功。"信息素只是其中一种信息来源，麦克林托克说。信息素不是透露所处地位和行动时机的唯一来源，甚至不一定是主要来源。信息素不过是锦上添花，有时值得注意，有时不值得——因此麦克林托克研究的女性中有些人会对信息素有觉察，而有些人则觉察不到。

我们都淹没在感觉的海洋里。性伴侣会对我们的大脑和卵巢施加影响。与男性同住的女性相较于独居的女性，月经周期更可预测，而规律的周期会提高受孕概率。女性身体的敏感地带会对男性的腋窝、下腹部或者颈后分泌的信息素有所回应。不是嗅嗅就好了。你的整个身体都会跃跃欲试。我们之前看到，相比与自己的丈夫性交，女性与情人性交后的受孕概率更大。这份数据仍受争议，亦可以用庸常的事实解释说，女性之所以不愿意偷情时采取避孕措施是因为害怕被发现。或者，像我们看到的，这之间的区别来自孤注一掷的女性在高潮时将倾慕的精子推入了深处。还有一种可能是，愉悦的情绪可能会通过激发黄体生成素峰，释放卵子，从而改变卵巢的节律，支配排卵时间。我认为性高潮是很重要的，任何能让子宫剧烈震动的事情都必然会影响附近的种荚和其中的种子。或许，卵泡在感觉到震动时会加快成熟的速度，并告诉大脑，麻烦快点，是时候了；这时大脑就会用黄体生成素峰——卵子的自由之歌——予以回应。

不可否认，我受到了自己生育经验的支使。我和丈夫过去多年一直尝试怀孕。我的周期准确无误，28 天。我们的性生活一度非常准点，密集地分布在月中，因为我觉得我最有可能在这个时间怀孕。我们试过所有得到推荐的体位。有时我会达到高潮，有时我会有意识地控制自己。谁能知道搏动的宫颈是会将精液推进去还是推出来呢？在这些细节上还是宽容点为好。我总是事后把臀部抬高，一动不动地躺着。我用过排卵试纸，测试过我的黄体生成素峰。好几个月我们都一丝不苟地完成任务。可是，什么都没发生。

1995 年 11 月，我的排卵试纸没有测出黄体生成素峰。我对此感到非常消沉，我想：又一个排卵周期过去了，我已 37 岁，没多少时间了。但 12 月我发现自己怀孕了——就是上个月怀上的，当时我还觉得毫无希望了呢。我回想了前后的事情，才明白过来。在我觉得受孕概率最大的排卵期前，我和丈夫单纯出于爱和乐趣而做了爱，这在那段执迷于造人的时期是很少发生的。我确信，这种不带目的的放纵行为，神奇地加速了我的排卵周期，像扬·乌尔里希在环法自行车赛上一样一气呵成。性高潮让呼之欲出的卵子提前出场，激发了黄体生成素峰，黄体生成素峰刺激了卵泡，卵子被释放，进入输卵管，来自加速赛的精子正恭候着卵子呢。一切快得那样水到渠成，以至于当我如往常那样检测黄体生成素峰时，错过了本来会感到的兴奋之情。我以为我要步入寒冬，而实际上我正迎来春天。

当然，我没有证据证明这点。我有的只是我的孩子。老鼠的悲愁会给它带来女儿。而我是通过快乐得到女儿的。

212

第十章

为车轮上油

激素简史

每天早上我都要吃一小粒甲状腺素药片——甲状腺素是颈部中间蝴蝶状甲状腺分泌的激素。我 20 来岁时得了格雷夫斯病——一种自身免疫病，我的甲状腺变得异常活跃，会分泌过多的甲状腺素。我厌恶看医生，耽搁了好几个月的病情。我那时总是紧张兮兮，焦虑不安，会随时爆发情绪。我的心率达到每分钟 120 次，是平时的近两倍，躺在床上也如此。之前我是个热爱运动的人，忽然变得浑身无力，爬一段楼梯都要中途缓缓。我胃口很大，却还在掉体重。尽管身材纤细，但我病弱得毫无美感。我的眼睛微微凸出，看上去像只树蛙，现在我可以从其他病友的脸上看出来同种症状，与前第一夫人芭芭拉·布什差不多。

　　我接受了放射性碘治疗，病灶所在的甲状腺受到精准打击，大部分都被摧毁了。现在我甲状腺功能减退，不能制造足够的甲状腺素，余生每天都要服用补充剂。效果看不太出来。我的心情和性格都没什么变化。药物甚至不如刷牙或洗脸等日常事务那样能让人稍微神清气爽。

　　但如果停止服用甲状腺素，我的生活可能会每况愈下。只消几天或几周，我就会逐渐变得易怒、抑郁、疲惫和蠢钝。我会变胖，总会觉得冷，还会没有性欲。我的心率会变慢、不规律，血压会升高。我会再次发病，有早逝的风险；我会再次被身体内的化学反应击溃。

甲状腺素不是性激素。平时所说的像青少年或情侣那样"激素偾张"，并不是指甲状腺素。激素大家族包括一些众所周知的性激素——如演员般耀眼的雌激素和雄激素，还有应激激素——当狮子或房东在门口喷出鼻息时，应激激素会像让人汗毛直立的私人哨兵那样引起我们的恐慌。激素家族还包括一群幕后技术工作者，它们警告着身体需要盐、食物或水；还有些通常不会被当作激素的化合物，如5-羟色胺——百忧解、左洛复以及21世纪之前多种抗抑郁药物针对的著名对象。

在依赖激素药物的日子里，我对它们的来龙去脉和局限性产生了兴趣。我想知道，像甲状腺素这样的物质，分泌得过多或不足时会有严重后果，为何平时默不作声。服用适量的甲状腺素后，我恢复得与以往差不多了，也就是从我有知觉起就认识到的持久不稳定状态，但没有变更好。我最多可以返回到过去的自己。可以说，甲状腺素既是无所不及，又是用途狭窄的。甲状腺素若分泌不正常，身体组织和大脑都逃不过它的影响。但它不是我，不是我的肉体或意识。究竟发生了什么呢？激素会产生作用，它们有缺点，也有意义。激素比大多数人认为的重要得多，但主要在大多数人所不知道的那些方面。

最近出现了一场"激素复兴"思潮，人们对这些化学信使如何服务人类萌生了新兴趣。部分好奇来自语言表述。现在很流行将所谓的男性特征——如过于自信、摆架子、插话、在公共场所打嗝——归因于睾酮。很多男性被描述为"散发着睾酮的臭气"，"受到睾酮的毒害"，或者"像大桶大桶的睾酮"。这些话听起来很有创意，透着聪明劲，而且没错，男性确实有相当多的睾酮，所以这些话倒也准确。不过，关于激素的嘲讽也没放过女性，爱一起购物或共饮咖啡的女性成了"雌激素水槽"或者"雌激素烟囱"。现在还流行说"爱激素"、"妈咪激素"甚至"犯罪激素"。人类想要自我解释，而激素像是一种可量化的浅显方法，可以将男女、敌友、驯养和野生分得清清楚楚。人类是不可救药的分类狂。

大众对激素的好奇也反映了高瞻远瞩的科学家们所关注的焦点。自从 70 多年前激素首次被分离和人工合成以来，科学界对激素的研究呈爆发式增长，势头之猛前所未有。宽慰人心的比喻不再适用。过去，激素被比喻成钥匙，每一种激素都对应一种受体——类似于锁，受体位于身体和大脑的不同组织中。在配用过程中，一种激素会拧开一扇门，打开一间行为和反应的特定房间。现在这种比喻早已过时。事实是，身体会向每种激素提供多把门锁，有时激素完全不需要锁也能施展拳脚。激素会顺着血液进入组织，或者溜进边边角角，让人再次渴盼了解这些化学信使能有多么神奇、精致和天然。

激素犹如分子层面的抒情音乐，解释了激素古老而强大的原因：激素在数亿年的进化中协助维持生命的原因。某些激素帮助女人成为女人，我会重点讲到这些激素。它们都很受瞩目：雌激素、孕酮、睾酮、催产素和 5-羟色胺。但激素不是时尚的奴隶。它们不迎合期待。它们讨厌俗套。

激素（hormone）一词来源于希腊词语 horman，意思是唤醒、激发、催促。这正是激素的作用。激素会激发某种功能，只是有时激发的是一种平静的感觉，召唤人镇静下来。按照传统定义，激素是由一个组织分泌的物质，通过血液或其他体液流向另一个组织，会使其接触到的组织进入新的活动状态。甲状腺分泌的甲状腺素会刺激心脏、肌肉和肠道。卵巢中的卵泡爆裂会释放孕酮，促使子宫内膜增厚。古典学者认为激素与神经递质不同，神经递质是一种转瞬即逝的化学物质，如去甲肾上腺素和帮助脑细胞之间交流的乙酰胆碱；但这种区别开始消失，因为研究者发现，激素同神经递质一样，可以改变脑细胞的特征和排布，让它们更有可能被激发。脑细胞彼此间的对话如同咔嗒嗒的电脉冲。因此，尽管将雌激素称作神经递质是不合适的，但将雌激素和各种神经递质的化学大家族成员称作神经调质是可以的。如此分类并非只是个语义问题，而是会影响到我们对于人类的思考、感觉和存在的认知，让我们同时考量身体和大脑，不会误以为内分泌专家治疗的是脖子以下的身体，神经科专家专管脑子。

激素不仅很复杂，还非常小，这对于一个总在如吟游诗人般不断游荡的分子而言是个可取的特征。不管激素的核心是像性激素那样的脂类，还是像催产素和5-羟色胺等肽类激素那样的肽键，它们的结构都干净利落。

让我们把镜头转向性激素，或者说性类固醇激素。类固醇一词被人们提得太多，当我们说到类固醇，会想起合成代谢类固醇，健身人士和运动员为提升力量和块头会冒风险服用的那类药物。它们通常是合成类的睾酮，属于类固醇激素，但类固醇激素比兴奋剂的范围更广，也更有意思。

如果你看过类固醇分子的图解，如果你的高中化学老师没有完全抹灭你对分子的审美能力，那么你一定能感受到类固醇分子的严谨之美。一个类固醇分子由四个碳原子环构成，排列得像马赛克瓷砖。这些环状结构使得类固醇分子非常稳定；它们不会轻易溶解，因此不会在血液或脑脊液中分解。另外，类固醇环很容易修改，可以在边上加上装饰，每个新花边都会改变类固醇的功能。睾酮和雌激素看起来惊人地相似，但它们各自的细小附属物却大不一样，可以向受体组织传达不同的信息。

类固醇在大自然中有古老的历史，在很多生物身上起到沟通的作用。霉菌会分泌类固醇。雌性的霉菌会释放类固醇激素，引诱附近的霉菌生长出与之相配的雄性生殖器官。附近的霉菌答应邀请后，变成雄性，就会向周围释放另一种类固醇激素，引诱雌性霉菌向自己生长。过来呀！雄性霉菌喊道。雌性霉菌便会过来繁殖。大豆和山药等植物有类固醇和像类固醇的激素，实际上，富含植物雌激素的食物可以缓解绝经症状。某些种类的水生昆虫会合成高浓度的皮质醇，这种应激激素会使昆虫击败任何试图吃掉它们的鱼类。墨西哥豆豆瓢虫如同行走的避孕药，会制造雌激素和孕酮，科学家怀疑它们分泌这些激素是为了控制天敌的数量。猪喜欢类固醇激素；求偶时，公猪会朝母猪的脸上吐口水，母猪接触到浓烈的类固醇化合物后，后腿保持分开，方便交配。所有这些或许都能解释当下时兴的说法"大男子沙文主义蠢猪"——是的，先生，只消一点口水，这个小姐就是你的了！

自然界中就算没有数千种，也有数百种不同的类固醇和类固醇类的激素。按照定义，类固醇激素是受到不公正评价的、无处不在的胆固醇分子精心完成的作品。胆固醇在结构上与类固醇一样，但没有花哨的装饰，也不是通信载体。只有在获得化学物质的装饰后，胆固醇才能获得激素多变的法力。所有脊椎动物身上的类固醇激素都由胆固醇构成。选择胆固醇作为类固醇激素的基础物质很说得通，因为动物身体中充斥着胆固醇。哪怕你从来不碰鸡蛋、食用油和肉这些富含胆固醇的食物，你的肝脏也会持续按时制造胆固醇。这是有原因的。胆固醇是所有细胞周围脂质保护膜——质膜的重要组成部分。一般的质膜至少一半是胆固醇，而神经元的胆固醇含量远超过一半。没有胆固醇，身体细胞会土崩瓦解。没有胆固醇，新细胞也无法生成，因此身体无法更新皮肤、内脏和免疫系统，而每天身体中会有数以百万计的细胞死亡。胆固醇是地球之脂，也是大脑之脂。

类固醇激素是身体的一部分，也是质膜的一部分。细胞想要互相交流时，就会向质膜寻求帮助，这很矛盾，因为最初将细胞与外界隔离开来的就是质膜。质膜让细胞彼此分离，就像约 38 亿年前，质膜将第一个单细胞生物同其周围环境隔离开一样。质膜使个体和生物的独立性得以出现。细胞间若要再次形成连接，最好的办法莫过于通过质膜的语言。

"激素"一词直到 1905 年才诞生，第一批激素在 20 世纪 20 年代才被分离出来，但数千年来人们间接知道类固醇激素的存在，要归功于睾丸——一种特殊激素工厂的外露属性。雄性动物，包括人类的男性，都是第一批内分泌实验的被动受害者。野生动物被割掉生殖器后，其行为会变得更可控，肉质也会更美味。男人被阉割后，会让人更加信赖。《旧约》中提到，阉人被用来保护希伯来君主和王子的妻妾。阉刑也被用作惩罚性犯罪的手段。12 世纪时，伟大的逻辑学家和哲学家彼得·阿伯拉尔因为与他心爱的学生爱洛伊丝私奔而被割掉了睾丸。阿伯拉尔在回忆录《劫余录》(*My Great Misfortune*) 中酸楚地提到自己对失去雄性器官感到的哀痛。

（而爱洛伊丝却毫发无伤地被送往修道院，她的性腺让人无从下手，当时的医学对此还不甚了解。后来她升任圣灵修道院的院长，这所修道院正是她过去的情人所建的。）

多个世纪以来，睾丸对青春期变化的影响早已被人们知晓。嗓音嘹亮的男孩会在青春期前被阉割，以防止他们的声带变厚，音色变低沉。当时的记录里提到，最优秀的阉伶音色非常动人，他们的声音结合了女性音色的甜美润泽和男性相对较大的肺所提供的力量。这股阉割狂热在17世纪和18世纪到达顶峰，无数父母把自己的儿子带去阉割，希望他们出名赚钱；直到现在，我们中也还有那样讨厌的造星父母。到了19世纪，人们的品味和歌伶的演唱技巧发生了改变，美声女高音取代了被天使吻过的阉伶嗓音。

但阉割操作还在实验室里继续发生。19世纪中叶，现代内分泌学之父阿诺德·阿道夫·贝特霍尔德（Arnold Adolph Berthold）在哥廷根大学的实验室里对公鸡做了一系列重要实验。他摘除了年轻公鸡的睾丸——如果任这种手术发展，会造成阉鸡市场的繁荣。禽类爱好者喜欢阉鸡柔软鲜嫩的肉质，但阉鸡没有华丽的羽毛，没有可炫耀的雄性资本，无法像其他成年公鸡那样展示自己。贝特霍尔德的公鸡没有一直保持阉鸡身份。他将切下的公鸡睾丸放到公鸡的肚子里，结果，这些鸡都正常发育到完全成熟的状态，鸡冠都长了出来，可以咯咯叫了。将这些公鸡解剖后，贝特霍尔德观察到，放入鸡肚的睾丸在新的岗位安定下来，长得有原来两倍大，并且得到了血液供应；这些睾丸里甚至有精子，跟成年公鸡的状态一样。因为这些公鸡睾丸的神经在移植的过程中无法挽回地受到了损伤，所以贝特霍尔德总结说，睾丸并不是通过神经系统对身体施加影响的。他正确地猜测出，有某种物质，某种"生命之水"，从性腺组织进入血液，来到身体其他部位，让公鸡完成了性成熟。只是他还无法确定这种物质是什么。

激素的研究始于雄性动物，而激素研究的成熟则得益于雌性动物。20世纪20年代，科学家开始用孕妇尿液的提取物做实验，想要发现有趣的化合物。科学家测试了小鼠生殖道中的尿液，发现尿液中的某种物质会对小鼠的子宫和阴道产生神奇的影响。小鼠的子宫内膜增厚了，而阴道壁变得角质化——角质化是一个非常形象的词，意思指细胞变长，变得像一条条玉米芯。有机化学家寻找变化的成因，终于在1929年分离出了世界上第一份激素——雌酮。雌酮是一种雌激素，而雌激素是一个激素大家族，我们也叫它雌性激素，但其实两性——或者说所有性别——都有雌激素。身体里有多种形式的雌激素，其中三种影响力最大：雌酮、雌二醇和雌三醇。它们是根据装饰激素主体的羟基（氢原子和氧原子组成的原子团）数量而命名的。你可以拿雌激素的分子结构教孩子数数。雌酮有一个羟基，雌二醇有两个，雌三醇三个。以羟基数量来定名属于化学命名法，不是生物学命名法；羟基数量不能预测分子的行为。多不意味着好，少也不代表无趣。但化学家先发现了它们，自然有权来命名。

雌酮促使阴道角质化或子宫内膜增厚的能力相对较弱，尤其与雌二醇相比。雌二醇是绝经前期女性体内最主要的雌激素。但因为孕期胎盘会分泌大量雌酮，也正是因为孕妇的尿液才诞生了内分泌学的新时代，所以第一个被发现的是雌酮。之后不久，化学界掀起了激素狂热，科学家很快分离出大部分类固醇激素——雄激素、孕酮、肾上腺分泌的应激激素——并确定了它们最显而易见的功能。

然而科学家最爱的还是最先发现的雌激素。化学家这里加点侧链，那里添点羟基，制造了大量的人工合成雌激素。他们设计出臭名昭著的雌激素化合物己烯雌酚（diethylstilbestrol），简称 DES，曾在 20 世纪 40 年代到 60 年代被用来防止流产，但当年使用了这种药物的母亲生下的孩子现在被发现有患癌症和其他疾病的风险。他们发明了避孕药。他们还从怀孕的母马的尿液中分离出"天然"雌激素——马本来尿就多，怀孕时更多——或者用合成激素制造出雌激素药片和雌激素贴片，用于更年期治疗。

雌激素是第一个被发现的激素，也是被研究得最透彻的激素。随着时间的推移，雌激素变得更加有趣。它们既是天使，亦是魔鬼。雌激素会让我们保持健康，也会让我们生病。它们塑造了女性的乳房，也会用肿瘤毁掉乳房。它们会让卵子成熟，在子宫中孕育新生命；也会引发黏稠的紫色纤维瘤，让女性叫苦不迭，不得不切除子宫。

雌激素的这些矛盾之处难以胜数。我们知道，工业社会的女性深陷各种雌激素的泥淖中；过度肥胖，偶尔被怀孕或哺乳打断的月经周期，避孕药，酒瘾，环境中的雌激素——女性如今接触到的雌激素比我们的祖先多得多，而过多的雌激素是有害的，会引发疾病。然而有人告诉我们，我们的雌激素不足，我们的卵巢不再分泌足量的雌激素，我们在停经后不会活太久。因此我们要长年吃雌激素补充剂。我们被告知雌激素会有助于心脏强壮，骨骼结实，神志清醒；雌激素仿佛是漫威漫画中的超级女英雄。那么过去雌激素作为使女性温柔、心软、娇弱的激素形象是不是要被抛弃呢？

我欣赏雌激素，因为它们照顾着女性的需求和反复无常。雌激素是我们的替罪羊。多年来，它们受到污名化，也受到追捧，受人驱逐，又得到清白，它们像女性一样，经历了这一切，还开得起玩笑。要理解雌激素，我们要先将它们与其传说中的样子区分开——那种想象中的雌激素是巫术药箱中的成分，女性疯癫与恶毒的源头——看看我们对它们的能力及局限知道什么，又不知道什么。

雌激素被称作雌激素，既合理，又不十分准确。从 12 岁到 50 岁，女性血液中循环的雌激素量比男性多 3 倍到 10 倍。中年时，男女的雌激素量较为接近，因为女性的雌激素水平下降，而男性的雌激素量在逐渐上升。要记住，所有人身体的激素浓度都是很小的，需要在实验室以纳克或者皮克来测量——相当于 1 克的十亿分之一或万亿分之一。要获得一茶匙的雌二醇，我们需要使用 25 万绝经前女性的血液。相比之下，每个人身上的血液中都有至少一茶匙的糖和几茶匙的盐。激素如同豌豆，女性好比豌豆上的公主。无论在激素和女性之间加上多少块床垫，激素还是会让我们不舒服。

简单来说，不同的雌激素是身体的不同组织产生的，但其中有很多重叠部分，它们的运作机制和目的也不容易搞清楚。雌二醇是女性生育期最主要的雌激素，由卵巢分泌。雌二醇从卵泡细胞和黄体中流出——黄体是破裂卵泡上的黄色物质，像个水疱。雌二醇被认为是三种雌激素中效力最强的，至少按照雌激素活跃度的标准是如此——雌二醇可以让小鼠的阴道发生明显的角质化，使其看上去如同层层麦浪。雌三醇由胎盘分泌，少量来自肝脏。雌三醇是主要的"怀孕雌激素"，使女性在妊娠期容光焕发——如果你没有因为呕吐而面如菜色的话。前面提到，胎盘也会合成雌酮。脂肪组织也会分泌雌酮。较胖的女性通常不太容易出现停经的明显症状，如潮热，或者隐匿的症状，如骨质疏松；即使卵巢已经停止每个月分泌雌二醇，丰满女性的外周组织也会分泌雌酮来补偿。肌肉发达的女性也能安然度过停经期，不仅因为她们的心脏强健，也因为她们的骨骼经过多年的负重训练而结实，还因为肌肉会分泌少量的雌酮。绝经后的女性如果不想用马尿提取物或者马尿贴片，还可以有雌酮陪伴到老。雌酮才是快乐老太婆的忠实伴侣。

人们最近才知道，**整个**身体都会制造和消耗雌激素。在激素研究的黄金时代，科学家以为只要研究性腺就行了；卵巢制造雌激素，睾丸制造睾酮。因此才会出现"性类固醇"这样的名词。他们认为性腺制造 6 种类固醇，负责与性相关的功能，或者说与生殖相关的工作，例如控制排卵和增厚子宫内膜等。但雌激素的功能不仅限于好好繁殖。身体各处都能制造雌激素，并且身体各处都会使用雌激素。骨骼会制造雌激素，也会用到雌激素。血管会制造雌激素，也会吞噬雌激素。大脑会制造雌激素，也会回应雌激素，我们对此刚刚有所了解。身体爱雌激素，消耗尽一拨还需要更多。雌激素的半衰期很短，可能只有 30 ～ 60 分钟，之后会分解，被循环利用或者摧毁。但身体各处还会分泌、消耗、输送新产生的雌激素。

雌激素就像巧克力，一小点都很带劲，能带来兴奋或安慰的感觉，这取决于哪块组织正在利用它。雌激素会刺激乳房和子宫的细胞，也会镇静血管，让它们不会变窄、僵化和发炎。雌激素像巧克力，也因为它像巧克力一样浑身上下写着"好吃"两个字。只有怪人才不爱巧克力。同样，身体几乎没有哪个组织不爱雌激素，它们都想"咬上一口"。

接下来讲讲雌激素在全身的分布。合成雌激素，需要芳香化酶。有了芳香化酶，身体组织就可以将一种激素前体变成雌激素。

这种激素前体可能是睾酮——没错，一种"雄"激素，但女性的卵巢、肾上腺，可能还有子宫和大脑等地方也会制造睾酮。激素前体也可以是其他雄激素，比如雄烯二酮——一种值得科学界深入研究的激素。谁会知道雄烯二酮可以增加女性的进攻性和怒火呢？可以说，女性的卵巢和肾上腺会分泌雄烯二酮，而雄烯二酮在芳香化酶的催化下，会转化成可口的雌激素。

幸而最近有研究发现人体到处都有芳香化酶，否则用化学法制造还挺烦琐的。卵巢有芳香化酶，而卵巢也能制造睾酮，因此能很快将睾酮转化为雌激素，于是女性会有激素周期。其他组织也有芳香化酶：脂肪组织、肌肉组织、血管、大脑。乳房也有芳香化酶。只要给这些组织一点激素前体，一点睾酮，它们就能制造雌激素。量不是很大，也不按月经周期，但是会细水长流。有趣的是，芳香化酶会随着年纪增加而更有效力。即使身体大部分功能日渐衰坏，芳香化酶却越发活跃，将前体转化为雌激素的效率更高。这解释了为什么年长男性比年轻男性雌激素高，也可以解释为什么绝经后的女性身体不会因为卵巢不再分泌高浓度的雌二醇而垮掉。因为她们的乳房、骨骼、血管都还在制造雌激素。红酒、红木、芳香化酶，都是越陈越香。

但只是制造雌激素并不足够。还需要与雌激素沟通的工具。雌激素需要通过雌激素受体与身体交流。雌激素受体是一种蛋白质，能识别和包围雌激素，之后会改变形状，像人躺在毯子下面会改变毯子的形状。变形后，受体会激活细胞内的基因变化，打开某些基因，关闭某些基因。基因的变化改变了细胞的状态，最终改变细胞所属的器官。

因此，某个器官的细胞如果含有雌激素受体，该器官便会对雌激素敏感。女性似乎对雌激素极其敏感。如芳香化酶一样，雌激素受体也遍布身体各处。看看肝脏、骨骼、皮肤、血管、膀胱、大脑的细胞，到处都有雌激素受体。研究雌激素生物化学长达 25 年的贝妮塔·卡兹耐伦伯根（Benita Katzenellenbogen）说，如今的难点在于要找到不含雌激素受体的组织。或许脾脏没有吧，她耸耸肩说。

故事还没完。雌激素的传奇好似高端肥皂剧《经典剧场》（Masterpiece Theatre）。1996 年，科学家意识到，数十年来他们以为人体只有一种雌激素受体，而实际上人体有两种，每种都有独特的分子特性，都能抓取雌激素，使细胞发生回应。这两种蛋白质分别是雌激素受体 α 和雌激素受体 β。人体中有些细胞富含受体 α，有些富含受体 β，有些两者都有。任何一个细胞内都可能有数千个受体 α 和受体 β。而某些细胞内可能有数万个。因此一点点激素就能兴风作浪：整个受体大军严阵以待，能探测出任何飘过的零星雌激素。

不同组织的雌激素受体职能也不同，也就是说，肝脏、骨骼、乳房或胰脏上受体打开的分别是不同的基因。每个器官上哪些基因会被雌激素激活尚不清楚。但我们也并非一无所知。比如，在肝脏中，雌激素与雌激素受体结合后，会刺激凝血因子的合成，使血液变浓稠。我们需要凝血功能良好的血液，以防在可预测的出血期内失血过多——经期当然属于这种出血期，此外还有像卵子从卵泡中破裂、胚胎着床、生产等时候。由于雌激素能帮助合成凝血因子，避孕药和雌激素替代疗法偶尔也会引起血栓，造成肺栓塞等问题。

肝脏中雌激素和雌激素受体的结合还会刺激生成高密度脂蛋

白（high-density lipoprotein）——很多人熟知的 HDL，即所谓的"好胆固醇"，我们都希望在自己的体检报告单上看到这一项的数值很高，越高越好——同时抑制低密度脂蛋白（low-density lipoprotein），简称 LDL，即"坏胆固醇"。高密度脂蛋白并非真的胆固醇，而是胆固醇的载体，能够从血液中吸收胆固醇分子以及其他脂肪，带去需要的组织，或者送去肝脏处理，然后排出。因此脂蛋白是孕期和哺乳期母亲与孩子之间很好的能量转换来源。在备孕期，雌激素会习惯性告诉肝脏多备些高密度脂蛋白。（剧烈运动也有类似作用；长期运动的辛劳会产生与生殖一样的合成代谢率，激发为制造新细胞而搜罗可利用的血脂的需求。）

继续来看雌激素版的《创世记》。我们再次低估了雌激素。其实，雌激素不需要受体也能所向披靡。没错，雌激素是可以与受体 α 和受体 β 结合。但结合以及随后的受体变形都需要时间，而雌激素的行动速度可以更快。比如，雌激素只要接触到质膜就能畅行无阻。雌激素能穿过质膜，快速开启一些小孔，使离子从细胞中流入流出。质膜的电流发生了变化，但也会很快复原。对人体大多数组织而言，这样瞬间的波动不算什么。但对大多数器官而言，离子的流动才是生机的关键。比如心脏。心脏像电子化学节拍器一样地泵血，离子流为其起搏提供动力。雌激素能帮助心脏组织质膜间的流动更稳健流畅。绝经前期女性的身体充满了雌激素，她们的心脏强如公牛，很少会发作心脏病。无疑，雌激素给心脏带来好处的部分原因是间接的，因为雌激素会给我们带来高密度脂蛋白，帮助清理血液中的胆固醇，防止动脉硬化。但我们看到了心脏爱雌激素的另一个理由：雌激素可以给身体提供瞬间的活力。

我们至少给雌激素刺激的回应分了两类：一种快速而短暂，

一种稳定而深沉。雌激素啊，我们对你真是知之甚少。你还有什么办不到的吗？

一方面，雌激素是一面移动的靶子。经过仔细研究，雌激素显露了新的本领，但也失去了一些之前提到的能力。多年来，科学家一直认为激素是生命形成的根本。在研究过像猪这样温顺的"模式动物"的胚胎发育之后，研究者观察到，在胚胎即将植入子宫时，哗啦啦！细胞组织释放了一股雌激素。这股激素标志了"临时猪"（囊胚）到"永久猪"（胚胎）之间的转变。没人知道此前的雌激素在做什么，但显然它在干一番大事。科学家出于实验目的阻断了胚胎着床期的雌激素合成时，猪的形成过程也终止了。

雌激素对哺乳动物胚胎形成具有重要意义还有其他理由。胎儿没有雄激素或雄激素受体也能活得好好的，简·卡登和其他患雄激素不敏感综合征的女性是这一点的完美证明。但人若没有雌激素呢？不存在一个完全没有雌激素循环的活人。在20世纪90年代中期前，没有雌激素的孕体是不可想象的。

有个小伙子，28岁，身高205厘米，非常讨厌别人问他打不打篮球。他不打。他的膝盖内扣，脚外八字，步态很别扭。他不停长个子。26岁以后他又长了1英寸。他的鞋是19码，比在一般男鞋专柜找到的最大码还要大6码。随着个子不断长高，他的步态更难看了，于是他终于去看了医生。医生推荐他去看内分泌科专家，专家诊断这个年轻人的骨骼既很年轻，又很老。很年轻，是因为骨骼两端没有像青春期晚期那样闭合起来；很老，是因为骨干上布满了小孔。他患有严重的骨质疏松。他还有其他问题，包括像糖尿病人身上常见的胰岛素抵抗。他血液中的雌激素水平很高，但他没有出现女性特征，不像雌激素分泌过剩的男性；他没有男性乳腺发育，他的嗓音也不尖细。他看起来非常高，膝内扣，但无疑是个阳刚的小伙子。

最终小伙子进了辛辛那提大学医学院埃里克·P. 史密斯医生的办公室。史密斯医生从他的症状中看到了医学界认为不可能的事：这个小伙子对雌激素完全没有反应。史密斯知道洛克菲勒大学的小鼠实验。研究者通过基因技术制造了缺乏雌激素受体的小鼠。它们有个名字，叫 ERKO 小鼠——ERKO 是 Estrogen Receptor genes had been Knocked Out（雌激素受体敲除）的简称。生物学家担心这样的操作会产生致命的结果：没有回应雌激素的能力，小鼠会死于子宫中。而实际上，小鼠出生了，活了下来，并且看上去很正常。史密斯决定检查小伙子的 DNA，看看他的雌激素受体基因是否也突变了。这个男人身上是否也发生了洛克菲勒研究者对小鼠做的改变呢？答案是肯定的。高个子小伙的两份雌激素受体基因都有缺陷。这些基因无法指挥雌激素受体蛋白的合成。他有芳香化酶，因此可以制造雌激素，量还不小。但他无法制造雌激素受体。所有制出的雌激素都浪费了，如同对牛弹琴。

通过历史上第一个雌激素受体缺乏的案例，史密斯和同事总结了一些结论，发表在《新英格兰医学杂志》（*New England Journal of Medicine*）上：雌激素不仅如众所周知的那样，对女性骨骼的发育和保护极为重要，对男性骨骼也是如此；雌激素的新陈代谢会影响葡萄糖的代谢，因此与糖尿病风险密切相关；与传统理论相反，雌激素对胎儿的生存没有关键作用。小鼠胎儿不需要雌激素，人类的胎儿也不需要。我们高估了雌激素。

"如今的证据表明，"得克萨斯大学的埃文·辛普森（Evan

Simpson）说，"雌激素对胎儿发育似乎没那么重要，但它在维持身体生长方面比我们之前认为的更加重要。"

我补充些警告。在把雌激素看作胚胎期的次要条件之前，让我们想想最新的发现：雌激素基因的受体不是一种，而是至少两种。那个没有雌激素受体的小伙子和献身于科学事业的小鼠其实缺乏的只有雌激素受体 α。他们仍有雌激素受体 β，因此他们可能不像最初认为的那样对雌激素毫无反应。大自然从不嫌多。如果某个角色足够重要，大自然会请来更多的替补演员。替补演员或许不够完美，但必要时能派上用场。雌激素受体 β 保护成人骨骼的能力无疑较差，因此那个没有受体 α 的小伙子的骨骼变得像厨房里的海绵。但当他还是胚胎的时候，真的错过了雌激素吗？还是说受体 β 救了他的命，让他着床、发育，因为受体 β 知道自己是他最后的希望，知道没有雌激素就无法展开生命，是不是呢？

或许是，或许不是。这就是雌激素故事的结局。雌激素始于脂类。我们尚未充分理解它，也无法完全掌控它。在对人类行为和性活动的影响方面，雌激素总会大方又狡猾地周旋应对。它也没有掌控我们，它最爱说的话是**"或许吧"**。

第十一章

穿裘皮的维纳斯

雌激素与欲望

雌性大鼠不在发情期时不会交配。我不是指它不想交配，也不是说如果它没有在发情时发出合适的气味和声音诱惑就找不到伴侣。我的意思是，它的身体没有能力交配。不在发情期的雌性大鼠子宫不会分泌雌激素和孕酮，而没有激素的刺激，雌鼠不会做出脊柱前凸的交配姿势——弓起背，将尾巴收到一边。脊柱前凸会改变阴道口的角度，让身后雄鼠的阴茎更易进入。大鼠没有印度《爱经》里的花样姿势。切除了卵巢的雌鼠无法做到脊柱前凸，因此无法交配——除非给它注射激素，弥补孕酮的缺失。

　　雌豚鼠的阴道口一般有一层膜。这层膜会在排卵期的性激素刺激下张开，使雌豚鼠得以交配。

　　在大鼠和豚鼠以及很多其他雌性动物身上，身体机能和动机是互相影响的。只有发情时，雌性才有动力去寻求配偶，此时它的身体才会让它觉得义不容辞。雌激素控制了雌性动物的性欲和性行为。

　　雌性灵长类动物却可以随心所欲地交配，不论它们是否处在排卵期。它们的生殖道结构和激素状态之间没有关联。雌激素没有控制它们的神经和肌肉，驱使它们撅起屁股露出生殖器，也不会让它们把尾巴撂在一边。雌性灵长类动物享受性行为不一定非得怀孕。它们可以每天性交。雌倭黑猩猩每天性交超过一次，或者一次超过一小时。雌性灵长类动物从不受激素的束缚。好比说，通往它们大门的钥匙从它们的卵巢转移到了它们自己手中。

但灵长类动物仍有周期。它们的血液将雌激素从一处输送至另一处，包括愿望、情感和性欲所栖的大脑的各个部位，位于边缘系统中的下丘脑和杏仁核。雌性灵长类动物不受激素的严格管控，它们可以巧妙地拿性类固醇去利用、调节和表达大量感觉和心理信号。对大鼠来说，激素的世界非黑即白；对于灵长类动物，激素如同一盒 64 色蜡笔，不同情况对应一种颜色，每种颜色至少有三个名称。你需要粉色、桃红还是紫红？

"在灵长类动物身上，激素对于性行为的所有影响都集中在心理机制，而非身体机制上，"埃默里大学的金·沃伦（Kim Wallen）对我说，"生理与心理的独立运行使灵长类动物在不同情境下使用性资源，不论是出于经济原因还是政治原因。"或者是情感原因，或者只为了打发无聊。与沃伦交谈时，我们看到耶基斯灵长类动物研究中心的 5 只猕猴在笼中追逐着另外 2 只猕猴，你能看出 7 只猴子在用"猕猴语"相互咒骂对方，它们越是尖叫，就跑得越快。沃伦继续说，雌性灵长类动物或许不会因为激素分泌而脊柱前凸，但其性动机显然会受到影响。他指向那群猕猴。"七武士"还在嘶叫奔跑。还有几只猴子像赛马场边的赌徒，兴奋不安地旁观着。一只邋遢的大雄猴旁若无人地剔着牙。每一只猴子在做的事跟性相离十万八千里。猕猴都是加尔文教徒，沃伦说，它们在性问题上守旧又专制。一只雌猕猴与一只熟悉的雄猴单独待着时，若没有其他猴子监视，它便会与雄猴交配，不管它是否处在繁殖期。但在社会组织约束下的雌猴则无法纵情声色。如果雌猴溜到雄猴身边，开始挑逗，其他社会成员会设法干预，发出聒噪刺耳的喝止声。雌猕猴通常不会违逆传统。它又不是那种性开放的倭黑猩猩。

激素能改变一切。激素会左右雌性的判断，将它从世间带到天上。雌性动物处在排卵期时，雌激素水平飙升，欲望会战胜政治本能，它会肆无忌惮地交配，谁敢上前干涉，都会被它龇牙咧嘴地喝退。

在思考动机、欲望和行为时，我们会将更多功劳归于大脑和新皮质。我们坚信自由意志，我们必须如此。自由意志称得上是人类本性的标志。并不是说每天早上我们都会有无限的自我尽情发挥——唉，那只是虚妄，人类永远的想象。但是，我们有凯斯西储大学的罗伊·鲍迈斯特所称的"执行功能"——自我行使意志、做出选择和自控的层面。人类的自控能力一定算得上我们的一项强大力量，是人类适应力与灵活性的来源。我们的行为很少是真正无意识的。即使我们自认为在自动驾驶，执行功能也会随时留心查看和纠正驾驶过程。如果你懂得盲打，你会知道执行指令的大脑与机械式的大脑密不可分。当一切运转良好，你会无意识地自动打字，你的手指非常熟悉键盘，好像每个指尖都嵌有存储芯片。一旦你犯了个错误，这种自动进程会立即停下来，在你还没搞清哪里出了错时，执行功能就开始起作用。在执行功能的指导下，你的手指会按下退格键，消除错误，修改完没多久，你的手又回到了自动模式。运动员、外科医生和音乐家每分钟都会在有意识和机械式的行为之间切换无数次；这种切换是精湛技艺的灵魂。人类的自控能力是有限的，我们若高估了这种能力，凡事力求完美，便会陷入麻烦。但意志力仍是值得赞赏的。

同时，我们知道人类的天性中有一部分像上蹿下跳的猕猴，我们感觉自己不仅长得像猴，行为也像猴。小女孩一进入青春期，便会开始有意无意地思考性的问题，做梦会想，单独洗澡时也会想——总之，该发生的都会发生。女孩的欲望觉醒了。青春期发生的变化主要是激素变化。化学环境的变化会刺激欲望。我们理智上明白性行为是激素主导的经历，但还是不愿承认两者之间的联系。如果激素确实有效果，我们会担心它们效果太强，让我们失去自由意志，因此我们拒绝承认它们的重要性，与此同时我们知道激素是有效果的，青少年是明证，令我们想起了自己年轻时的欲求。

与其掩耳盗铃，不如试着了解雌激素和其他激素影响行为的方式。确定的是，我们对神经生物学的了解是非常初级的。我们不知道雌激素或其他物质对大脑做了什么，从而引发了欲望，满足了幻想，或者抑制了冲动。但有足够的间接证据可以让我们思考雌激素存在的意义。

欲望和情感如同大脑中朝生暮死的蜉蝣，出现没多久就会消失。但它们也可以持续存在。心血来潮会变成执迷不悟。如果要让情感或冲动长期存在，激素是个好用的工具。在大脑中，类固醇激素一般会与一种或更多神经肽合作。神经肽来去匆匆。而类固醇激素总是能屈能伸，持之以恒。两者会在有助于动机和行为的神经回路中协同作用，将精神与肉体结合成整体。拿口渴的感觉举例。身体缺乏水和盐分时会有强烈的反应，因为人类的祖先曾生活在海里，我们的细胞必须浸泡在盐水中才能生存。其中的一种反应是肾上腺被激活，分泌类固醇激素，如醛固酮。醛固酮是一种非常实用的激素，可以用来保存已有的供给——比方说，从尿液或胃液中重新吸收盐分，并将盐分归还到细胞间液中。醛固酮也会渗入大脑，刺激一种叫血管紧张素的神经肽的活动。血管紧张素反过来会唤醒大脑的口渴回路。你会感觉到口渴，有喝水的迫切感。一杯水往往能轻松满足这种感觉，肾上腺和大脑都会安静下来。但如果你对水和盐的需求量大到不一般，比如在喂母乳时，你会分泌大量醛固酮，对于水分和盐分的使用变得极有效率，但你仍会长时间感到干渴，感觉能吞下尼罗河，还会前所未有地爱吃咸味食品。

情感是一种信息。情感是需求的信号，表示体内平衡暂时被打破了。情感是身体鼓励或抑制行为的方式，身体希望行为可以满足需求和恢复平衡。我们通常不会将口渴当作一种情感，而实际上它是一种情感，是身体组织间隙的情感。作为一种情感，口渴可能会被其他需求忽视或拒绝。如果你在酷热的天气中赛跑，感到口渴，可能不会停下来喝水，浪费宝贵的时间，用一肚子的液体加重负担，而会忽略这种需求。恐慌会引起强烈的口渴感，部分是因为伴随恐惧而来的肾上腺活动释放了大脑中的血管紧张素；但恐慌也会攥住喉咙和胃，让人排斥吃喝的念头。不过，口渴给人宽限的时间较短。你只能无视它一小段时间——人一周不喝水，会死于脱水。因此，神经肽和类固醇激素对监视补水行为的神经回路的协调作用是非常极端的。你拒绝满足有需求的行为——喝水——时间越长，你的肾上腺会分泌越多的类固醇激素，喝水的欲望就越难以抗拒。到了某些时候，随着身体濒临死亡，什么样的水你都会喝——有毒的水，或者对身体来说过咸的海水。甚至连耶稣也无法克服口渴，死时还用醋湿润嘴唇。

不过，人在某个周期内不繁殖是不会死的。人类是长寿的生物，隐约觉得自己有很多繁殖机会，如果条件不理想，可以几个月、几年、几十年，甚至一辈子无视爱欲。动物的繁殖冲动同口渴一样强烈，它们是生命期较短的物种，可能只有一两个繁殖期供它们把遗传勋章留在世界上。长寿的必然结果是丰富的情感生活和复杂的性生活。我们错误地认为感性等于低级，而理性等于高级，实际上智商越高的动物情感也越深厚。动物智商越高，对情感的需求也越高，相应地，对信息的存储也需要更大的空间。

我们质疑情感，但我们拥有丰富情感实属幸事。情感需要我们思考和解码。人类的优秀正是因为具有情感，情感并非我们的拖累。激素也是情感的一部分。激素会传达关于自身的信息和携带其他信息。激素不会指挥我们做事，而是在其他一切都有利于它时，让做事变得更轻松愉快。

调皮的雌激素需要大脑中的很多中间方才能工作，这样的中间方包括很多神经肽和神经递质。雌激素通过神经生长因子和5-羟色胺发挥作用。雌激素通过天然镇静剂和催产素发挥作用。雌激素可以被视为联络者或诱导者，或者像酵母和小苏打那样的发酵剂。雌激素本身没有情感，但有引发情感的能力。多年来研究者试图将雌激素水平与女性性行为联系起来。这种猜想是合理的。随着每个月卵泡生长，排卵期达到峰值，卵子进入输卵管，雌激素浓度会稳步上升。如果卵子需要受精，理论上它可以通过雌激素让大脑知道它的需求，雌激素会刺激神经肽，鼓励一种特定行为——像干渴的行人寻找水源那样去寻找性伴侣。

在雌激素与人类性行为之间建立关联是相当有难度的。你关注的是哪种行为？相关数据点是什么？性交的频率如何？性高潮的频率如何？自慰或性幻想的频率呢？是不是突然想去买本《大都会》杂志？我们还是有所了解。性交频率和女性所处的排卵时间没有联系。女性在排卵期间的性交不会比一个月中其他时间更频繁，除非她们想要怀孕。但完成一种行为并没有对行为背后的潜意识动因做多少说明。如果去调查夫妻性交的频率，会看到一个令人吃惊的高数据点，那就是周末——并非因为人们在周日一定会兴致盎然，而是因为周日最方便，人们没有因为工作而精疲力竭，有一整天时间可以挥霍。激素可以引你去水边，但不能强迫你喝水。

雌激素水平和身体被唤醒之间也没有联系——性唤起指的是生殖器因为明显的性刺激而肿胀并分泌润滑液，就像电影中的做爱场面那样。无论处在周期中的哪个节点，女性在生理唤醒方面的表现都相差无几。但生理唤醒并不能解释有意义的性动机或性饥渴，因为有些女性在遭到强奸时仍会分泌润滑液，阿姆斯特丹大学的埃伦·拉恩（Ellen Laan）表示，女性在观看色情片时生殖器会明显充血，哪怕她们之后描述电影其实又俗套又无聊，让人提不起兴趣。

在性欲而非生殖器表现方面，我们会发现激素与性行为之间关系更为紧密。有些研究将女性主动挑起性交作为性欲的标志。研究结果千差万别，这要取决于避孕措施的类型，但结果是符合预期的。使用会干扰正常激素波动的口服避孕药的女性，比起其他时间，在排卵期邀请伴侣性交的频率并没有提高。而当避孕方法不使用激素并且可靠时——比如丈夫结扎了输精管——相比其他时间，女性在排卵高峰期表现出更多主动性交的倾向，这表明雌激素在召唤。加上稍微不那么让人信任的避孕套这一复杂因素，女性排卵峰值期主动请战的可能性下降了。原因不复杂：如果你不想怀孕，你应该不会在生殖力最强的时候乱来。女同性恋伴侣不害怕怀孕，不使用避孕措施，也没有所谓的男性期待和操控等混杂因素，心理学家研究发现，这些女性在排卵峰值期主动提出性交的可能性增高了约 25%，达到性高潮的次数也翻了一倍。

考察脱离肉体的纯粹欲望时，可以看到激素与性行为之间的强关联。在一项大型调查中，500 位女性被要求连续几个月每天测基础体温，并记下她们初次感到性欲泛动的时间。汇总的结果表明，性饥渴出现的时间与基础体温所代表的女性正处在或临近排卵的时间惊人地一致。女性甚至可能通过无意识的肢体语言来表达欲望。科学家调查了长时间在夜总会跳舞的年轻女性，发现这些女性在接近排卵的日子，穿着会更为大胆暴露：裙摆会随着雌激素水平升高而变短。（当然，排卵期不是坏事，而是穿上最紧最暴露衣服的最佳时机，因为这时候你还没有出现经前水肿和粉刺，也不用担心经血侧漏。）

很多研究者最近表示，睾酮，而非雌激素，才是引起男性和女性性欲的"真正"激素。他们指出，卵巢分泌雌激素，也分泌睾酮，而月经中期的雄激素水平会像雌激素水平一样飙升。我们不能忽略睾酮的这一事实：男性身体有大量睾酮，他们超爱性交。很多有关人类性行为的教科书泛泛地指出，睾酮是所有欲望的源泉，有些女性为了加强自己减退的性欲，会在激素替代疗法中加入睾酮。要说睾酮与女性的欲望相关，有证据表明睾酮对雌激素来说类似于女佣，而非上帝。碰巧的是，血液中有些蛋白质会附着在睾酮和雌激素上，这种附着会阻止激素穿透血脑屏障。雌激素会加速结合蛋白的产生，不过结合蛋白喜爱睾酮稍微多一点。因此，当性激素水平和结合蛋白数量随着月经周期攀升，结合蛋白会偏心地寻找睾酮，让其在到达大脑之前变得毫无杀伤力。但睾酮可以间接地发挥作用：通过霸占结合蛋白，睾酮让雌激素不受阻碍地到达了大脑。这种分散结合蛋白注意力的能力可以解释睾酮疗法对性欲低下女性的治疗效果：睾酮可以让血液中的结合蛋白保持忙碌，从而令雌激素直通大脑。

将雌激素视为性欲激素，既是过誉，也是低估。如果说雌激素是卵子的信使，我们会期待大脑注意到这点，只是别那么简单线性。随着生殖系统的激素被释放，我们的动机和行为也产生了。我们可能不会接受如同盲目色情狂一般的激素信号，它告诉我们，我们等不及了，要赶紧解决生理需求。我们不想因为卵子出现了就纵容它。我们生活在世界上，有自己的欲望和约束。但，我们可能很像一副功能明确的眼镜，只是要更清楚地阅读印刷品上的小字而已。雌激素的基本行为策略是使感觉更敏锐。它会掐一掐我们，说：注意点。很多研究表明，女性的视力和嗅觉在排卵期会增强。各种感官在雌激素活性很强的其他时间，比如月经前，也会增强，此时的孕酮水平会下落，让雌激素肆无忌惮地发挥。怀孕期的女性能隔着两段楼梯闻到脏猫砂的气味，能看到暗淡的星辰和对面脸庞上的毛孔。必须强调一点，我们不**需要**雌激素提醒我们多加注意或者增强嗅觉，但雌激素真实地存在，并通过血液流向大脑，给其流经的大脑、骨骼、心脏、乳房和卵巢一点温和的刺激。

如果雌激素有帮助，那么它应该在大脑高度集中的时候帮助最大。排卵期是充满危险和多种可能性的时期。雌激素如同伺机出手的魔法，像亚马孙印第安人从箭毒蛙皮肤中提取的致幻剂，可以带给他们英雄般的强大感觉。我们越参与到世俗生活中，越有可能遇到适合自己的人，同时也越有责任去注意和评估周围的人。如果真有女性直觉这回事，那可能是在可爱的雌激素水平高的时候偶尔出现的，细致的观察被雌激素打磨得更加凝练。然而雌激素也会受过往经历与当下事件的影响。如果你正处于沉郁孤僻的状态中，那么排卵期的大量雌激素或月经前期的能量可能会让你觉得更加落寞。雌激素只是推动者，不是发起人。我们想想雌激素对乳腺癌的作用就能理解这一点。严格说来，激素不算致癌物。激素不像射线，也不像苯等毒素，不会造成乳腺细胞中的遗传物质分裂或不稳定。但如果已经存在异常细胞，雌激素可能会起到助长和刺激作用，怂恿它们继续生长，直到出现微小的反常现象，如果免疫系统没有将其清除或使其逆转，小反常会继续存在，扩大到恶性的地步。

雌激素的力量在于它对于环境的依赖。雌激素不会主动指使人做事，但它可能会让我们注意到我们会忽略的某些事。雌激素可能会增强感觉，给我们一点点不稳定的好处。如果我们挺好，我们会感觉非常棒。如果我们感觉很一般，那么，我们可以把问题怪在激素头上。反正它们得派上用场。

雌激素如同学习的润滑剂，对于年轻女性很有助益，因为这个阶段的女性正在发现自我，积累人生经验。年轻女性在评估别人的动机和性格时，由于缺乏更好的参照，只能从直觉中收获帮助。但我们也可能会过度执迷于自己的直觉和对他人的见解，过度相信我们瞬间判断的正确性。我们越老，雌激素周期的高峰和低谷越柔缓，我们也越不需要它们和它们对情绪的干预。毕竟，经验是比直觉更可靠的朋友。你要跌倒多少次才能闭着眼睛也能认出让你想起自己那冷漠、愤怒、吹毛求疵、爱引经据典的父亲的那类男人，从而让自己的目光、觉察和激素离他远远的？

每个人都像个私人化学实验室，如果愿意，我们完全可以自己一个人玩。你可能发现你的排卵周期无聊得让你不愿老是想着它，你可能想探索一下卵子，或许会觉得失望，也可能不会。我花了很多年才意识到排卵期的性高潮是非常强烈的。我过去一直以为性高潮在月经前期会很棒，但我以为这与生理现象有关，因为骨盆充盈着经前的润滑液，我没有从另一面思考过，因为我当时根本不相信。当我开始研究增长的雌二醇和性高潮质量之间的联系时，我发现了它们的美妙关联。排卵期的性高潮深刻而激荡，或许是因为雌激素，或许是因为睾酮的诱导，或许是自我催眠的作用。我感觉像体验了具有春药作用的安慰剂。无所谓。作为化学家，我是业余的，我无法自己做对照实验。但在重要问题上我学得很快，而且我已找到让自己感受狂喜的方式，它和月亮、月份和月经都无关。

我们每个人都只有一套化学系统和一个可以探索的大脑，而雌激素对每个人的效果各不相同。如果大家都承认激素能够刺激大脑，使其去感受和输入信息，那么可以得出一个结论：青春期极为重要。在类固醇激素的影响下，青春期早期的大脑会不断扩张，像一朵掉入水中的日本花。大脑极易受到沉积的糟心事和痛苦情绪的影响，这些垃圾甚至需要一辈子的时间去清理。青春期大脑的可塑性被人们严重低估了。我们过于在意童年早期和胎儿时期的大脑，尽管这时期的大脑对于整体智力、性格和技能的发展意义重大，但青春期的大脑也不容小觑。大脑在 10 岁时会受到肾上腺素的冲击，一两年后会受到性腺产物的左右。在大脑跌跌撞撞地走向成熟的道路上，它试图从性和社交方面来定义自己。青春期前，女孩的大脑已经准备好吸收成为女性的种种元素，知道什么是重要的，什么是不重要的，懂得了权力以及如何获得权力，或者知道了自己的局限。我们都听说过那种女孩告别童年，进入初中，突然有了自信危机的故事；但我们没注意到的是这个阶段的脆弱，希望改头换面的心态，同大脑中激素风暴之间的相互关联。青春期的大脑密切注意着周遭的世界，希望找到回归平静的道路，寻找到意义。这时的大脑像脱了壳的螃蟹般毫无防护地暴露出来，很容易受到伤害。谁能忘记青春期？谁又能抚平那段岁月的伤痛呢？

　　激素挑战着青春期大脑的同时，也改变着身体。女孩身体中的高浓度雌激素使体脂分布于乳房、髋部、大腿和屁股以及皮下各处。女性因为有雌激素和其他辅助激素，比男性拥有更多体脂。女性的身体平均含有 27% 的脂肪，而男性的身体平均只有 15% 的脂肪。最瘦的顶级女性运动员或许能将体脂降到 11% 或 12%，但这也是顶级男性运动员体脂率的近两倍，因为男性运动员的体脂几乎可以低到同叉角羚一个水平。我们看看女性成熟后的体脂分布，可以说女孩成熟时发胖是很自然的事，但对**自然**的解释是文化决定的，而我们的文化尚未解决对待脂肪的方式。一方面，我们西方人普遍每年都在变胖，尤其是北美人。我们哪有理由期待其他的可能呢？我们坐在桌边不动；食物从未远离过手和嘴，而且这些食物往往富含淀粉和脂肪，营养过剩；我们只有动用意志力时才会去运动，而不是因为持续运动属于工作、社会生活或旅游本身的一部分。另一方面，我们无法忍受肥胖，反感肥胖，认为胖是意志薄弱和懒散的标志。两种相反的信号从各个方面打击着我们：我们必须一直工作，世界成了竞争的舞台，科技需要我们坐着用脑力工作，但我们不能太胖，因为肥胖是不健康的，看起来显得过于自我放纵。于是我们必须锻炼，控制身体，因为自由散漫的生活不会让我们瘦下来。

　　女孩们，可怜的女孩们，正处在我们对肥胖的不容忍和摇摆不定的风暴中央。女孩成年后体脂会增加。由于有雌二醇，女孩比男孩更容易增加体脂。之后，她们会相信全面控制自己是有效果的，并且认为如果非常努力，可以控制和约束我们的身体。青春期的大脑正在四处寻找控制和安慰自己的工具，探索如何建立个人权力和性魅力，因此会将自我控制看得格外重要。节食成了权力的代名词，不仅仅因为女孩们通过媒体看到了数不过来的漂亮瘦模特，更因为在如今的青春期女孩所处的时代，肥胖横行，同时受到鄙视，女孩们对一点点脂肪都难以接受。当我们正为日益增长的全国肥胖率而抓耳挠腮，必须**立刻**遏制这种势头时，女孩怎么会相信自己刚开始显露的脂肪不会无止境地增加呢？

女孩的大脑之所以认为注重外表是获得权力的最快途径，还有一些其他的明显原因。现在市面上有太多与美貌相关的杂志，比1970年前后我还是小女孩的时候多多了。（那时候已经有很多了。）如今的超市会提供无糖果售卖的结账通道，方便排队时不想让孩子吵着买棒棒糖的父母。那无女性杂志的结账通道在哪儿呢？有没有通道可以让人逃离对容貌的偏见呢？任何心智健全且有观察力的女孩都注定会得出结论：自己的外表很重要，而且可以像控制体重一样管理好自己的脸，办法是使用化妆品和合适的皮肤护理方法，分析自己的面部特点，时刻加以注意，并且要认真思考这个事情。难怪女生会失去自信。如果她很聪明，她会知道过于看重外表是愚蠢的。这会让人觉得压抑和失望；那么她会为此而去阅读，学西班牙语，做微积分吗？如果她不聪明，她看到随处可见的美貌在获得权力，自己便也想效仿。女性会想得到权力。种种迹象表明，经过严格管理的身体和美丽的面容确实会保障女性的权力。

我说的事并不新鲜，但我认为，人们应该将青春期视为一次机会，给大脑刷一层新漆。女孩会向女人学习：假女人、真假参半的女人、真女人。脸是无法逃避的问题，但脸会被涂抹，被破坏，会在感情上被撕破。反复念叨一些话是个好办法。不断对女孩说，你很棒，你很坚强，你很美，这招管用。新出现的女权运动宣扬的为自己拍手叫好的精神有用。女孩们互相帮助，因为女孩会像从成熟女性那里获取经验一样向其他女孩学习。仪式有用，反仪式也有用。我们可以剥光图腾的遮羞布，给它们重新注入肆意的疯狂。女孩们可以用口红互相在背上或脸上画上批判的图案，或者从腋窝到骨盆画上一排多余的乳头。用胸罩做一条吊床，在里面装满甜甜圈和健怡可乐。将女性杂志和自然杂志封面剪下来拼贴，做成人兽一体的荒诞面具：大象麦克弗森，娜奥米骆驼。将橡胶昆虫和大富翁游戏里的酒店标志贴到体重秤上。女孩们可以为彼此畅想未来，有无可限量的职业前景，一连串优秀的爱人，因为独乐乐不如众乐乐，为朋友着想也让自己心中有数。运动也有用。练习空手道也有用。跟女性朋友们抱团也有用。用无意义的歌词加上不成调的旋律写歌，比你想象的还管用。学习打架子鼓。这个世界需要更多的女鼓手。世界需要你那颗狂野跳动着的爱做梦的心。

第十二章

留心更年期

我们可以没有雌激素吗？

最近我听说了苏西·洛奇（Suzzy Roche）的故事。苏西家姐妹三人组成了洛奇民谣乐队。在一首歌中，苏西自嘲年过四十的境况，感叹朋友们都在聊中年人的裙子和雌激素。注意，她们聊的不是雌激素替代疗法，而只是雌激素。我在为《纽约时报》写的文章中提到雌激素受体 β 和人体天然雌激素的复杂网络，后来很多读者给我来信，感谢我讲清楚了雌激素替代疗法，其实我在文章中没怎么提到这个话题。我们获取的雌激素比自身制造的多得多。生理机能是看不见的，也容易被忽略。药片却是看得见摸得着的，而且效果显著。药片的宣传言之凿凿，让人寄予期待。替代雌激素的药片，成了女性的救命仙丹，难免成为众矢之的。

究竟是什么让女性"健康"问题引发了人们的恶意猜想呢？子宫切除术，剖宫产，堕胎，乳房 X 线照相术，激素疗法：女性的身体成了女性的地狱。相较之下，男性显得非常平静，甚至对医生检查前列腺时的讨论也不以为意。而女性呢，又多承受了一场性别危机，又多了一个因为身体的负累而怨愤满怀的理由，而且这次危机之严重似乎是前所未有的。到 2000 年，美国 50 岁以上的女性将会达到约 5 000 万，她们都可能是激素疗法的使用者。如果每人从 50 岁起服用激素药物 30 年——直到目前女性预期寿命的平均值，80 岁——那么女性总共有 15 亿年的服药量。数字大到离谱。还从未有其他药物治疗方案达到过如此规模。每个女性的情况均不同，可以用统一标准的疗法吗？对于激素替代疗法是否只能接受或拒绝？

教皇会对月长嚎吗？你的**歇斯底里**有没有开始蓄势待发？

这些问题都没有简单的答案。你早知道这点，但还是希望得到简单的答案，即使不是现在，也希望未来，21 世纪，有更大规模且更优质的临床研究告诉你答案。清醒点吧。研究成果无论来自美国妇女健康计划还是来自欧洲的类似组织，都必然很复杂。激素的作为很大，但它们也有黑暗面。它们有些许危险，会造成些许威胁。激素不是维生素；它们是生猛的信使，它们脚下生风。

绝经后，卵巢不再分泌雌二醇，卵泡陷入沉默。激素疗法会拾起卵泡的话茬。但我们的身体能经受得住激素疗法的持续聒躁吗？还是说，人到中年终于到了要把孩子们赶出家门的时候（可以焕发"第二春"了）？如今大多数妇科医生和内科专家都认为，激素是大部分绝经女性的正确选择。但他们也同意，激素疗法并非没有风险。妇女健康计划将会阐明风险，但不能消除风险。制药企业在竞相研发和完善所谓的"定制雌激素"，理论上能针对明确的身体组织提供治疗，为需要的部位提供保护，同时对于不需要刺激的组织，如乳房，不造成影响。这方面的研究前景很光明。但像他莫昔芬和雷洛昔芬等定制雌激素仍属于激素，每一种都必须经过大量测试，并且激素永远不会没有风险。女性需要自己做抉择。女性确实做出了决定，但是，唉，她们又会变得犹豫不决，拒绝使用雌激素。我们对雌激素又爱又怕。人人都想使用雌激素。但为什么使用雌激素的女性数量不多呢？

我们不能因为自己的犹疑不定而受到指责。科学文献数量庞杂，且有时效性。我们紧追不舍，却还是左右为难。我们跨越了恼人类固醇的四个碳环，却再次跳了进来。我们活在注意绝经的时代，被迫仔细思考从未困扰过祖先的变化及其余波。我的祖母曾为从未注意到自己的绝经而感到骄傲——没有失眠，没有潮热，总算跟每个月的烦恼告别了。她确实享受到了过渡期的太多便利，她把这归为她坚定的意志力而非运气，但变化一定会出现，情况就是这样。如果祖母如今还活着，她的医生肯定会建议她采用激素替代疗法。没人能逃脱绝经的紧箍咒。我不是在鼓励大家回到那个女性羞于谈论绝经和疾病的年代，那时只要是与女性身体和变老相关的话题都让人觉得羞耻。但绝经在变成适合探讨的公共话题的同时，也受到了说教、简化论和医药收益分成的影响。你说的是中年女性，他们却在说激素替代疗法。"应该建议所有绝经女性都使用激素替代疗法。"1996 年犹他大学的一份医学评论如此写道。过去几年，医学界支持激素疗法的不可抗力在以惊人的决心前进。"有证据表明激素替代疗法可以保护心脏，因此绝经女性对激素替代疗法的兴趣与日俱增。"位于达拉斯的得克萨斯大学西南医学中心的医生写道。

医学界的众口一词成了隆隆作响的坦克。它要做的工作那么多，要说服的女性那么多，因此它变得强硬，不容忍其他的声音。我们不准拥有恐惧和烦恼。我们受到了指责。我们变成千夫所指的对象。有人会对我们说，如果担心激素疗法会增加乳腺癌风险，为什么担心自己会得乳腺癌，却不担心自己得心脏病呢？心脏病比乳腺癌杀死的女性多得多呢！你因为耸动不实的新闻报道而摇摆不定。认清你在人群中的位置。每晚都对自己说：心脏病才是女性的头号杀手。每当有新研究提出激素疗法会提高乳腺癌、子宫癌或卵巢癌的患病风险，深信存在普遍适用解决方案的人便会要求大家"正确看待"这些研究结果，提醒我们，心脏病才是女性的最大敌人，而非癌症，并且女性骨质疏松的风险比得乳腺癌、卵巢癌和子宫癌加一块的风险还要高。著名的乳腺外科医生苏珊·洛夫（Susan Love）写过一本批评激素替代疗法的书，并在《纽约时报》的专栏发表过自己的观点，她的很多同事与她意见相左，认为她过度强调乳腺癌风险的原因在于她是外科医生，见过太多乳腺癌患者，存在偏见。马尔科姆·格拉德威尔在《纽约客》杂志中戏仿了洛夫医生的文章，指责她吓唬女性不去使用现行最佳的治疗手段，对女性整体造成了危害。洛夫医生收集的数据或许值得讨论，她可能还支持像顺势疗法这样不可靠的另类疗法，但她的基本观点是站得住脚的。她认为，激素疗法很强大；激素疗法应该用作预防措施，让健康女性长期使用，而不是作为治病的药物。她问道，预防性方案的可接受风险标准难道不应比治疗方案高一些吗？当然要高一些，她的批评者回应说，而且激素疗法会用洪荒之力清除风险标准。激素疗法有助于降低心脏病、骨质疏松或许还有阿尔茨海默病的风险，而且激素疗法有众多无可争议的好处，受到了大量临床研究支持。事实确实如此。好处是存在的，只是风险也是存在的。难以抉择完全可以理解。事实会说话。下面我举几个著名的例子。

整体看来，激素疗法是"奏效"的，也就是说，它可以大幅度减少死亡率。例如，1997年"护士健康研究"的一份报告指出，在一年中，使用激素的女性比从未使用过激素的女性降低了40%

的死亡风险，主要是因为心脏病患病率的下降。这是大的方面。局部的统计数据也值得推敲。在研究中，受激素疗法帮助最大的是那些最需要它的人。过于肥胖的吸烟女性有高血压、高胆固醇或者其他已知的心脏病风险因素，激素可以将她们的死亡率降低一半以上。但对于健康状态良好、没有心脏病前兆的女性，使用激素没有在降低死亡率方面显示出统计学优势；激素不会帮助那些本身基础扎实的人。另外，无论什么病情，使用激素疗法的生存优势都会随着用药时间的增加而减弱，同时乳腺癌的死亡率也开始抵消下降的冠心病患病率。这些结果也与其他研究成果是相符的，表明长期使用激素替代疗法——10 年或以上——会伴随乳腺癌患病风险升高50%。

当然，激素替代疗法不仅在于规避死亡风险，还在于提高生活质量。激素疗法可以改善生命的成色：抑制骨溶解——一种缓慢的退化过程。使用激素的女性会比不使用者降低 50% 的髋骨骨折风险。人越老，越不希望摔坏髋骨。70 岁以上老人住进养老院的首要原因就是髋骨骨折。激素疗法可以维持膀胱括约肌的弹性，从而有助于预防失禁，还可以预防子宫壁变薄、变干，防止性交出血。在生活质量方面，泌尿生殖道的表现可不是小事。我们也要来看看亲爱的大脑。有几项研究表明，雌激素疗法可能会使阿尔茨海默病的患病风险减少约 50%。接受雌激素替代疗法的很多女性喜欢用药后的感觉。她们发现雌激素有助于稳定情绪并提高记忆力。女性到中年会变得健忘，这点让人非常讨厌。她们感到思维变得零碎，仿佛硬盘出现了太多坏道、划痕和空白。她们说，雌激素药片还原了她们的完好思维，让她们变得像过去一样聪明。大量研究显示，绝经女性接受雌激素治疗后记忆力确实改善了。比如，在补充雌激素前，一份列表中的 10 个词，她们只能记住其中 7 个，服用雌激素后她们可以全部记住。用在培养皿中形成的脑细胞和脑切片所做的实验证明，使用雌激素能滋养树突和突触的复杂性。如果仔细观察啮齿动物服用雌激素前后的神经细胞图像，会发现它们很像冬天和夏天的树，或者像哺乳前和哺乳期的乳腺：生命的线条变得如飞草般狂野！但需要指出的是，雌激素不是百试百灵的药物。它不能提高智商。针对啮齿动物的研究发现，一些切除了卵巢的雌性啮齿动物相比具有正常雌激素量的雌性，在某些迷宫测试中表现**更好**。

激素疗法有很多值得推荐的优点，但我们还是要面对一个现实问题：数年甚至数十年的激素补充让乳腺癌风险变高。需要思考的是，我们整个绝经后的人生都要依赖激素吗？还是在使用激素时多加谨慎为好呢？又到了让女性摇摆不定的时刻。不仅是在"有媒体煽风点火"的美国，全世界都有这样的困境。美国医生会抱怨绝经病人愿意用药的比例太低，但美国女性接受激素治疗的比例，与她们做子宫切除术的比例一样，都是位居世界前列的。在美国，46% 的绝经女性正在使用或已经使用过激素疗法。英国、澳大利亚和斯堪的纳维亚的女性位居其后，使用激素的比例大约为 30%。欧洲大陆明显对药物缺乏热情，比例只有百分之十几，而日本只有 6% 的绝经女性使用激素替代疗法 —— 或许是因为她们所吃的食物已经给她们输入了足够的雌激素，她们最有名的食物是富含植物雌激素的大豆。

在关于美国女性激素使用率的报告中，研究者发出了焦虑的疑问，为什么我们不能做些更好的宣传呢？研究者想找到能准确概括激素的特点。在美国，激素使用与受教育水平有正相关性：女性接受越多正规教育，越有可能支持激素疗法，并同意激素疗法"利大于弊"的观点。但在拥有大量知识女性的荷兰，教育水平对激素使用没有影响，而在挪威，女性受教育越多，反而越有可能反对激素治疗。各类研究者最后总结出了改善患者配合情况的建议，其中最常见的办法是，医生必须学会尽早和经常向患者做宣传。一份来自以色列雷霍沃特的研究称："我们认为妇科医生应为公共教育多做努力，因为与医生讨论过激素替代疗法的女性更愿意接受治疗。"来自哥本哈根的报告则表示："有人认为，对激素替代疗法缺乏了解有时可能是人们采取拒绝态度的原因。"来自苏格兰的报告称："总而言之，绝经期前后的女性……通常对激素替代疗法感到焦虑。更好的健康教育可能会提高激素替代疗法的使用率。"

没人会反对让病人多了解信息。大家来畅所欲言吧。不过，一个更为有趣的事实从对中年女性心理描述的一系列研究中冒了出来：很多女性反对激素替代疗法的主要原因之一，是她们对绝经持正面看法。她们不认为绝经是疾病，因此为什么需要治疗呢？在美国比较黑人和白人女性的两份独立研究中，研究者发现，相比白人女性，"非洲裔美国女性对于绝经的看法要正面得多"。黑人女性认为她们和白人女性拥有一样的绝经症状，"认为这些症状并不十分令人困扰"。调查的非洲裔女性也相当了解衰老女性所面对的健康风险的"正确"排序，知道心脏病是死因之首，但还是比白人女性更不愿意接受激素治疗。荷兰海尔蒙德市的埃尔克利克医院的调查者遗憾地注意到，荷兰女性"使用激素替代疗法的平均周期只有 7 个月"。调查者说："治疗周期短的一个原因是大部分女性对于更年期持积极态度。"伦敦的研究者比较了两组 45 岁女性，一组绝经后愿意使用激素疗法，另一组不打算治疗。他们发现这两组女性的健康状况和社会经济状况没有显著不同，但"愿意治疗的女性明显自尊感较低，抑郁和焦虑水平更高，对绝经的态度更消极。她们也对医生控制自己绝经的能力表达了更高的信任——相反，对自己却没有信心"。

喜欢雌激素疗法的效果、使用后感到更聪明更精力充沛的女性，并不需要劝说。她们是会主动出击的病人，很多人会变成宣传者，告诉自己那些处在绝经期的朋友：试一试，你不会后悔的。但那些绝不妥协的女性，她们怎么样了呢？她们真的不了解激素疗法或者受误导了吗？有些人拒绝接受激素疗法可能是因为害怕得乳腺癌。或者她们尝试过，但不喜欢其副作用，不喜欢突破性出血、乳房变软、情绪多变、水肿、恶心、粉刺——这些都与经前期的症状很像。很多女性只是讨厌把绝经当作疾病，会把激素药片塞到抽屉里，忘得精光。女性到了50多岁往往会感觉不错。她们记得以前女性被认为激素不稳定，不适合高职位，而且一旦怀孕就得辞职。行了行了，别再恶心女性的身体了。女性到死都得腿上绑个窥镜吗？绝经如月经初潮一样，只是一个事件，一个女性独有的仪式。她们的母亲和祖母都经历过绝经，她们的朋友也都要经历绝经。每个人都会经历这件事。于是女性会觉得绝经是自然的。她们对医生也这么说：绝经是自然的。身体本来就会绝经，我为什么不能欣然接受，或者至少忍受身体的自然变化呢？

医生们非常不喜欢对绝经的这种自圆其说的解释。医生遇到了难题。如果他们要劝服大量健康女性接受激素替代疗法，就得打消人们认为绝经好且是自然之事的概念。医生必须唤起人们对病痛的恐惧，让人为虚弱的心脏、消瘦的体格、无力的思想而担忧。他们对比了女性失去卵巢雌激素和男性逐渐丧失睾酮的情况：男性会优雅地老去，女性则是一夜之间就苍老了。医生将绝经描述为一种"雌激素不足"的状态，有点像甲状腺功能减退和糖尿病这样的内分泌疾病。如同糖尿病病人应该得到胰岛素治疗，雌激素不足的女性也应该接受激素替代疗法，50岁以上的所有女性理论上都有雌激素不足的情况。哪怕尚有月经的女性也可能会雌激素不足，可能处于"围绝经期"，也需要接受激素治疗。如果有女性问，为什么所有女性都会陷入中年激素不稳定的状态，为什么上天不在她们盛年时给她们配备好相应的身体条件？医生会回答，如果让上天决定，我们可能不会有这场对话，我也不会给你开药。长寿固然好，人人羡慕，长寿是献给人类创造力和现代医学的礼物，但长寿绝非自然现象。如果由上天决定，过了生殖年龄的女人恐怕早就死了。

你觉得呢？我们去问问田头的那位手握铲子的年老女士。她正在挖些什么，不过肯定不是在挖自己的坟墓。

第十三章

恶名之最

母亲、祖母和其他老妇

哈察人是一小群狩猎采集者，生活在坦桑尼亚北边东非大裂谷干旱崎岖的山地中。这个部落只有约 750 人，他们从不离开这片土地。哈察人的语言非常独特，他们的舌头如打击乐般发出咔嗒和咝咝的声音，让人想到昆人的语言，但两者并无关联。哈察人拒绝被驯化。在过去的 60 年中，教会和政府机关屡次试图说服他们投身农业而无果，哈察人还是回到了丛林里。哈察人厌恶园艺！厌恶挤牛奶！他们几乎可以完全依赖在野外的捡拾为生——野味、浆果、蜂蜜、块茎等。他们是机会主义者：看到一只黑斑羚，就杀来吃。如果 3 英里 * 外的浆果成熟了，他们就走上个 3 英里去摘。当地蜜蜂产蜜不足时，哈察人会搬家去找产量大的蜜蜂。他们偶尔从相邻的牧民那里偷羊，但通常他们更愿意交换，拿长颈鹿肉换玉米或烟草。

哈察人的生活朴实简单，或许保留了上新世和更新世的一些特点，智人就是在那段时间里进化出来的。他们从某种程度上说是

---

* 1 英里 ≈1.6 千米。——编者注

石器时代的遗迹，因此吸引了西方人类学家的注意。关于人类的本质，他们能告诉我们些什么？让我们先别管霍布斯的理论。哈察人生活得不差，他们并不野蛮，寿命也不算短。犹他大学的克里斯滕·霍克斯和其同事来到哈察人中，追踪他们的生活史，发现这里的女性没有像我们的祖先一样——卵子用光后就死去。没有，很多哈察女性在绝经后活得好好的，没有后工业时代甚至农业革命时代的延寿技术，她们照样活到了六七十岁，甚至可以活到 80 岁。在美国，人口统计学家担心人口老龄化的问题，担心老年人消耗掉其他人的财富和耐心。哈察人担心的却相反，他们想的是没有老妇人会怎么样。霍克斯和其同事得到的数据显示，绝经后的哈察妇女是部落中最勤勉的成员。她们每天去树林里搜寻食物。她们采集到的食物比其他人都多。她们把自己的食物分享给无法自足的年轻亲属：孙辈，曾孙辈，侄孙和侄孙女，表亲和堂亲。需要给婴儿哺乳的年轻女性无法像平时那样为大点的孩子寻找食物，她不会向自己的配偶求助（那个男人跑哪儿去了？），而是会找年长的女性亲属。祖母*，或者类似身份的女性，会出手相助，给孩子们找猴面包树的果实和块茎吃。哈察人的孩子都很瘦，但如果没有老人的帮忙，他们会更瘦。每当有新的弟弟妹妹出生，家中就可能有大孩子早逝。哈察老妇确实是非常了不起的祖母。她们并非可有可无，她们无可取代。霍克斯的研究表明，每个哺乳期的母亲都不缺绝经老妇助手。

　　哈察人是个小部落。他们常与官僚、学者、外来政客以及形形色色前来游说的人打交道，他们本族中也有人接受了西方的教育

---

* 本章中的 grandmother 和 grandma 多指外祖母，有时指祖母。为行文方便起见，除了同时提及祖母与外祖母之处加以区分外，其他地方统一译作祖母。——编者注

后回来宣传福音。哈察人不是"原始人"，把他们或者世界上其他的狩猎采集者当作伊甸园人去总结理论未必是准确的。但是，如果我们要讨论人类绝经的演化，探究其自然与否，确定绝经是注定的还是人类长寿的不幸衍生物，就不能忽略在树林里寻找果实的哈察老妇。让我们到祖母家看看。

　　有关人类绝经起源的"祖母假说"始于一篇祖母级别的论文。在 1957 年一篇关于衰老必然性的经典文章中，著名的进化生物学家乔治·C. 威廉斯讲述了更年期的奇怪情况。他指出，衰老带来的大多数损伤，如视力衰退、关节炎、皱纹、肌肉松弛，在人群中发生的比例均不同，在个体身上表现的程度也不一。某些衰老表现可以通过运动或者防晒而推迟数十年。但绝经是无法阻止的。无论女性怎么做，无论她们多么精心呵护自己的健康，在活了半个世纪左右后，都会进入威廉斯所说的"生殖早衰期"。不是每个人最后都需要老花镜，但所有女性在绝经的年龄上都会停止排卵。相比之下，其他雌性哺乳动物，包括我们最近的亲戚猿猴，在死前都可以繁殖后代。红毛猩猩没有绝经现象。黑猩猩不需要补充激素。男性哪怕得了关节炎抱不动孩子，或者得了白内障看不见孩子，也都还有制造孩子的能力。威廉斯说，只有人类女性在死前多年就关闭了生殖功能。大自然在设计女性的时候太粗心了。

　　威廉斯为这个明显的难题提出了一个聪明的答案：责任在孩子身上。人类的后代需要极大的抚育成本。每一个孩子都需要多年的照顾，直到他们独立——至少十三四年。他们需要食物、衣服、住所，需要学习在所处环境中生存的技巧，需要有人保护他们免受无事生非者的欺负。假设母亲总是孩子的主要看护者，假设过去没有母亲的孩子是不幸的，那么，威廉斯提出，女性必须活得足够长，才能把孩子抚养到青春期并独立。如果女性到死都保持着生殖力，在身体机能衰退时还能怀孕，会提高生产时的死亡风险，生产后同时抚养几个未成年孩子也会耗尽母亲的体力。倘若母亲先死，所有孩子很可能也步其后尘，至少不会发育良好。最好的方案是，女性放弃人生后半段的生育，将精力投入照顾已有的孩子身上。卵巢最好能提前衰老。女性最好能活到祖母的岁数。

威廉斯的假说立即得到了广泛支持。大家都喜欢这个说法，尤其是 50 岁以上的女性。这个理论同德斯蒙德·莫里斯说女性的乳房是上半身的屁股一样，因巧妙简单而具有吸引力。绝经是自然的。它是写入人体系统中的一部分，是人类的显著特征。人类很聪明，人类的后代也很聪明，这些也表现在了子宫上：子宫及时停止生育，为的是让我们有机会看到最小的孩子走出家门。绝经是有益的，感觉上也很棒；玛格丽特·米德在 20 世纪 60 年代关于绝经女性的热门讨论中发表过这样的著名言论。

后来有人利用并拓展了威廉斯的假说。加州大学洛杉矶分校的贾雷德·戴蒙德认为，年老女性对人类历史至关重要，不仅因为她们的育儿技巧，也因为她们是信息的宝库，是文字出现前的图书馆。年长者了解可食植物生长的地点，她们记得很久以前的自然灾害，而这些灾害可能影响到当地资源的分布和安全。戴蒙德写到自己在新几内亚和太平洋岛屿的经历，说每当他问起关于岛上动植物群的问题，年轻或中年的原住民犯难时，他们便会领他走进一间昏暗的小木屋，部落里最长寿的成员——有时是位男性，但通常是位女性——会告诉他答案。听起来像是卢梭的书或者好莱坞电影里会有的情节，但这位年长的智者脑子确实清楚得很。先生，你要是吃了那种植物，身体会发抖，眼睛会从眼窝里凸出来，你天亮前就会死。今天还有什么其他要问的吗？戴蒙德看到，年轻人能从年长者的回忆和建议中获益，经过考虑和决策，人类的寿命也延长了。男性生命中的数十年都有精子迅速生成，但随着年岁变大，生孩子会变得风险更大。如果女性要活到成为百科全书的年纪，必须得有绝经机制。

乔斯林·佩切伊（Jocelyn Peccei）在自己快要绝经的时候决定回到加州大学洛杉矶分校的研究生院，选择研究绝经的进化机制——她估计绝经可能出现于人科谱系的早期，大约150万年前，那时人类还是直立人（*Homo erectus*）。但很难找到证据支持她的猜想。像卵巢这样的软组织不会留下化石。

反对人类可自然达到祖母年龄的声音出现于20世纪70年代，当时医学界也正在试图向中年女性推广雌激素替代疗法。医生确信，女性通常在绝经后才会出现心脏病，其主要原因是雌激素。他们开始质疑卵巢自然衰老的必然性和"自然性"。祖母假说认为，女性停止排卵从而活得更久并得以照顾已有的后代；那么，为什么要切断保持女性生命力的主要激素来源呢？这不是适得其反吗！适应论者肯定是弄错了。绝经一定不是进化筛选的结果，而是，如同白发一样，仅仅是人类老朽的标志。既然白发可以染得让人看不出年纪，那么绝经最糟糕的症状应该也可以通过激素替代疗法得以改善。

反对人类可自然达到祖母年龄的人拿出了撒手锏。古生物学家提出，中年和老年这两个概念本身就是后来才有的。他们说，直到几千年前，几乎没人能活到40多岁。已发现的早期人类骨骼几乎都属于年轻人的骨骼。化石记录中几乎没有绝经老太婆的痕迹。

自然选择支持人类绝经的说法是荒谬的，因为早期人类很少能活到潮热出现的年纪。女性和男性在 45 岁前就死了。女性的卵子会用到 45 岁左右。古人口统计学家认为，这样的安排非常合理：数万年前，自然选择可以让女性的卵子用到生命结束。当今的女性轻松地活过了卵子供应期，还能就此写本畅销书，那真是好样的，不过我们其实都是强化食品、纯净水和疫苗共同协助下的产物，进化已经无法解释人类或老年人的体魄问题。

人类学家也无法在当代的"原始人"中找到支持绝经进化价值的证据。20 世纪 80 年代，新墨西哥大学的金·希尔（Kim Hill）和马格达莱娜·乌尔塔多（Magdalena Hurtado）研究了巴拉圭森林东部的阿切人。阿切人是另一群必须承受史前无声重担的狩猎采集者。人类学家收集了大量的准确数据。他们观察到，阿切女性给自己的子女和孙辈提供了大量帮助。学者们设计了理论模型，将祖母照顾已有子女和孙辈所获得的间接基因利益与女性绝经年龄后继续生孩子所得到的直接基因利益进行了比较。一个改变就能增强你的生殖适应性，让你将眼下的殊荣留到明天享用。如果祖母假说是合理的，那么年长的阿切女性对于后辈的存活和健康所做的贡献应该大于自己多生两三个孩子的基因利益才对。但结果是，多生孩子的利益更大：人类学家得出结论，阿切人祖母对于后辈的贡献作用不大，而且严格从达尔文主义的角度来说，祖母如果在绝经年龄后多生孩子会利益更大。

犹他大学的艾伦·罗杰斯（Alan Rogers）通过数学模拟得出了相似的结论。他在 1999 年的一篇论文中提出，如果将绝经当作适应进化的改变，那么女性应该彪悍得像金刚才对。她可以保证子孙的数量翻倍，她能够让**所有**孙辈都活下来，让她老年时比做母亲的收获更丰盛。连丰收女神得墨忒耳都无法阻止自己的女儿珀耳塞福涅一年中有六个月生活在地狱里。

我从小在祖母的照顾下长大。幼年的我虽然离绝经还有几十年，但那时的我已从这样的想法中得到安慰：绝经在其出现时属于最佳设计方案。这样的想法将我与神秘的祖先联系起来，我想象一群被视为微不足道的女人，她们瘦削的身躯风尘仆仆地穿过大草原，每走一步，她们的大脑都在扩大。因此，20世纪90年代，当研究与这一切相悖时，我感到了失望。我访问过的很多科学家认为这个概念很迷人，但它很可能不是事实。"认为绝经属于进化适应性产物是个有趣的想法，我倒是希望自己能相信这个概念，"爱达荷大学的动物学家史蒂文·奥斯塔德（Steven Austad）在1997年告诉我，"但我没有看到支持它的证据。"加州大学圣克鲁斯分校的人类学家艾莉森·加洛韦（Alison Galloway）说："我不相信祖母假说。我认为绝经没有任何益处。我认为绝经不是自然选择的结果。绝经是近代人类寿命延长的结果。我们只是活得比卵泡长而已。"玛吉·普罗费有一个"月经防御"理论，她告诉我，从进化的层面看，绝经女性缺乏月经所提供的保护，并不要紧：因为过去女性按说不会活过50岁。我在《纽约时报》的同事简·布罗迪（Jane Brody）支持激素替代疗法，她曾写过，女性不应担心激素疗法不自然，因为"女性目前77岁的平均寿命也不自然"。

绝经是腐朽的标志。它表明岁月不饶人，开始瓦解的身体系统不再是帮你塑造家庭未来的精良机器。我虽然喜欢祖母假说，但也该去了解一下其他理论了。

后来我听说了克里斯滕·霍克斯和哈察人的事情，以及"创造祖母"假说（Grandmothers of Invention）。

让我们先说说事实。数据差点毁掉了"祖母假说",因此也要通过数据来复活这个假说。霍克斯和她的同事非常细致地收集了哈察人的数据。她们花了数月为 90 个人做了以小时为单位的图表,这些人中男女各一半,年龄从 3 岁到超过 70 岁。她们记录了谁与谁在什么条件下分享了食物。她们给大家定期称体重,看看每个季节里谁长胖了,谁掉秤了。通过这种努力,人类学家得以搞清其中的重要之处,确定某个人的采食行为是否对其所分享的人群的营养状况有所影响。研究者发现付出与结果之间存在有意思的线性关系。哈察人的儿童开始在林子里采食的年纪早得惊人——往往始于 3 岁——但他们不能在每个方面都照顾好自己。在青春期前,他们约一半的食物要依赖于成年人。母亲通常为他们提供无法获得的食物。人类学家看到,母亲的付出是可以在体重秤上体现出来的:她采食得越努力,孩子们体重越重。

不过,一旦母亲有了新生儿要喂养,以上所说的线性关系就消失了。哺乳期的母亲还是会外出采食,但收获大不如前。不仅是因为新生儿拖慢了她的效率,也因为哺乳成本高,每天需要约 600 卡路里,这意味着母亲要吃掉大部分自己采集的食物。她无法将食物匀给自己饿哭的 4 岁孩子。于是,在哺乳阶段,母亲的采食付出与她较大孩子体重之间的关联消失了。这两个因素互不相干了。这时,断了奶的孩子的健康重任转移到了另一位女性的身上——通常是孩子母亲的母亲,而如果外祖母不在,则可能是比母亲年长的姨母,姨婆,偶尔也可以是孩子父亲的母亲。突然间,外祖母或者外祖母替身的付出,就与孩子体重的增减挂上了钩。外祖母采集得越勤快,孩子就越壮实。而孩子长得越快,变得越强健,就越有可能长到成年，如外祖母所愿，为她光耀名声。

现在出现了关键问题：老妇人是灵活的。她们富有策略。她们的帮助不仅仅局限于自己的孩子和孙辈。她们还会帮助需要她们的年轻亲戚。希尔和乌尔塔多研究了巴拉圭的阿切人，她们问，老妇人们对自己已成年的孩子和孙辈究竟提供了多少帮助？她们的贡献对自己的孩子和孙辈影响大吗？（答案是：没有大到能解释绝经现象。）霍克斯和其同事不得不将网铺得更广一些。哈察女性花了太多时间照顾家人，她们不会忽略直系家庭之外的关系。如果某位老妇人没有女儿需要照顾，她会帮助自己姐妹的女儿。如果哺乳期女性的母亲去世了，她会向自己年长的女性表亲求助，将自己的孩子扔给表亲照顾，如果表亲不用担心自己的婴儿，便会应承下来。

"老妇人会以最有利于群体的方式分配精力，"霍克斯告诉我，"如果她们没有哺乳期的女儿要照顾，会去帮助其他亲戚。有了如此足智多谋的女性，这样的安排是可以预料的。你会觉得自然选择倾向于将帮助分配给最需要的人。"

"如果你看看哈察人，只考虑绝经女性对于自己孩子繁殖成功的影响，"霍克斯补充说，"你就大大低估了老妇人的作用。"但如果你考虑到了老妇人对所有年轻亲戚营养状况的贡献，老妇人的价值一下子就凸显出来了。老妇巩固了所有家族基因的适应性，她们自己不需要在人生后半段再生孩子来留下达尔文式印记。再生一个或三个孩子只会耽误她们的采食行动。

你可能会问，哈察男性都去哪儿了？为什么哈察男性不像一般认为应该做的那样，为自己的妻子和孩子提供食物，组成核心家庭，夫妻分配劳动呢？哈察男性的确会劳动。他们打猎，他们带回来的肉是整个族群的重要热量来源。但打猎是一项没有规律的活动，通常会无功而返；你不能把所有的口粮都指望在打猎上。照理说，狩猎采集者应该叫作采集狩猎者才对。另外，哈察男性猎杀动物是因为他们忍不住会这么做：他们要显摆。显摆他们是大男人，大男人会把打猎得到的肉分出去。他们把肉分给希望讨好的盟友或者想要巴结的敌人。他们把肉分给自己想追求的女性和争抢动物死尸的孩子。最后，所剩不多的肉才会留给猎人自己的家人。哈察人的模式并不独特。在很多传统社会中，狩猎是一种政治活动，而非个人消遣。"狩猎提供了集体利益，所有人都能从中获益，无论他们与猎人的关系如何，"克里斯滕·霍克斯和她的同事写道，"女性的采集，而非男性的狩猎，显著影响了自己家庭的营养和健康。"女性采集的食物维持了家人的生活，而老妇采集起来可以像自己的女儿一样高效——如果女儿刚生完孩子，老妇的效率会比女儿还高。

老妇回家来了，回来的时间刚刚好。我们想您啦。在这个没有老妇的时代，我们好难过，又孤独又苍老。孩子们都在哭泣。他们需要吃东西。这是您的麻袋和铲子，外婆。现在请您回去干活好吗？

从表面上看，哈察人的研究已经令人满意，但霍克斯不仅仅要提供数据去复活威廉斯被逐渐抛弃的假说或者恢复绝经的美名。她有更宏大的计划。她对卵巢有所思考。在她充满雄心和猜测的合理构想中，是老妇造就了年青一代。她们将人类的童年变成了现在的样子：漫长，依赖成年人，不切实际。老妇在造就童年的过程中，造就了人类。她们创造了"帝王人"（*Homo imperialis*）——一种可以无所不往、无所不用的物种。我们认为童年阶段进化出来是为了给孩子带来好处，给孩子时间长肉和发育大脑，获得语言、运动和社交技能。霍克斯倒转了角度，认为童年是为了成年人的好处而进化出来的，孩子在这个阶段对成年人的强烈依赖反倒给了父母极大的自由。成年人希望孩子依赖自己。他们希望后代需要自己，黏着自己，直到后代步入成年。早期人类把孩子往身上一扛，可以想去哪儿迁到哪儿。似乎青少年也很好打发：母亲或许会抱怨自己所做的牺牲和承担的负累，但母子间的纽带还是会让孩子乖乖跟在母亲身边。帮助管理家事、照顾婴儿、统治世界的还是祖母。比保持年轻更重要的，是学会如何变老。

首先要做的是不把绝经当成必需。从乔治·威廉斯开始，适应论者便将绝经描述为人类进化过程中的分水岭，这标志着人类女性有别于其他雌性灵长类动物。适应论者称，其他动物的卵巢可以工作到它们生命结束，而人类的卵巢注定会提前下岗，让我们有时间去照顾家人。在霍克斯看来，绝经与此并无关系。女性不会经历"提前"的生殖衰老，她说。人类的子宫与我们最近的灵长类动物亲戚黑猩猩、倭黑猩猩和大猩猩的子宫一样：可以延续45年左右。很可能人类和类人猿的共同祖先也有45年左右寿命的卵巢。45年的卵巢是类人猿的种荚雏形，不会很容易改变或增大，可以表明祖先的身体状况。或许存在一些生理限制阻止了自然选择增加女性的生殖年限。例如，或许人类的体型太小了。繁殖时间超过50年的雌性哺乳动物都是些大块头，如大象和长须鲸。如果想有很多卵子，篮子也得大吧。

无论生理限制是什么，女性卵巢的衰老都不是提前的，霍克斯说。在这一点上，她同意女性绝经是因为她们活得比卵泡久。但她不同意长寿是现代产物的说法。相反，长寿是老概念。人类是长寿的动物。是的，过去的人一般死得早，传染病、豹子撕咬或者生产臀位的大头婴儿，都是常见的死因。但那些躲过了疾病和意外的人很可能会活到令人敬重的老年。《圣经》中说人的寿命是 70 岁，从生物学角度说，这个数字不算离谱。人生来是可以活到七八十岁的。加上技术的力量，很多人能超过这个数字，甚至活完一个世纪。无论去哪儿，无论考察工业、农业还是游牧社会，你都会发现 100 岁差不多是人类寿命的上限。"人类的模式就是如此，"霍克斯说，"没有理由认为我们的祖先不也是如此。"

让人类女性区别于其他雌性灵长类动物的不是绝经，而是绝经后人类女性还能活很久而且健壮的事实。45 岁或 50 岁的黑猩猩不仅卵巢在衰老，它本身也在衰老。它所有的器官都在衰竭，整个身体离死亡也不远了。一只一生在美国动物园里受到精心照顾的雌性黑猩猩，享受着最好的医疗和足够的香蕉，可它还是会在 50 岁的时候衰老而死。它更像是人类中的百岁老人，而非绝经年纪的女性。

因此，尽管自然选择可能受到了卵巢生理条件的阻碍，无法将女性卵泡的潜力延伸到灵长类动物标准之外，但自然已经对女性的寿命尽可能施展了拳脚。现在，我们必须要强调人类长寿的女性层面。让我们回到祖母的角色，先沾沾自喜一会儿。是的，正如贾雷德·戴蒙德所说，每个干瘪的老头老太都是部族中的历史回忆录、植物学家和毒理学家。但大脑中的强大海马足以解释百岁老人的存在吗？不太可能。日子是一天天过的，大部分的日子又不是圣诞节。正如狩猎不是常规的活动，扮演智者也不是。我们每天都需要食物。我们每天都需要女性，日复一日，年复一年，甚至她们绝经后也需要她们。那我们还是让她们活下去吧。

按照祖母假说扩展后的新说法，人类长寿和人类统治全球的基本要素可以在人类自以为是的仪式中找到：家常伙食。黑猩猩母亲会照顾自己的孩子四五年。虽然时间很长，但是在这之后，妈妈家就不再提供免费的午餐了。断奶后的小黑猩猩几乎要完全自己照顾自己——自己采食自己吃。偶尔小黑猩猩的母亲或其他年长的黑猩猩会把采来的食物分享给青少年黑猩猩，特别是年轻黑猩猩不易获得的食物。得到这种款待是难得的，小黑猩猩知道不应该天天指望分来的食物。

但是，在分享食物的可能性上存在一个核心问题。黑猩猩和其他群居性灵长类动物都在有限的范围内活动。它们必须待在族群中所有成员——包括断奶后的年轻黑猩猩——都能找到足够食物的地方。可获得的资源必须保证青春期前笨拙且虚弱的成员也能使用。如果族群决定迁移到食物不足、需要成年黑猩猩的生存技巧的地方，年轻的成员会很快死于营养不良。

除非，成年个体时常将食物分享给断奶的后代。成年个体指的是黑猩猩母亲。在几乎所有灵长类动物中，父亲都很少与后代有联系，甚至可能不知道哪些是自己的孩子。雄性忙着其他事情，例如打猎。母亲必然是保证无法自己采食的孩子获得营养的家长。原本没问题，但麻烦总会出现。母亲会再次怀孕。它要给新生儿哺乳，而哺乳是需要代价的。母亲会吃得比平时更多，它无法同时照顾大孩子和新生儿。它得向谁求助呢？我们知道，答案是，它自己的母亲。或者它的姨妈，它年长的表亲。健壮的年长女性很可能对家族的存亡产生重大影响。在年青一代独立自主的社会，衰老的黑猩猩无事可做，很可能就此死去。相比之下，在重视喂养断奶子女的环境中，祖母的地位非常重要。强健的年老雌性可以成功地保证自己族群的延续。但行将就木的年老雌性却做不到。自然选择倾向于绝经后强壮的个体，人类的寿命如同一对强壮的臂膀，伸长了抱住你，超出了灵长类动物的常规年纪。

现在，有了祖母的帮助，早期的人类实现了自由。他们能去其他灵长类动物以及可能存在竞争关系的其他人科动物不能去的地方。他们能拓展只有成年人才能适应的栖息地，挖出块茎，将各种食物煮熟吃。（顺便说一句，块茎富含蛋白质和热量，是很多传统人类文化中的主食，但很少被类人猿食用。）大部分时间，母亲会为后代提供食物，但她们如果要生孩子，就必须寻求帮助。年长的亲戚担起照顾断奶后代的责任。实际上，在祖母的帮助下，母亲可以让新生儿的哺乳期缩短。黑猩猩的哺乳期长达四五年，这期间幼崽要逐渐学会自己找食。但如果孩子在断奶前不需要独立采食，何苦要继续哺乳呢？即使在没有配方奶粉的传统社会，女性平均哺乳时间也只有 2.8 年，比其他高等灵长类动物的哺乳期都要短。哺乳期短意味着繁殖机会增多，而传统社会的女性确实比黑猩猩或大猩猩生育了更多后代。人类每生两个孩子之间的间隔也相对更短。多子多孙巩固了年长女性的遗传价值。年长女性通过分享食物，让自己在遗传更迭中成了女王。

祖母更强壮，孩子就会更柔弱。这是发育的经验之谈：动物的寿命越长，其性成熟会越晚；如果身体要承受未来的重担，必须先发育好。因此保证绝经后生命质量的遗传变化使孩子长期处于幼小状态，青春期也相对变长。于是，在各个方面，孩子都被当作幼儿来对待。他们被拽入青少年难以找到食物的环境中，他们的基因延迟了成年的时间。但用不着绝望，凡事都有好的一面。童年期的延长打开了大脑实验的机会窗口。大脑有时间去发育，突触可以从容地交错延展。在生命最初的两三年，人类幼崽与黑猩猩幼崽并无多大不同。两种生物都惊人地聪明，热切而好奇地学习着生命课程。但很快，黑猩猩幼崽会辍学去谋生，而大多数文化中的人类幼崽——让我们按老规矩称她是女孩——仍奢侈地享受着保姆的照料。她在断奶后仍有人喂食，因此可以将精力投入智识和社交学习中去。实际上，她被鼓励这样做，因为过度依赖即使会带来机遇，也会有风险。年幼的黑猩猩会自己觅食，人类幼崽却不会。成年人不像无花果树那样，摇晃一下或者扯一扯就能掉落果实，孩子必须得知道如何巧妙地敲竹杠。这意味着孩子必须学会招人喜欢：策略性地微笑，不失时机地啜泣，露出无辜的眼神，等等。她要成为寄生虫与成人共生，不断地索取，像寄生虫榨干营养，给宿主互惠互利的错觉，让人感到愉悦、有利，相信她值得共处；这是一种难以掌握的行为技巧，需要一系列连贯的细节支撑。另一个磨炼年轻人智慧的是她那些吵吵闹闹的兄弟姐妹。妈妈还年轻，还要生很多孩子。弟弟妹妹们正断了奶，在家里跑来跑去。小孩子都要依靠年长的家人，他们都要讨人喜欢，想办法引人注意。成年人或许喜欢你娇柔的样子，但你的兄弟姐妹会让你变得精明起来。难怪孩子们都迫不及待地想长大：幼儿园里危机四伏呢。

回顾一下人类的故事：早期人类沿袭了灵长类动物存在已久的习惯——分享食物，并越来越专业。通过喂养孩子，成年人将自己解放出来，踏上陌生的土地。但这一切离不开祖母的帮助。年轻的女性需要年老的女性。绝经后仍然健壮成了普遍情况，它的必然结果也是如此：人类的青春期普遍延长。有了泰然自若的祖母和膝下承欢的子女，人类开辟疆土和填饱肚皮的热情永不会熄灭。环境越恶劣，孩子对大人的依赖程度越高，像彼得潘一样长不大。童年变长了。有了足够的土地和时间，各种因素共同催生了另一项革命性的扩张——智力的发展。我们的大脑冲破了四面八方的壁垒。我们的思想创意无限，再无法忍受光秃秃的洞穴和粗糙的黏土盆罐。我们造出了更好的工具，更好的矛，更好的捕象陷阱。人类迅速侵占的大地已经不再令人满足，我们开始要求拥有天堂，向头顶那可怕而沉默的天穹寻求建议、律法、指导和娱乐。人类活得太久，太关注自己，于是我们认为我们应该永生，将死者与驱邪物品葬在一起，期待永恒的生命。

想想吧：祖母假说颠倒了所有传统秩序，违背了人类演化的原则。我们通常认为，人类是先变得聪明，然后不得不延长童年去培养智慧，接下来作为成年人活得足够长才能去照顾自己慢慢长大的聪明孩子。正如霍克斯指出的，事情的顺序正相反。我们先变老，再变年轻，之后变得聪明。她反对男性作为狩猎者的熟悉形象，对男性给幼儿提供食物和纵容孩子的角色提出质疑。她认为，最初的劳动分工来自生孩子的女性和绝经后的女性。祖母提供食物，母亲提供乳汁。通过这种合作紧密的模式，人类获得了无止境的繁殖力和行动力。

而男性呢？他们也活得很久。如果长寿让女性获益，那么长寿的男性得到了什么呢？遗传学机制大致可以回答这个问题。所有基因都并非女性的专利。Y染色体上的基因只能通过父亲传给儿子，而母亲会把自己的基因传给儿子和女儿。遗传了绝经后健壮体质的女性会把这种基因留到男性后代的合子中。男性的寿命也被拉长了。但，体质健壮的特性仍可能在女性身体中才能表现出最佳状态。毕竟，男性没有女性长寿，男女寿命差异在全球都是一样的。或许是因为男性不需要活那么久。或许是因为他们不想活那么久。或许他们厌倦了脱发，厌倦了狩猎的政治排场，厌倦了关于岳母的没品笑话。

如果认同祖母是人类历史的基石，认同绝经后的人生是自古有之的权利而非现代的小恩小惠，那么我们可以带着一丝温和的怀疑精神来审视"雌激素不足"这一概念。假设人类的身体生来会缓慢衰老，那么应当如何看待伴随着绝经出现的雌激素减少呢？说得更具体些，我们应该接受治疗吗？祖母假说有没有提到我们是否应该在卵泡周期性停止爆裂的时候服用雌激素呢？答案是……复杂的。一方面，自然是不完美的。自然是粗枝大叶的工程师，它挂在嘴边的话是"差不多就行"。绝经后的身体显然是"差不多就行"的例子。法令纹，黄褐斑，偶尔打喷嚏会尴尬地漏尿。那是自然在问，你的心跳得快不快？换句话说，哪怕我们的肉体没有雌二醇也能撑下去，不代表我们不能靠吃雌激素药片活得更好更强壮。进化论式思维有一个基本观念，叫作"自然主义谬误"——错误地认为自然存在的就是最好的。在人类以及大多数物种中，谋杀和杀婴都是"很自然的现象"，但它们并不是合乎人性的策略。这或许也能解释绝经现象。没有雌二醇的人生或许是自然的，但远非理想状态。毕竟，如果说灵长类动物卵巢的衰老本身并非适应进化的改变，而只是限制卵泡供应的进化结果，那么相伴而来的卵巢雌激素的丧失或许在说"不好意思，这是我们能想到的最佳办法了。凑合凑合应该可以。你会熬过来的"。在没必要的情况下还选择"熬"是愚蠢的。人很聪明。我们有有机化学。我们有妇科学、心脏病学、内分泌学。我们能证明激素有用。亲爱的，这是你的倍美力——如果人天生聪明，那么使用激素也是自然的。

另一方面……身体还需要运转。自然是粗枝大叶，但身体还能撑下去，有时甚至能良好运作。很多医生将绝经和雌激素不足的关系与糖尿病和甲状腺功能减退做比较，但这不太站得住脚。如果我停止服用补充甲状腺制剂，没几天或几周我的身体就会垮掉。我的甲状腺坏了；我有病，我承认，我没有办法，只能寻求外援。但绝经没有这么糟。女性用完卵子后，骨骼不会散架，血管也不会碎裂。大多数女性绝经后不吃激素也能好好地活上几十年。可以想象，在人类生命延长的过程中，女性的身体发展出了专门补偿卵巢"衰竭"的机制。回想一下，随着人体衰老，芳香化酶作用会活跃起来。芳香化酶会将肾上腺的前体产物变成雌激素，而绝经后，人体肾上腺并不会沉默。绝经后芳香化酶作用的增强，是一种巧合，还是保持人体健康的进化改变？即使我们与 25 岁时保持同等的体重，身体的脂肪含量还是会随年纪而增长。脂肪会制造雌激素。所以不要讨厌脂肪！它也是有价值的。它可能也是年长女性适应进化的特征。据说大脑需要雌激素。神经元能自己制造类固醇吗？神经元制造的类固醇会在芳香化酶的作用下，随着年纪增加而更有效吗？不知道。我们知道的是，大多数女性随着年龄的增长，即使没有卵巢激素，也会始终如一地充满智慧。

我们还知道，激素疗法有好处也有风险，尤其对于年老的女性，包括增加乳腺癌和心脏病的患病风险。我们同样知道，身体的复杂情况是无可避免的，每个人的身体及其病史都有独特之处。又回到了老问题，不得不具体问题具体分析，并且要自己判断。体质瘦弱的女性可以选择雌激素疗法来预防骨质疏松。健康且爱吃蔬菜的女性，如果拒绝天天被雌激素药片包围，可能会决定说，呸，我不吃药了，我要去散步，我要去举重，我**现在**就要去看我女儿，给她照顾小孩。

如果说从进化角度对绝经做出的分析表明激素疗法有利有弊，那么这个教训符合流行病学的结果，妇女健康计划的研究证明了这一点。该研究发现，长期使用雌激素替代疗法不仅会增加乳腺癌风险（之前的研究也提出过），还会增加心脏病风险（之前的研究总结说该风险在使用雌激素补充剂后会**下降**）。好像身体在说，我不需要你给我那么多；我又不是什么都不懂；我会把自己照顾得比你想象的好。有医生建议女性使用激素疗法时分两步，如果需要治疗绝经后的短期症状，如潮热、失眠，可以少量服用补充剂，之后重新确定服药方案。毕竟，即使按照积极捍卫老人权益的祖母假说标准，你进入老年后，也会开始靠剩下的雌激素支撑。芳香化酶和脂肪组织或许不再够用。你在考验自然的耐心。它在逐渐失去对你的兴趣。你已经进入绝经后期。如果这时服用雌激素能够帮你逆天而战，那么放手去做吧。你已是有智慧的长者。智慧意味着意识到你不再受欢迎，而你并不在乎。

　　医学挺好，但我们想要老妈妈，她能给我们更多贡献。年长的女性是我们熟悉的人。她总是安静地在女性没有察觉的角落，勇猛又充满爱意地帮我们消灭困难。她能解释让我们不安而困惑的冲动。我常注意到，相比儿子，女儿对母亲总是很苛刻。女性会赋予父亲浪漫的形象，原谅他们的很多过错和失败，但对母亲却没有同等的怜悯。无论母亲做了什么，她都做得不对。母亲总是冷漠、疏于职责，母亲总是专横、令人窒息，母亲总是胆小懦弱，母亲总是像个泼妇。连女性主义都没治好我们对母亲的怨恨。我们揪住对母亲的愤怒不放。我们忘不掉这种感觉，这种能保护我们的感觉。不久前，有编辑邀我参与一本书的撰稿工作，这本书收录的都是女性写自己母亲的文章。我的合著者有小说家、诗人、评论家、历史学家，其中许多人很有名，她们全都聪明绝顶。我答应了，写了篇正面的文章，赞美我母亲教会我要挣钱养活自己，为我的性快感缺失问题给予了最好的建议——尽管不是什么正规的方法。编辑打来电话感谢我。她说，我添加了那本书所需要的态度。没几个人像我这样说了母亲的好话。

　　我不是在自我吹捧。我原本也可以不这么做。我也曾长时间固执地、没心没肺地讨厌我母亲，一想到她就会怨愤地流泪，还写过些小故事，把她描述成铁石心肠的女妖。但我也会常常制止自己的怒气，觉得我太不理性了，这不公平，实在是不好的示范。现在想想怎样让自己走出仇恨母亲的泥沼吧，以免你的女儿长大了，用她对你的恨意攻击你。我写那篇关于我的好妈妈的文章时，心态是审慎的，故作大度，也在为自己着想。若不这样，我的苦水可是收不住呢。看，多么典型。我们这些做女儿的，像隐蔽的蝮蛇，不时会亮出毒牙。

　　与此同时，女性又常常与母亲亲密无间。她们比儿子更常与母亲谈心。平均而言，女性一周打电话给自己的母亲一次，而儿子则是一个月一次。女性需要自己的母亲。她们责备母亲，梦想杀死母亲，但也会回来多与母亲相聚。她们需要某种自己也说不清的东西。她们心中有所期待。她们希望母亲总能守候自己，在她们成年后也要一直如此。西尔维亚·普拉斯写过一些关于她母亲的狂烈诗句："你乘船跨越大洋来找我／肥胖，满脸通红，如同胎盘／让快活的情侣大惊失色……走开，走开，游走的触手！／我们之间毫无瓜葛。"普拉斯曾是剑桥大学的交换生，给她母亲写过热情洋溢的长信，述说自己生活中的种种细节——她遇到的男人，她参加的聚会——她告诉母亲，她不喜欢那些英国女孩，因为她们"皮肤白皙，爱歇斯底里，动不动气喘吁吁"，她可怜兮兮地希望"有人给我带来热汤，告诉我他们爱我"。她可怜兮兮地想妈妈。

母亲和女儿之间的情感纽带通常被认为源于她们是同性以及女儿能理解母亲，并且不需要像儿子那样颇有个性地表达这种理解。按照这种分析，女性跟母亲相处时始终像个孩子，是因为她们能这样做。女儿哭着喊着叫"妈妈"，不会像男性那样有威胁感。女性的自我和性别身份与成为全能的女性并不矛盾。因此，女性期待自己母亲的帮助可以看作小女孩一如既往的任性要求。

祖母假说提出另一种不太强调"孩子气"的解释。如果年轻女性长期需要年长女性，并且如果这种需要是早期人类社会的一项构成原则，那么我们对于母亲的需求不会也不应在青春期时终止，而是比那时更强烈。我们对母亲的需要如同我们自己生命的长河。它不断流淌，我们则需要在河上辨明方向，河流翻涌、咆哮、下落，但不会停止，而我们要乘船前进。如果有一位年长的女性照顾你的孩子，那么这位老妈妈也会像你的孩子一样：深深被疼爱和需要，是你自身的一部分。同时，这位年长女性并不独属于你一个人；她还有其他的家庭成员要照顾。她会让你失望，你会对她生气，但你不会停止对她的需要，你也不会停止索取她的帮助。她会在有能力的时候伸出援手，当她帮助你时，你会感到安心。如果她办不到，或许其他年长女性可以。

西方人的生活模式不能轻易包容年轻女性和年长女性之间的长期关系。我们会结婚，会搬迁，会住到自己的公寓或小房子里，我们最不希望的就是自己的母亲住进来。除了最亲密的家庭成员，我们与其他亲戚近乎没有往来。但渴望与需求不会消失，只是会改变。成年人所有未能满足的愿望都丢在了自己母亲的门口。要说真有什么的话，失去大家族的支持导致我们把无助的愤怒完全投射在自己的母亲身上。我们期望从一位年长女性那里得到帮助，而我们的母亲是我们所认识的唯一一位年长女性。女性去看心理医生时，大多数时候会选择一位比自己年长的女性心理医生。她们寻求的是符合自己心中救星形象的人。她们不是在寻找自己的母亲。相反，她们很可能对自己的母亲感到愤怒，这也是她们寻求心理咨询的部分原因。但她们在年长的女性心理医生身上找寻的是那个缺位的年长女性，一个女性替代者，在自己的母亲去世、忙碌或者无法现身时可以替补的人。

自然主义谬误警告我们不要将所谓的自然状况拔高理解为最佳状况。我们可能并不希望一辈子被亲戚包围。我们觉得家人令人窒息。我们逃离小镇，是因为我们厌倦了邻居对我们了如指掌，对我们的一言一行指指点点。不过，所有人也都是其他人经验的总和——祖先的生活模式，无数的迭代，以及自己个人的经验。我们会尽可能去寻找力量，无论是从前人那里还是同辈那里。例如，触摸会让人感觉好。触摸是最古老的一种沟通方式，是对质膜所带来的孤独的反抗。触摸有疗愈功能。即使在人昏迷时，护士的简单触摸也会降低病人的血压。我们需要触摸，而且这种需求通常会帮到我们。同样，我会说，女性对母亲的渴望，对于年长女性以及其他一般女性的需要，也有古老的根源，同样值得关注。没有证据表明人类真的有过母系社会。但母权制在很多传统社会并不罕见，女儿留在所生的族群中，儿子成年后四散出去，这在人类以外的灵长类动物中是主要规则。女性形成稳定的核心，男性则是流动的。"所有忽视女性之间关系所扮演的核心角色的原始人社会模型都很可能是错的。"灵长类动物学家金·沃伦说。哈察人不属于母系社会，这里的女性在很多方面仍比男性地位低。但她们彼此依赖，子女稳定地跟随母亲生活，因此没人挨饿，这种心照不宣的安排是抚慰心灵的一剂良方。

20世纪70年代的女性会谈论女性情谊，并努力将此付诸实践。但即使是乌托邦主义者也容易按照年龄搞小圈子。年轻女性会和年轻女性交往。年长些的女性脱离出来，形成"年长女性解放组织"，这里的"年长"指的是30岁以上的所有女性。搞小圈子是个错误，而人类很擅长犯这种错误。我们用无聊的称谓在每代人之间铸就高墙，像什么婴儿潮一代，X世代*，还有最近的千禧一代（"在我们之前，一切都是消极的"）。我们只跟自己同代的人交朋友，很少跟与自己差十岁及以上的人来往。因此我们身边的女性朋友都与我们一样处在不稳定的境遇中，出于同样的原因而焦虑，于是我们不断向自己的母亲寻求安慰，这些神秘的生物是我们的女性导师，我们可以在她们这里短暂地、安全地喘口气。同龄人在一起向来不稳定。同龄人会像亲兄弟姐妹一样竞争。我们祖先的女性联谊会是跨代际的，如果我们想要从女性情谊中得到力量和抚慰，在一定程度上重现这种古老的模式，就要把年轻人和老年人都列入自己的密友清单。

这都是我的胡思乱想。我一直相信要把鸡蛋放在不同的篮子里，既要靠氏族，也要靠秘密小团体。我引用了《尤利西斯》里的一句有个性（可能有点调皮过头）的话放在大学的年刊里："经验加上年轻会造就恶名。"我喜欢想象有个精明的老妇人引领着我，

---

* X世代指20世纪60年代到70年代初出生的美国人。——译者注

她的白发裹在漂亮的头巾里，我被带往充满诱惑和危险的恶名天堂。恶名是我的灵感，是我的精神真知，但更坚定，更黑暗，而我经验丰富的缪斯必须是个女性，如果是男的那就太讽刺了。我曾不知如何得到经验；大学时的女教授不得不与我们保持距离，以符合教授的身份，而且她们的指导没有母亲和祖母好，因为她们有**太多**学生要照顾。再说，我很怕她们，我的无足轻重让我很有压力，因为我觉得自己没有可以回报的东西。如今的我仍然不知道如何与自己年龄层之外的人交朋友，但我仍然渴望能从其他女性那里得到安慰，只要想想女性聚集在一起的画面，那种希望就能给我带来慰藉。

我非常希望我女儿成年后，我也能在她身上得到安慰，那时候她名义上已不需要我，她应该过了青春期时会有的情绪冲动和愤怒，而这些都是我经历过的。我希望我对祖母的理解是正确的，对母亲的渴望是女性特质的原始特征，我女儿对我的需要可能会胜于孩童时期的她对食物、衣服、房子和掌声的需要，变得更加持久，更加热烈。我希望她非常需要我，让我看到她的真性情，经常来找我，告诉我她的想法，相信我会为她保密。我希望她愿意交换——用青春和经验换来恶名。愿她有情有义，可以开心地离开家，但内心深处明白，她可以依赖我，虽然会有一些转瞬即逝的生气和失望。只要我的骨头、大脑和力气都还在，它们就是她生来便有权使用的，虽不是什么了不起的东西，但它们历久弥坚，乐意被一代代使用下去。只要"青春"召唤，"经验"就会整装待发。

第十四章

狼嚎与鬣狗笑

睾酮与女性

我不知道我干吗还留着电视机。照理说，电视机早该坏了，屏幕中间至少会有个裂口，但它却好端端的。我们家看电视的房间里没有锤子或别的什么坚硬器物，所以每次听到电视里的女孩玩具广告时，我都无法发泄心底蹿上来的怒火。我不讨厌玩具娃娃、玩具屋、移动餐车、芭比假发套装、芭比迷你小货车。我只是讨厌广告的声音，那种甜腻腻的音乐，女生发出的软软的哆音，还有广告里女孩们分享玩具时的惊叹声和咯咯笑声。广告中的女孩子总像好朋友，温柔又慷慨，是懵懂的共产主义者，爱幻想的集体农场居民，只是颇具消费主义天赋。她们彼此友爱，爱她们都有的玩具。无论广告商有其他什么特征，有一点很明显：他们不是女生。如果他们是女生，他们肯定从小便是严重的施虐狂。给女孩灌输"少女可以撒娇"的印象，类似于把本应在草原上学习生存技能的小羚羊浸泡在奶油里。

　　如果你是女孩或者曾经是女孩，你会知道做女孩的第一件事是学习在女生堆里活下来。女生堆可不是什么乡村小调。女生堆……怎么说呢，那个我们总觉得能代表男生的词是什么来着?

有进攻性。女生当然有进攻性。女生是活人，不是吗？她们是灵长类动物，是群居动物。所以，没错，女生可能喜欢玩芭比娃娃，可一旦她们被得罪了，姐妹们，你的芭比娃娃就会被扒掉衣服、撕烂、扔到垃圾箱。

如果你是女孩或者曾是女孩，你会知道女生也有进攻性。女性的攻击性同《汉穆拉比法典》一样古老。但插播广告中糖果世界里的女生一点进攻性也没有；实际上，她们变得越来越黏黏糊糊。那些逾越了生物理论的女生也没有进攻性。不，她们是**亲社会的**。她们善于表达和交流，细心且友好。她们是你希望一起看动画片的那种朋友。比方说，1997 年，《自然》期刊登载了一篇报告。英国的研究者描述了他们对患特纳综合征的女生的研究。患这种罕见病的女孩只有一个 X 染色体，而不是常见的两个 X 染色体。科学家一开始观察到非常有意思的现象：特纳综合征女患者因染色体情况不同，会表现出不同的社交能力。通常，一个女孩会从父母那里分别得到一个 X 染色体。而特纳综合征女患者唯一的 X 染色体是从父亲或母亲一方得到的。研究者在 100 位特纳综合征女患者中发现，从父亲那里得到 X 染色体的女生比从母亲处得到 X 染色体的女生更友好。父本女生往往亲和，善于社交，灵活自如。母本女生相对性情阴郁，难相处，与人共处时不善言辞，往往会冒犯或打扰别人。这些现象很有趣，让人看到特纳综合征有各种行为模式，但科学家进行了更深入的研究。他们将研究延伸到女生天生的好行为上——包括所有女生。他们提出，那些有着父本 X 染色体的特纳综合征女患者，那些善于社交的女孩，是女性化的女孩，而有母本 X 染色体的女孩，会冒犯别人或不善社交的女孩，具有更男性化的基因型。科学家的推论迂回难懂，但在最后的分析中，他们得出了天生善社交、亲切友好的女生画像。他们不太令人信服的假说认为，X染色体上携带一种表现社交风度的基因，这种基因在正常女生身上很活跃，在正常男生身上不表达，这是一种基因表达的性别差异模式，每一种模式都有自己的进化优势。对男性来说，对社交礼仪不敏感理论上会更容易变得有进攻性，形成统治体系，组织狩猎团队和军队，碾轧那些挡道的软蛋。对女性来说，拥有更强大的社交技巧能够简化与其他女性的交往，通过与人交际来打发时间，并学习如何当好母亲。"小女孩都喜欢玩过家家，"一位研究者告诉我，"女性喜欢跟其他女性聊天。她们有种天赋，可以与其他女性建立社交关系。"**天赋**这个词听起来就有染色体的魅力。

我自作主张将这种基因命名为SSEN-1。SSEN表示古老的女性特质所需要的元素，增加的1表示我们先入为主地认为社交礼仪的产生非常复杂，如果我们轻轻挥动闪亮的魔棒，或许会冒出更多女性特有的SSEN基因。

先不去想那个引发重大猜想的研究，它只调查了100名染色体异常的孩子，并且这些染色体异常复杂而独特；也先别去管所谓的SSEN-1基因尚未被确认或者根本不存在。让我印象深刻的是，报告里的女孩苍白和陌生的举止。这样的女孩与人交往时从容自若，结交了一大群朋友，这是她的幸运之处。她的话特别多，俨然一个小妈妈。那些专横的女孩，病态的女孩，刻薄的女孩，爱做梦的女孩，至今仍是你最好朋友的女孩和未来的淑女，她们都在哪里呢？那些陷入庞氏骗局的人，那些给你打分，让你毫无办法的社会公证人在哪里呢？那些鬣狗女孩，花豹女孩，土狼女孩和乌鸦女孩又在哪里呢？

我所认识的生机勃勃、怒气冲冲、咄咄逼人的女孩，她们在哪里呢？

我们不怎么聊起或听说女性的进攻性，因此我们忘了它的存在和意义。我们总不忘把进攻行为与男性联系在一起。连科学家都死抓着这点不放。我们条件反射地这样想，甚至当我们觉得自己聪明又开明，完全不受那种刻板印象的影响时也是如此。一次，我看到海滩上有群海鸥在抢食过期的饼干。我观察到，年纪大些的海鸥，白色的羽毛比较脏，喙部有代表成熟的红点，而年轻的海鸥羽毛是棕色的。老海鸥会暴躁地啄年轻海鸥，以宣示自己的支配地位，年轻的海鸥则无视老海鸥，专心致志地吃自己的食物。我看着，猜想，所有争抢饼干的都是公海鸥，肯定是公的，因为它们都如此有进攻性。我已经在脑中构思了整个故事，老的公海鸥执迷于地位，年轻的公海鸥叛逆，是机会主义者。后来我回忆起，公母海鸥长得一个样——年幼时棕色，成年后白色——我才惭愧地意识到，那场混战中很多其实是母海鸥，因为雌性动物必须补充营养，而抢东西吃是那么不雅，我才不把它们想成母海鸥。

不过先别去批评动物的本能。我们执着地认为男性有进攻性，实在很不理性。在人类中，男性的进攻性有时候会如打断的鼻梁那样明显。男性是大多数暴力犯罪的元凶。他们要负责 90% 的谋杀案，80% 的行凶抢劫案，和几乎 100% 的强奸案。试图理解进攻行为根源的研究者必须以医学解释自己的好奇心，否则研究很难得到经费。男性的进攻性很容易被当作疾病。暴力会威胁到公共健康。男性比女性更容易有身体暴力行为，因此男性的进攻性比女性的进攻性会受到更多科学关注。此外，我们都知道女性不如男性进攻性强，并且女性之间关系融洽，如果你们，女孩们，不同意这种说法的话，可以想想能播的儿童节目都是什么内容。

无视女性进攻性的问题，会让我们这些有进攻性的女性，包括女孩和成年女性，觉得困惑，仿佛对自我和冲动的诠释缺失了点什么。我们被放逐到丛林里感受自己极度的凶猛以及咆哮着的饥饿和欲望，被抛到游乐场上，在女孩堆里反复讨论，我们必须要证明自己，要商议，要前进，要调整，却没有在屏幕上、书籍中或生物学文献里看到什么抗争的痕迹。引用一位女性科学家的话说，我们感觉自己像"错误变量"，想知道为什么我们不能更友善些，为什么我们想要的如此之多，为什么我们不能安分地待着。

纵使知道女性的生物文化肖像不完整，我们还是迟迟不肯探索女性进攻性的疆界。我们既不愿意被他人看作有进攻性，也不想认为自己有进攻性。没人喜欢有进攻性的人，无论男女。我们认为那些有进攻性的人是讨厌鬼，我们不希望家里、工作场所或者脑子里存在这样的人。我们对进攻性持清一色的负面评价，把进攻性与打老婆和吸毒联系在一起。自信和果断倒是没问题；这些都是体面的好词，我们这些庸庸碌碌的社会人都喜欢。但有进攻性却是过时的。这是个给失败者用的词，真的。进攻行为是没什么真本事的人使用的招数。

我前面想表达的就是这个意思。进攻行为是女生会有的。

女性的机会来了。进攻性并不时尚。它是医学用语，受到了妖魔化，被置于舆论的垃圾场，不再被视为真正的男子汉所渴望的品格。女性可以挽回进攻性，随心所欲地运用它。我们可以改造它，赋予其新的价值。我们可以分享它。我们可以在女性的语境下解读进攻性，理解它出现的时机和表现形式。进攻行为尽管具有敌意，意在伤人，但同时也有创造性和魅力。心理学家认为进攻行为有反社会意味，但这只是对生活过于乐观又扫兴的观点。只要稍稍看看那些貌似无害的社交行为，你就会发现它们背后都潜伏着呼之欲出的进攻性。友好也可以极具进攻性，例如，就餐时接到求助电话的人可能会听到对方说："你今天怎么样呀？给我钱。"或者有人在自己家接待客人时，常常会发生接下来的情况。主人提出为客人端上些吃的或喝的东西。客人拒绝了。表面上看，每个人表现得都亲切友好，跟进攻性毫无关系。主人热情爽快，体贴的客人拒绝麻烦主人，为对方着想。有时候这种互动的确单纯出于贴心，毫无潜台词；客人可能刚刚吃过饭，没心思吃点心。但这套礼仪背后潜藏着进攻性，张弛着权力之争。通过提供食物，主人表示自己才是控制局面的人。这是她的家，她们身边都是她的资源。她有分享的能力，她想从自己的大方中获益，希望别人认为自己慷慨、殷实、值得信任。她想把客人拉拢成盟友，即时只是临时的关系也不要紧，如果客人接受了馈赠，便有了点仰人鼻息的意思。

而通过拒绝食物，客人拒绝了临时的同盟或从属地位，并传达出隐含的信息，表示**自己**才是这里的主导者；她有能力放弃对方的礼物，不需要同盟。主人可能会因对方的拒绝感到一丝恼意，可能会愣住，心想，好吧，既然我们不会成为朋友，那我们就事论事吧。拒绝别人的好意有时候好比往对方脸上扇了个耳光。如此理解并非没有道理。语境为社交对话的进攻性奠定了基调，可以轻言软语，低眉顺眼，亦可话不投机，剑拔弩张。如果主人是你的老朋友，家里有孩子，还没到做饭的时间，那么拒绝她的饭食**确是**好意之举。如果你是老板，周末顺便去员工家里坐坐，拒绝吃饭会显出颐指气使的架势。你突然跑到别人家里，让可怜的对方吓一跳，她想给你端上你爱喝的饮料，借此拉近点距离，你一副冷淡的模样。毕竟，你是将来开除她的人；她才要喝点饮料压压惊吧。

语境和重构可以让最直白的攻击表现出吸引力。麦克白夫人是人人欣赏的恶毒女人，冷酷、有野心，会向精灵祈求，"消除我的性别吧，让我浑身上下充满可怕的残忍"，她放任和操纵自己的丈夫杀害了邓肯国王，让自己的双手浸染上鲜血。"有敌意，有攻击性的贱人"都不足以形容这位女士。但如果重新思考一下这种偏见，可以说，麦克白夫人具有一种悲剧性的高贵品质。假设我们将麦克白夫人想象成北欧的女族长，作为她们部落的保卫者，情况会如何呢？乌普萨拉大学的芬兰哲学家佩卡·妮梅拉（Pekka Niemelä）表示，麦克白夫人是维京人，这个角色非常像挪威经典史诗《奥克尼萨迦》（Orkneyinga Saga）中的强大女性。妮梅拉指出，《麦克白》的故事设置在约公元1000年的苏格兰，当时的苏格兰由维京文化统治，其中更多是异教徒，而非基督徒。麦克白夫人的角色作为维京人，没有失掉半点自己民族的残酷性，这一点很值得我们理解。维京女性被认为应该勇猛无畏，精力旺盛，并且讨厌腻歪。维京男性数月甚至数年离家出去抢掠。维京女性负责家里的田地，她们有强大的能力就生死、战争或和平做决策。她们没有工夫去关心排场和蜜酒聚会。她们的部落虽会劫掠，却也随时会遭到劫掠，没有法律，没有当地治安官，没有加拿大皇家骑警，去保护维京人和他们的财产。抵御外族威胁的唯一保证是亲人和族人。软弱的部落不会有盟友。软弱的部落只要遭一次抢劫就会灭亡。维京女性无法看着自己的族人陷入危险。麦克白倒是可以随时跳上一艘船，带着自己毫发无损的头衔和人性远走高飞。但对他留在苏格兰高地的妻子来说，只有女王的王冠看起来有足够的力量来保卫自己的族人，但要得到这顶王冠，只能使用无情的刀子。

麦克白夫人是每个女演员都梦想得到的角色，而我们普通人在日常生活中不用扮演这种人物，实属幸事。普通人的进攻性更容易为人所接受，没那么大杀伤性。但，我们还是有进攻性，我们需要自己的进攻性，这点很重要。如果我们不带敌意，没有精神异装癖，追寻进攻性的来源和深层原因，或许我们可以原谅女性的怒气，向朋友们献上飞吻。

这里我必须说说睾酮。睾酮的名声令人生畏，我们仿佛能听到它的碳原子在发出叮里哐啷的声音。谈到进攻性，不能不提睾酮。长期以来，睾酮给人来势汹汹的印象，让人难以忽视。我们不断听说睾酮会参与进攻行为——我们还不太了解细节，但睾酮肯定是争强好胜的。睾酮与**进攻性**所涉及的所有特征都相关，例如想要统治或攻击对方，炫耀，怒吼，在地板中间堆满脏衣服。睾酮成就了领袖，也塑造了骗子，要说领袖和骗子有什么不同，那还属于微妙的睾酮问题。据说睾酮在人很小的时候就已经伸出了它的触手，影响胎儿的大脑发育，促使大脑朝着专横、莽撞、笨拙的行为模式发展。睾酮与进攻性的关系相当于乳房与臀部：想到其中一个，另一个也一定会浮上脑海。

当然，最近我们了解到，睾酮不是严格意义上的男性激素，女性也有睾酮。但要注意，女性只有很少很少的睾酮。女性身体中循环的睾酮平均水平在每分升血液 20～70 纳克之间，肾上腺和卵巢各制造了一半。在男性身上，每分升 300 纳克都算非常少，大多数男性在 400～700 纳克之间，也就是说，男性睾酮是女性的 10 倍，这些多出的睾酮几乎全来自睾丸细胞。因此男性拥有更多睾酮。因此我们会认为男性比女性更有进攻性。原因是我们会认为，睾酮即使不负全责，也是解释进攻行为的部分原因。

我们还将睾酮水平高于正常范围的女性称为"高睾酮女性"，

她们比一般女性进攻性更强，更投入自己的职业，性方面更独断，对生孩子缺乏兴趣——不是很有母性。高睾酮女性是生物方面的个例，试图解释女性如错误变量般的行为，实际上很少有证据能支持高睾酮女性的存在，更确切地说，缺乏证据解释女生的强势、暴躁、进取是不是睾酮水平升高的结果。睾酮被赋予了巨大的力量，成了性欲激素、进攻激素、支配激素。但如果女性依赖睾酮去行事，需要睾酮去体会欲望、愤怒或清醒，那就太可悲了。女性的睾酮太少了。即使是每分升血液中有 70 纳克的高睾酮女性，也比不上勉强及格的男性。有人提出，**由于女性睾酮水平低，所以她们对于睾酮水平的波动和微小变化会极为敏感**。这有可能吗？尽管名声在外，但睾酮本身并不是特别活跃的激素；同等体量的睾酮其实比雌二醇的生物功能小得多。男性似乎需要大剂量的睾酮才能维持状态。那么女性何苦要靠这点可怜的激素去争取比男性更强呢？可能的答案是，女性既然没有那么多睾酮，就不需要逞强。我们一直以来都对睾酮居于统治地位的观念致以盲目的敬意，甚至以为它统治着所有的男性和女性；但如果提出质疑，我们可以想象有个平行宇宙，其中维京女族长的地位不是精神安慰，而是我们与生俱来的权利。

据说睾酮对大脑的影响分两个阶段，一个是组织阶段，一个是激活阶段。组织阶段发生在人出生前，此时男性胎儿的睾丸开始分泌睾酮，以男性特有的方式促使胎儿发育大脑。过了很久，到了青春期，激活阶段开始了；年轻男性体内的睾酮水平升高，开启了胎儿时期的所有男性模式，世界 500 强管理人（其中 90% 都是男性）、彪形大汉施瓦辛格或者施瓦茨科普夫将军的原材料就此形成。

女性的大脑状态则非常稳定，这是默认模式，没有特殊情况的运行状态。女性的大脑不会在出生前接触到睾酮，因为女性没有会释放睾酮的睾丸。女性大脑的特有回路是因为睾酮的缺失而建立的。到了青春期，接受到雌激素和孕酮的大脑回路按照女性特有的方式激活，并立刻对行为产生影响……很难说，一般每个人的情况都不同，但本质上而言，女性的行为比男性的更收敛——不像男性那样冲动、野心勃勃、令人反感，也没有那么痴迷于性。至少，这是人们对大脑性别的标准组织／激活阶段的惯有观念——认为女性的大脑相对不太会有进攻性，没有支配行为，如此之类。

　　现在，我们可以思考一下组织／激活假说的利弊。首先，睾酮本身可能并不是胎儿发育时的重要因素。很多研究者认为，许多接触到胎儿大脑的睾酮很快被神经元转换成了雌激素，只有变成雌激素后，它才能影响大脑特有的性别发育。是的，睾酮只有变成"雌性"激素才能让大脑"男性化"。这意味着，雌激素才是对大脑性别起重要作用的因素，是雌激素带来了进攻、支配和好色。女性了解雌激素。雌激素使女性不能严格被划分到次级地位。如果支持组织／激活假说的话还可以称，重要的不是雌激素与睾酮的比较，而是胎儿大脑接触到的类固醇激素的量。人们认为，胎儿血液中的雌激素，无论来自母亲还是来自胎儿的卵巢，都会与胎儿的甲胎蛋白结合，无法进入大脑；而来自男性胎儿睾丸的睾酮不会与甲胎蛋白结合，因此**可以**达到大脑。就算睾酮被转换成了雌激素后才影响了大脑的建构，那又怎样呢？睾酮还是存在于皮质中并发挥作用，而女性胎儿的雌激素却不是这样。类固醇显著激增仍是男性胎儿的专长。而女性大脑对激素而言还是一片处女地。

　　但情况并非如此。大多数能证明以上情况的实验，对象都是啮齿动物，在它们身上，甲胎蛋白很善于拦截血液中的雌激素。在人类身上，甲胎蛋白不会阻止雌激素通往大脑。母亲的雌激素可以随意影响女性胎儿的大脑，来自女性胎儿卵巢的雌激素亦是如此。一阵阵雌激素通过妊娠过程涌向女性胎儿的大脑，这股涌动的雌激素有多少，或者它对胎儿的神经回路会有何影响，谁能说清楚呢？科学家猜测，与到达男性胎儿大脑的睾酮相比，到达女性胎儿大脑的雌激素剂量相对少，说得再清楚点，低水平的雌激素会让大脑女性化，高水平的雌激素会让大脑男性化，而高水平的雌激素来自孕期大脑中转化为雌激素的雄激素。不过这种说法并无证据。即使在啮齿动物身上，这样明确的二分模式也行不通。比如，基因发生改变的雌鼠缺乏雌激素受体 α，因此比正常的雌鼠少了一种回应雌激素的方式。如果雌鼠的大脑在发育过程中没有受到雌激素的影响因而会变成雌性大脑，那么这些雌鼠会类似于电视广告中超级女性化的萌妹子。但它们没有变成这样。相反，它们变得异常有进攻性。有些雌鼠甚至会杀婴。它们看见其他雌鼠的幼崽会发起攻击。缺乏雌激素受体的雌鼠甚至比缺乏雌激素受体的**雄鼠**更有攻击性。这些雄鼠倒显得像雌性了。它们不像一般雄鼠那样敢于穿过开阔的空间。它们会寻找雌鼠交配，但不会射精。这些雄鼠的大脑也没有雌激素；它们的睾丸分泌了睾酮，但睾酮没有对大脑产生系统性的影响，因为睾酮必须履行雌激素的职责，而雌激素受体根本不听指令。

这个故事告诉了我们什么道理？是不是说，如果你在染色体方面是女孩，但无法回应子宫分泌的雌激素，就会变成男孩？如果你是男孩，而无法回应雌激素，就会变成女孩？是类似如此，还是有别的可能？或者说，过去的理论是错的，雌性大脑是后天形成的，而非默认模式，并且无论男女，如果大脑发育受到了基因异常的干扰，最后动物都会走上与原先性别相反的道路？

女性也有睾酮，但这点量成不了气候。我们不能依赖这点睾酮，并且我们大概率是不需要依赖睾酮的。

研究睾酮与进攻行为或睾酮与男性支配行为的结果并不成功，而且还一团乱麻。有些研究发现，在男性囚犯中，所犯罪行越暴力，囚犯的睾酮水平越高。有些研究则没有发现两者之间的关联。在青少年中，被同龄人评为"狠角色"的男生显示出高水平的睾酮；但每个男生对"狠"的定义不同，同样的研究显示，童年常常打架惹事的男生进入青春期时其实睾酮水平是比较**低**的。一般经验认为，男性在面对挑战时睾酮水平会升高，比如在橄榄球赛或象棋比赛中，如果他赢了，他的睾酮会保持一段时间的高水平，但如果他输了，睾酮水平会下降，很难再次升高。当男性接受医学学位或者受到专业好评时，睾酮会上升。如果他赢得了网球赛的奖金，他的睾酮水平会上升，但如果他赢得的钱数一样，可赢的只是彩票的奖金，他就不会感到骄傲。必须站在法庭向质疑自己的人挥舞语言之剑的辩护律师，其睾酮水平平均而言比税务律师更高，因为税务律师的大多数工作是在自己的办公室里完成的，办公桌上可能还摆了一盆兰花。

为挑战做准备并不总会引发睾酮飙升。参加电子游戏比赛的年轻男性没有表现出可测的睾酮变化，无论是比赛前，还是在打败对手后。男性跳伞者从飞机上跳下前，睾酮水平反倒会**下降**；我们可以猜测，身体预见到了即将发生的情况，想到结果会有点晕头转向。男性在遇到自己想要终身厮守的伴侣时，睾酮浓度会下降，另外，男性在即将当爸爸时睾酮水平也会下降。有科学家分析了这些结果，将其解释为，一夫一妻制中的男性不需要睾酮。男性不想要自己的睾酮。如果他们只是要静静待着，做个忠诚的伴侣和尽职的父亲，睾酮对他们没什么好处。他们不再像过去打猎时需要那么多睾酮了，以前他们可是要穿着锁子甲跟路上的敌人决一死战的。但也有其他的情况。男性在压力之下睾酮水平会下降，这可能是它会随着社会地位的下降或者输掉象棋比赛而减弱的部分原因。忠于伴侣就压力不大吗？忠于伴侣比不上跳伞前的恐慌吗？初为人父的悬念不让人紧张吗？如果一定要问，那么答案是，什么都对你起不了作用，你不需要睾酮，也不需要氧气。

我们不知道男性身上的睾酮水平波动意味着什么。它们每天起起落落，早晨处于峰值，傍晚衰退，临睡前又会回升。如果切断男性睾酮的主要来源——睾丸，他可能会没有之前进攻性强，也可能不会。一些因治疗前列腺癌而受到化学阉割的男性报告说自己会出现极端的情绪变化，通常偏消极沮丧；但他们毕竟是癌症患者，何必觉得他们会像柔道大师那样生龙活虎呢？守护苏丹后宫的阉人并非没有进攻性。他们都不好惹，所以他们才是优秀的保镖。中国古代宫廷里有的太监以残忍闻名，能够暗杀皇帝和皇储；有些太监是军事战略家，有些可以作为步兵出征。在美国，手术阉割或化学阉割有时会用来惩罚性犯罪者，尤其是猥亵儿童的人。但这种做法受到了批评，当然，理应如此。阉割作为惩罚措施，不仅野蛮且有违宪政理念，也会造成悲剧。有些受到阉割的猥亵儿童者会杀死幼小的受害者，而不是停止自己的猥亵行为。失去睾酮减弱了犯罪者的性欲，造成勃起困难，但他们的进攻性丝毫未减，对自己失去正常性功能的愤怒使他们的病态欲望变本加厉地投向不幸的受害者。

性腺功能减退的男性——由于各种临床原因，睾酮水平降低到正常值之下——说自己比过去更有进攻性、更易怒，而非反之，而且当他们的雄激素水平恢复到正常值之后，他们感到更为平静和快乐了，就再次自在了起来。我们所有的激素——甲状腺激素、性类固醇激素、皮质醇，都是一样的情况。太多或太少，都会有问题。我们会觉得不自在、不舒服、暴躁，有进攻性。

如果说睾酮与男性的进攻性或支配行为之间存在的关联是一团混乱，那么在女性这边则如同冰箱底下的地板：你根本不会想到这里。女性运动员在比赛前不会出现睾酮飙升，赢了比赛也不会。女性辩护律师平均而言也没有比女性税务律师多出多少睾酮。在一项研究中，研究者想通过在月经周期中追踪睾酮水平的升降，确定女性的进攻性是否在卵子成熟、雄激素分泌量最高时达到峰值。24位女性参加了多轮名为"扣分法进攻性示范"的快速游戏。游戏中，每人可以选择按压控制杆100次，得1分，可换10美分，或者按压另一根控制杆10次，将看不见（且虚拟）的对手扣除1分。玩家的得分不时因虚拟对手的敌意而遭到扣除，因此受到激怒。研究者发现，女性受到激怒后，不再一心一意提高自己的分数，而是开始报复，报复行为与她相对的睾酮水平之间并无关联。研究者倒是发现，称自己有经前期综合征的女性一般整个月都更为好斗，更有可能按下"打倒那个蠢货"的控制杆。

睾酮是不受管束的法外之徒。一项研究表明，女性犯人的睾酮水平越高，她们进行暴力犯罪的可能性越高，且并非仅仅是挪用公款这样的无关身体的犯罪。而在另一项研究中，这样的联系没有成立。调查者发现，睾酮水平高的女囚犯表现出的行为更专横、更有恐吓性，相比之下，监狱工作者评估说，睾酮水平低的女囚犯显得"鬼鬼祟祟""爱用手段""暗中使坏"，如同"躲在深草中的毒蛇"那般阴险。但让我们再深入探讨一下这项研究。受试样本中高睾酮水平的女性，平均比低睾酮水平的女性要年轻。年轻人拥有特权。年轻人有很多肌肉组织。年轻人会认为死亡是刺激而暂时的。通常，坐牢的人有各自的恶习——抽烟太多，饮酒太多，吸了各种类型的毒品——因此，年纪越大，越有可能变得更虚弱、更难过、更寒碜。宁愿躲在深草里也不愿意见光死。

睾酮受到了过多的吹捧。我们太高看它了。我们不需要也不想要睾酮来理解女性进攻性的根源。我不知道睾酮是否对男性的行为有重要意义，也不知道男性能否在个人成功后产生高浓度的睾酮，进而实现更高的成就。男性天生拥有大量睾酮，他们很可能会将睾酮用于某些行为上。身体会利用可用的资源，不过这种利用会受到经验、历史、社会约束以及大脑倾向相信的安慰剂效应等的影响甚至支配。事实是，男性比女性的睾酮水平高，并会无意识甚至刻意地使用睾酮去夸大或延长某种反应和感觉——就像有些女性会在月经周期中段雌激素高峰时利用自己的性优势和高潮能力一样。这个事实对结果影响不大。我们有其他方法达到标准，或者说，实现解放和超越。我们必须摆脱睾酮的枷锁，不要觉得我们没睾酮就不行，不要觉得男性就应该独占象征性欲、进攻和英雄的激素。并非如此。睾酮没什么可怕的。

让我们思考一下其他雌性动物，看看它们是如何体现雌性的进攻性的。斑鬣狗是我最喜欢的一个例子。斑鬣狗是一种非洲食肉动物，有人觉得它们很丑，其实不然。斑鬣狗与其他哺乳动物长得不一样。它们的后腿比前腿短，更适合长距离奔跑。它们的脖子肌肉发达，使得下颌强壮有力，嚼得碎猎物的肉、皮和骨头。斑鬣狗可以把骨头啃成粉，它们的粪便看上去像白垩。斑鬣狗的脸是猫科动物、犬科动物、熊科动物和鳍足动物的结合。狮子的幼崽出生时看不见，没有牙齿，非常无助。而鬣狗的幼崽生下来时眼睛是睁开的，犬牙完全突出，会对自己的兄弟姐妹表现出威胁。新出生的幼崽常常会互相残杀。经过生命之初的血战洗礼后，它们会平静下来，像普通的幼崽一样玩乐。

不过，让斑鬣狗真正与众不同的，是它们的性征和行为。我前面也提到过，雄性斑鬣狗和雌性斑鬣狗的外部生殖器看上去很像。所有斑鬣狗似乎都有阴茎和阴囊。但雄性斑鬣狗是真有阴茎和阴囊，而雌性斑鬣狗有的是阴道和阴蒂的结合，它们假冒的阴囊是阴蒂长在了一起。雌性斑鬣狗的"阴茎"可以做很多事——排尿，交配，生孩子。雌性斑鬣狗第一次生产，是个痛苦的过程。往下坠的幼崽会将母亲撕裂。很多雌性斑鬣狗会在第一次分娩时死亡。如果幸运地活了下来，之后的生产会容易得多——这一点当过母亲的人类都能理解。生第一胎最难。

斑鬣狗独特的生殖器误导了很多自然主义者，包括亚里士多德和欧内斯特·海明威，他们认为斑鬣狗是雌雄同体的动物。即使在意识到斑鬣狗有两种性别后，科学家还是对它们的行为和社会结构大感不解。雄性斑鬣狗和雌性斑鬣狗体形差不多，但一般都是雌性统治族群。雌性是它们拥有支配地位的性别。体形大的年老雄性斑鬣狗会向体形小的年轻雌性屈服。这个物种中的雌性是如何获得优势地位的？第一关就是……睾酮。雄性和雌性的斑鬣狗幼崽在子宫中都接触到了高浓度的睾酮，因此雌性出生后会有雄壮的生殖器。睾酮来源于斑鬣狗母亲不同寻常的胎盘。大部分哺乳动物的胎盘富含芳香化酶——可以将母亲的雄激素转化为雌激素——以及少量可将分子前体转化为睾酮的酶。但斑鬣狗体内的转化酶比例正相反：将类固醇前体变成睾酮的转化酶含量高，将睾酮变成雌激素的芳香化酶含量低。因此斑鬣狗胎儿血液中流动着高浓度的睾酮，高于雌激素的睾酮进入斑鬣狗的大脑，在大脑中会被转化成雌激素，但不管怎样，睾酮进入了大脑，因此斑鬣狗幼崽一出生就会露出凶残的犬牙。出生几周后，幼崽血液中的睾酮水平下降，幼崽变得更容易管控、爱嬉戏，行为开始符合睾酮给人的一般印象。

但雌性斑鬣狗占据统治地位的方法和途径仍让人难以理解。斑鬣狗幼崽无论雌雄，出生后，睾酮水平都会下降，但幼年期的雌性会比雄性更具进攻性。青春期和成年后，雄性的睾酮水平远远高于雌性，雄性哺乳动物的性成熟过程便是这样，但这时的雌性斑鬣狗仍不示弱。如果这时有一块斑马腿，雌性斑鬣狗会先吃到。雌性会比雄性先享用食物。这已经成为斑鬣狗的习惯。但这种习惯是如何形成的？睾酮并不能解释一切。科学家对斑鬣狗的大脑进行了合理推测，认为所有斑鬣狗的大脑在胎儿期接触到高浓度的睾酮，所有的大脑都变成了雄性，于是他们不能发现雄性和雌性斑鬣狗大脑的区别。很多雄性哺乳动物大脑的某些区域比雌性要大，这在斑鬣狗身上也成立，其中包括控制性行为的脑区。雌性斑鬣狗拥有"雌性"大脑，而且它们还保持着独特的母权制。

关于斑鬣狗的研究，一点有趣之处是一种叫作雄烯二酮的重要类固醇激素。雄烯二酮被归类为雄激素——与睾酮属于同一化学分类——但从未被视作特别阳刚或刺激的雄激素。正相反。多年来，研究者认为雄烯二酮不过是无趣的中间物质，在变换成睾酮或雌激素前毫无意义。雄烯二酮被认为主要是肾上腺的产物，而非性腺产物。肾上腺激素从来都不像卵巢激素或睾丸激素那样与性相关，因为肾上腺还不足以让我们意识到男女有别。斑鬣狗展现了雄烯二酮的其他可能。雌性成年斑鬣狗的睾酮可能没有雄性多，但它们有大量雄烯二酮。大部分雄烯二酮不是来自雌性斑鬣狗的肾上腺，而是来自卵巢。出于未知的原因，雌性斑鬣狗的性腺会分泌巨量的雄烯二酮。怀孕期间，雄烯二酮被斑鬣狗的胎盘转化成睾酮，之后渗透到胎儿的血液中。甚至雌斑鬣狗没有怀孕，卵巢也会提供稳定的雄烯二酮。可能正是雄烯二酮助长了雌斑鬣狗的进攻气焰。当然也可能不是，我们不知道。能确定的是，雄烯二酮值得更多关注。愤怒的雌性是激素浇灌的。一项研究发现，有进攻性的青春期女生血液中有高水平的雄烯二酮。研究者开始以为高水平的雄烯二酮与进攻性无关，这些女生不过是压力过大，肾上腺过于活跃，分泌了过多的肾上腺类固醇，雄烯二酮只是其中一种。现在研究者怀疑研究对象是否真的因压力大而动用了肾上腺，还是说她们的卵巢可以对这场雄烯二酮风暴做一番张牙舞爪的解释。不管怎样，女性血浆中的雄烯二酮比睾酮多——多上三四倍——并且有更多逃逸的雄烯二酮，摆脱了血浆蛋白的束缚，理论上更容易到达大脑。女性的雄烯二酮水平与男性持平。这一点上女性有了发言权。

其实我不想对雄烯二酮小题大做。睾酮不是唯一被高估的激素。所有激素都受到了高估，同时也没被理解。我们知道这个道理，但还是绕不开睾酮。我们需要换个角度看问题。斑鬣狗可以提供一点答案。

别忘了还有雌激素。雌激素能驱散顺从与孤绝，也能催化出指挥官的气场。犹他大学的伊丽莎白·卡什丹（Elizabeth Cashdan）对女大学生做了一项调查，发现血液中的三种激素——雌激素、睾酮和雄烯二酮——滴度最高的女性，自尊心也最强，往往会将自己归类为同龄人中的最高等级。她们不太爱笑，自视甚高的人常有这类不幸症状。有趣的是，雄烯二酮水平最高的女性最有可能夸大自己的能力，她们的自我评价远远高过同龄人对自己的评价。雄烯二酮大概是某些人的独家配方。但，有没有人自信过剩？哦，当然啦，我们会觉得，那些目标不切实际的人很可悲；但历史告诉我们，心比天高、很会自我推销的人，往往因为品性坚韧而争夺到权力，而且会牢牢抓住权力不放。女人会自信过剩吗？如果注射一针雄烯二酮就能让女性自信起来的话，我会马上撩起袖子献上我的静脉。

现在我必须重申一个重要事实：激素不是行动的原因。我们不清楚激素对大脑或自我会做什么，但我们知道激素不会做的事，并且知道激素不会直接引发行动，不会像方向盘那样让车子左右转向。表现出进攻或支配行为的能力也不以激素为基础。如果说激素能有哪怕一丁点儿的作用，那么，在其他方面不变的前提下，激素只会提高某种行为发生的可能性。排卵期的雌激素升高或许能让人的性欲稍加外显，仅此而已。与此同时，要记住，生物反馈很有用：行为和情感可以改变激素环境以及神经元连接。大脑中的演出前赴后继。连接脑细胞的神经突触会不断产生、死亡又产生。

举一个神经元和激素可塑性的例子。在这方面很少有生物能比得上伯氏朴丽鱼（*Haplochromis burtoni*）——一种在非洲坦噶尼喀湖发现的丽鱼科热带淡水鱼。这个物种有个特点，一定时期只在湖中某个特定地点存在一条或几条雄鱼。领头的雄鱼颜色非常鲜艳，如同海上的霓虹，而雌鱼和其他低级的雄鱼都是沙砾色。只有领头雄鱼有实用的性腺，只有它们可以繁殖后代，并且它们会不断受到威胁——它们醒目的鳞片会吸引捕食者，它们的地位也会受到其他雄鱼的争夺。当处于主导地位的雄鱼被其他更强壮的鱼赶下神坛时，领头雄鱼的大脑会开始快速而剧烈地变化。控制它性腺和精液分泌的下丘脑脉冲发生器的神经元会缩小，并从突触上脱离。在没有收到大脑正式命令的情况下，它的睾丸也会缩小，同时会失去睾酮的主要来源。雄鱼失去了原本鲜艳的色彩，变晦暗了。雄鱼不再气势汹汹地巡逻自己的地盘，而是变低调了，尽可能地躲起来。它不觉得羞耻——它很务实。它没有了睾丸和睾酮，因此不会有精子，无法交配；如果不能交配，那还是韬光养晦，等待时机东山再起为好。如果它的对手死了或被吃了，颜色暗淡的雄鱼会有机会打败那些徒有鸿鹄之志却无性腺的雄鱼，夺回灿烂人生。如果赢了，它的下丘脑会再次膨胀，它的睾丸、睾酮和生殖力也会恢复，它的鱼鳞则会重现往日的斑斓和雄风。

伯氏朴丽鱼的例子表明，行为，或者更准确地说，对现实的揣度，会重新调度从大脑到性腺的整个身体。这种行为是输掉竞争，大脑率先做出反应。不知什么原因，失落感引发了神经紧缩——下丘脑脉冲发生器的缩小。引起伯氏朴丽鱼大脑改变的不是一滴睾酮，雄鱼的神经萎缩比激素下降出现得要早。紧接着，在性腺开始缩小后，它的激素浓度发生了显著变化。这种鱼的睾酮运作得更为被动，而非主动。一滴睾酮可能会促进或鼓励某种隐晦的行为，但并不会**引起**这种行为。输掉竞争后，大脑、性腺和激素交织的系统会共同影响雄鱼所做的明智决策——静观其变，享受假期。

鱼的故事告诉我们，激素不是单方向直指行为，从神经回路 A 直指结果 B，而是像艾舍尔的版画，从鸟到人，到胞间隙，再回到起点。大脑不是一成不变的，而是如行走的靶子。你的激素不会指使你做事。习惯和境遇对行为产生的影响比激素更大。平素习惯发号施令的人，无论他的雌激素、睾酮或雄烯二酮起不起效，老年时仍想让别人服从自己。做完绝育的公猫会像绝育前一样在家里到处撒尿，彰显自己对地盘和繁殖的野心。它知道怎么做，尽管到处撒尿的冲动可能来自青春期升高的睾酮，但没有睾酮它也知道（所有的猫都知道，因为它们非常聪明）公猫必须得在所到之处留下点气味。

大脑是不断变动的，我们对大脑进攻性回路的理解也是如此。研究者将进攻性分了类，如掠夺性进攻、竞争性进攻（也叫雄性间进攻）、恐惧性进攻、暴怒性进攻、母性保护性进攻和性相关进攻。但千万别认为大家都承认现有的分类。研究者对于进攻性的定义以及进攻性测试的合理性往往意见不一。一种经典的测试是入侵者范式。将一只小鼠放入一只大鼠居住的笼子，大鼠会攻击小鼠，在比如说 3 分钟内杀死它，而另一只大鼠杀死小鼠的时间是 30 分钟，你会得出结论：1 号大鼠比 2 号大鼠进攻性更强。其实很多变量会影响大鼠的攻击行为，包括大鼠的智商、饥饿程度、情绪，何况还有被投入的小鼠的灵活性和强壮程度。无论如何，这项测试是人为的：在自然界，大鼠和小鼠几乎不会接触，没有小鼠会蠢到主动闯入大鼠的领地。

不仅不存在某种单一的"进攻激素"，大脑中也没有单一的进攻区域，没有一个单独的部位控制或参与进攻情绪或进攻行为。最近杰弗里·L. 萨弗（Jeffrey L. Saver）及其同事发表了一份神经精神病学的文章，文章提到大脑中 38 个不同区域与进攻行为有关。如果先将实验猫下丘脑周围的皮质组织剥除，用电流刺激下丘脑后部，实验猫会自动表现出常有的愤怒姿态：发出嗞嗞声，竖起毛，伸出爪子，扩大瞳孔。因此，研究者认为大脑周围皮层可以抑制进攻性，而下丘脑会助长进攻性，至少在猫身上如此。猕猴被切除杏仁核后，通常会变得温驯平静。但并非一直如此：原本温驯的猕猴在切除杏仁核后常常会变得充满进攻性。杏仁核被认为在学习和记忆方面有重要作用。或许我们在这个实验中看到的是，没有杏仁核，有进攻性的猕猴会忘记进攻，而温顺的猕猴会忘记听话。

头部受伤或有脑部疾患的病人会表现出进攻、冲动、暴力的行为，但这些行为还不足以让科学家断定：这里是暴怒性进攻或母性进攻的主要路径。精神科医生戴维·贝尔（David Bear）讲述了丽贝卡的故事。丽贝卡是一个 10 岁的小女孩，在一次头部受伤后失去了意识。4 年后，她开始出现抽搐、昏迷，时不时会有昨日重现的感觉。她变得易怒、高度紧张，开始写长诗和发表哲思。脑电图显示她的右颞叶异常突增。15 岁时，她离家远行，嗓音变得像男性一般粗，并表现出暴力，常常自己也没意识到自己在发脾气。有一次，她在长满野草的土丘上醒来，手里握着一根血淋淋的棍子，旁边躺着一个失去知觉的陌生男子。还有一次，在治疗期间，她突然袭击医生，拿刀对着医生的喉咙僵持了 3 小时。后来，丽贝卡意识到自己的行为，深深感到悔恨，于是交给医生自己的一管血作为补偿。颞叶受伤后，丽贝卡变得有进攻性，没错，但与此同时她的情感也变得深沉了；她感到自己有了动力去写作，去游荡，去寻找控制感，也会失去控制感。她成了无序版的希尔德加德·冯·宾根（Hildegarde von Bingen）——12 世纪一位有偏头痛和幻觉的伟大修女、作曲家、诗人和预言家。

当大脑开始对自己感到陌生，它便常会陷入一种更为原始、不太受约束的状态，如同一只龇牙咧嘴、炸毛的猫。一位女士为了控制自己的癫痫发作，做手术切断了前连合，之后，她的两只胳膊不听使唤，连日常洗漱和穿衣都很难做到。前连合是一束保证大脑左右半球交流的神经纤维。没有这束纤维，两个半脑变得漫无目的且充满恐惧，觉得处处是敌人，包括由相反的脑所控制的胳膊。这是进攻性大脑或防御性大脑的表现吗？或是因为恐惧，仿佛受伤的鸟绝望地拍打翅膀，试图再次飞起来？

据说大脑的默认性别是女性，接触雄激素后才变成男性，并且雄激素会刺激或参与进攻行为，或者至少与进攻行为有关。但按照某些神经模型来看，进攻性本身就是一种默认体质，像是大脑所适应的四四拍节奏；因此人类的大脑包裹着很多层起抑制作用的强力胶布，让大脑减少进攻性。1848 年，菲尼亚斯·盖奇（Phineas Gage），一位 25 岁的铁路公司工头，受了重伤。一根金属棒从他的手底下爆开，击中他的左眼，并穿过他的颅骨顶部。他的左眼瞎了，但除此之外他看上去居然好端端的。他可以说话。他被工友带着，走去附近的酒馆。盖奇很快从事故中恢复过来，但他再也不是原来的那个小伙子了。他变成了另一个人——他自己没有意识到，但在别人看来是这样。之前的他聪明、勤劳、节俭，常去教堂。事故发生后，他还是挺聪明，但变得冲动，且不再信神。他咒骂自己的上司。他辱骂那些试图劝阻自己的人。他也会骂自己放任自流。他无法保住工作，也不能信守承诺。"他不是以前的盖奇了。"盖奇的医生约翰·哈洛（John Harlow）写道。最近科学家使用脑成像技术，用计算机对盖奇的颅骨做了三维模型，重建了他的脑部创伤，确定了左边的额叶眶部内侧是最大的受创区。科学家提出，这片区域是脉冲控制的位置——大脑的温带，或者说道德中心。其他脑叶也存在控制点。很多精神疾病显示出控制错乱——大脑失去了管束。精神分裂症、躁郁症、创伤后应激障碍、恐惧症——在这些病症中，病人会打人、狂叫、哭嚎以及出现分解代谢。我的祖先赛拉斯·安吉尔（Silas Angier）曾参加过美国独立战争，与新罕布什尔的军团打过仗。赛拉斯与新英格兰人菲尼亚斯·盖奇一样勤劳、有抱负、以正直自居，是不起眼的菲茨威廉镇里的优秀居民。18 世纪末，赛拉斯与一群印第安人发生了血腥的交战，头部受到重击。他跟以前不同了，变得阴郁、暴躁。他不再关心自己的名誉。他不再上教堂。他开始害怕去公共场所。1808 年 10 月，离 71 岁还差 3 天的赛拉斯在贫困中死去。

我们不理解进攻性的内分泌机制、解剖原理和神经化学。最近 5- 羟色胺这种神经递质引起了进攻行为研究的关注。说到 5- 羟色胺，你可能会想到百忧解、左洛复以及其他快乐药，它们属于有史以来最赚钱的药物。其简单模型认为，5- 羟色胺"不足"会让人有进攻性、冲动和丑陋行为。麦克马斯特大学的米哈伊·奥劳托（Mihaly Arató）管 5- 羟色胺叫"文明"神经递质。这个模型还认为，5- 羟色胺"不足"会让人患抑郁症。抑郁症常被认为是女性的疾病，因为患抑郁症的女性数量是男性的两三倍（不过根据最新的全球调查，男性患病数正在赶上女性）。进攻和抑郁，听上去像是两种截然不同的症状，其实不然。抑郁是向内的进攻，指向自己，或者指向想象中的、危险的自己。严重抑郁的人在外人看来像是麻木的样子，但抑郁症患者眼中的自己绝不是麻木的。他们会渴望并寻求化学帮助，但他们无法真正安抚自己内心那个在狞笑且聒噪的进攻者。威廉·斯泰伦（William Styron）曾描述过抑郁的暴力，称其为真正的"头脑风暴"和"没完没了的恐惧灰雨"，患者在重压之下变成了年老、疯狂、无能的李尔王。因此，将进攻与抑郁相比较是符合逻辑的，如果两者都与5-羟色胺有关，那听上去也完全合理。

但我们还是不理解5-羟色胺是如何与进攻性挂上钩的。5-羟色胺与类固醇激素一样，是一种古老的分子。龙虾有5-羟色胺，会通过行为对其做出回应，只是其形式并非我们所认为的5-羟色胺"不足"与进攻性相关的模式。给龙虾注射5-羟色胺，会让龙虾肌肉绷紧，钳子张开，表现出打架的姿态。在哺乳动物身上，5-羟色胺扮演的角色没有这么典型，而是更有物种特异性。受驯化的银狐相比会龇牙撕咬饲养者的银狐，中脑和下丘脑里的5-羟色胺浓度更高。5-羟色胺浓度高的猕猴往往会更有进攻性，更缺乏社会性——谁都不想与之为伍。而在其他种类的猴子身上，5-羟色胺与行为的相关性无法成立。

在人类身上，5-羟色胺的影响更让人费解。有些自杀成功者的大脑5-羟色胺浓度低，但有些也不低。科学家研究了暴力犯罪者脑脊液中5-羟色胺的代谢物，得出的结果同样不一致。作为一个群体，纵火狂和冲动杀人犯脑中5-羟色胺的代谢物显示其浓度较低，而抢劫犯和家暴者却没有。我们以为5-羟色胺是抑郁的机体原因，但对抑郁患者的研究也并未测出5-羟色胺的新陈代谢有所减少。

无论5-羟色胺是怎么回事，它都像复调音乐。至少存在16种5-羟色胺受体，即能够以特定方式回应5-羟色胺的特定蛋白质。但目的是什么呢？我们不知道。神经元喜欢5-羟色胺的味道吗？神经元渴望5-羟色胺吗？我们不知道。以百忧解和左洛复为代表的5-羟色胺再摄取抑制剂似乎可以阻止神经元对5-羟色胺的吸收，从而让5-羟色胺在突触间隙停留和工作得更久。因此大量5-羟色胺是"好的"。与此同时，最近一些对"高"神经质人群的遗传研究讲述了5-羟色胺"优点"的另一面。据推测，神经质者有低效的5-羟色胺载体基因，也就是说，本质上，5-羟色胺的载体表现得像再摄取抑制剂，会让5-羟色胺在突触间隙中停留相对更久，为神经元所用。注意，这些人是神经质者——烦躁、不满、抑郁，让人感觉他们不会很好地利用自己的5-羟色胺。他们的行为很像注射了5-羟色胺的龙虾，挥舞钳子，一副防御架势。

简而言之，我们不知道5-羟色胺在进攻性或抑郁中如何发挥作用，也不知道为什么像百忧解这样的药物会有让人爱吃碳水化合物、性冷淡等副作用。如果5-羟色胺是"文明"神经递质，或许剂量太多会与剂量太少一样有害，让人觉得自己仿佛坐在法式客厅里，周围全是弗拉戈纳尔的壁画，自己头上也顶着扑了粉的假发似的。

我们不明白进攻性的内分泌学、神经解剖学和生物化学。但我们在感受到进攻性的时候能认识到它，有时感觉很糟，有时也会感觉很棒。

第十五章

重拳出击

为女性的进攻性辩护

有一项做过多次的研究。你要给一群婴儿或者刚学会走路的孩子穿上不强调性别的普通衣服——黄色永远是个不错的选择！——还要保证他们的发型看不出男女，然后将他们放在一个房间里让很多大人观察，大人会说不出谁是男孩谁是女孩。大人可能会基于孩子的行为猜测，但他们猜中的概率跟扔硬币差不多。一遍遍试验都是这样的结果，我们却仍不愿意相信。我们总觉得自己能通过孩子的行为判定他们的性别，尤其可以通过他们的进攻性判断。如果你给大人看一个哭闹婴儿的影像，说婴儿是个男孩，那么观看者会说这孩子看起来像是生气了；如果你说婴儿是女孩，对方会说这孩子受惊吓了或者不舒服。

　　有一次，我带16个月大的女儿参加派对。一个差不多18个月大的男孩走进房间，拿走了我女儿的玩具。我开玩笑地对女儿说，小心那些大孩子，他们会欺负人。男孩的妈妈说，那是因为他是男孩子。这个年龄的男孩就是这样，她说。男孩会变得有男孩的样子。过了一会儿，一个约18个月大的女孩拿走了我女儿的牛奶杯。那女孩的妈妈却没说，因为她是女孩，她要变得有女孩的样子。她当然不会那样说；没道理呀，不是吗？大女孩拿走小女孩的杯子，跟两个女孩的女孩气质毫无关系。但如果是男孩，却被看作天生的男孩气质。

这件事让我非常生气；唉，不再是小孩的我断然不会上去踢他们一脚。踢人只能是小孩做的事，与性别无关。他们会踢人、打人、喊叫、扔东西，好像吃了过期药片似的。我们做大人的只能忍受。我们要接受孩子身上说不清的无助和无辜；孩子很可爱，我们只能这样，否则我们可能会看见真相：孩子们生来具有惊人的能力，他们的大脑本能地会进攻。

"小孩子就像动物，"芬兰图尔库大学的卡伊·比约克奎斯特（Kaj Björkqvist）说，"在拥有语言之前，他们拥有的是身体。他们通过身体实施进攻，小孩就是这么回事。他们会有肢体暴力行为——男孩女孩都会。"比约克奎斯特研究了女性的进攻性。他跨文化比较了欧洲、北美、中东和亚洲其他地区的儿童。他发现各地的小孩都有肢体进攻性，并且在 3 岁前，女孩和男孩的进攻行为没有明显的不同。

人长大后会具有专属于不同性别的进攻性。我们一出生就拥有进攻的编码，我们在经验和实验中不断完善自己。现在我要刻意将进攻性分成两个基本类别，"坏"进攻性和"好"进攻性。之前我说过，环境会决定我们是否将某个行为视为好的进攻性或坏的进攻性，因此哪怕是麦克白夫人一身北欧行头也显得很合理。为了考察女性进攻性的进化方式及其多种起源，最好能像研究者那样，分清恶意的进攻性和必要的进攻性。宾夕法尼亚医学院的儿童精神科医生亨利·派伦斯（Henri Parens）将进攻性分为两种，一种是"敌对性进攻"，即"因过多不愉快产生的进攻性，并且会引发联

女性之书

想，造成愤怒、敌意和仇恨的行为"，另一种是"非破坏性进攻"，即"天生的进攻性，会助长武断和有目的的行为"。在婴儿和学步儿童身上，这两种进攻性是统一的，都属于反应性神经系统——愤怒、仇恨、武断，无论花多少力气，无论结果怎样，孩子都一股劲地去吸引父母的注意，他们处在自我和非自我之间。

随着思想的觉醒，孩子学会化解进攻的冲动，会计算和比较自己的行为和对方的反应。孩子开始学会伤害别人意味着什么。婴儿会朝你嘴巴踢一脚，却不知道自己伤到了你。两三岁的女孩知道自己能够伤害其他生物并伤得很重，于是恶意进攻和必要进攻的区分变得有了意义。主流模型认为，进攻性是一项公共健康危机。对女性进攻性的主流研究关注的是敌对性进攻——带着恶意且预先以伤害为目标的进攻。

当大脑可以独立做决定，孩子开始带着目的流利地说话，成人对孩子的肢体进攻的宽容度也会变低。如今，在大多数文化中，对肢体进攻的接受度会随孩子年龄的增长而降低；等孩子长到青春期，使用肢体力量去争夺想要的东西或迫使别人做事，会被当作病态。两性都会出现这种情况，但对女孩来说尤其如此。人们会用多种方式制止、打压女孩的肢体进攻行为。女孩不仅被教导不可以主动打架，也很少被教导用武力保护自己。女孩不会学习如何出拳。幽默也是一种进攻，不久前人们还在用幽默来批驳女战士这种形象。只消想到女孩打架，人们就会暗自发笑。可不就是泼妇打架嘛！挠人，尖叫，拽头发，一屁股坐地上，裙子都被掀起来了！描写女性打架的滑稽作品不胜枚举，古今皆有，我们现在看到的是魔鬼女大兵和穿着胸衣挥舞刀剑的西娜公主，还有扬着拳头骂骂咧咧的克林贡女人，至于大众传媒上那些互不相让的女性是出于自身立场还是在迎合无聊的观众，这就不清楚了。

　　无论处于什么样的媒体时代，女生都不会经常参与肢体争端。孩子年纪越大，越不容易起肢体冲突——只是偶尔会有——而女生肢体冲突的下降率比男生要明显得多。至少在发达的西方社会，当男生女生升入三年级，对于激怒自己的人，男生发动进攻的概率是女生的 3 倍左右。那女生如何通过肢体表达自己的进攻性呢？女生的进攻性不会消失，而是会找到新的方式——语言。女生懂得用语言蜇人。掌握脏话和带刺的辱骂是童年要学的一项重要技能。女生也懂得利用自己的面容作为武器。吐舌头、翻白眼、嘟嘴等面部表情在大人看来很好笑，但研究表明，儿童不这样认为，表情在表达愤怒和讨厌或者排挤不受欢迎的人时效果很好。研究者起初以为女生在语言进攻方面比男生有优势，以为女生比男生更容易用语言和面部表情去贬低同龄人，但芬兰的一系列研究发现 8 岁和 11 岁的儿童不是这样。研究者想要搞清儿童生气时如何反应，他们让孩子们描述自己愤怒时的反应，让老师和家长描述孩子们发生冲突时的反应；他们让孩子们互相交流，并快速给对方的易怒程度和行为打分。科学家发现男生和女生一样容易使用语言攻击同伴，会当面叫人绰号，呵斥、嘲笑、丑化对方。男生比女生更常打架，而男女争吵和咒骂的频率是相同的。我们可能会总结说，男生**确实**更有进攻性，因为男生会用嘴巴吵架，偶尔用身体打架，而女孩的拳头都是收起来的。

　　女生中间也会产生其他形式的愤怒，一般是女生特有的。生气的女生常常会扬长而去，不理冒犯自己的人，假装对方不存在。她会在对方的视线里气势汹汹地退出。她的沉默震耳欲聋。在所调查的 11 岁儿童中，以夸张的冷落表达愤怒的女生比男生多 3 倍。

另外，这个年纪的女生比男生更多地运用所谓的"间接进攻"。

我承认我不喜欢间接进攻，因为提到间接进攻等于强化一种陈词滥调，即女性工于心计。但我们女生知道确实存在这种进攻，因为我们身为女孩，从小亲眼见过，讨厌过，与此对抗过，自己也做过。间接进攻是隐形的进攻，如背后说坏话、评头论足、传播恶意消息。目的是联合大家一起对抗讨厌的人，正面相遇时却否认自己的心计。间接进攻会越用越多，并非因为女生不用拳头说话，而是因为间接进攻的效果与人的情商相关；人越世故，使用暗箭的技巧越高明。这样看来，女生比男生善于言辞的优势的确可以运用在间接进攻中。但这样的优势并不长久，因为男性会赶上来，成年后大家都变成了政治动物。大量研究表明，男女都很有可能含蓄地表达自己的进攻性。令人惊讶的是，系统调查偷听别人说话的结果显示，男性和女性在背后议论自己的朋友、家人、同事和名人的程度是一样的。成年男女会想方设法间接地向对方表达自己的憎恶，一边隐藏自己的敌意，一边给对方捅刀子。比如，某人会在办公会议上不时打断对方，或者批评对手的工作，但不会攻击对方的性格——其实攻击者的怒气与对方的工作表现毫无关系。

间接进攻不体面，也不受人欣赏，而且广受指责。研究者要求儿童和成人描述自己表达愤怒的各种方式，其中背后说坏话被列为最差劲的行为，仅次于踢人裤裆。但我们身边确实存在这样的行为，它们绝不专属于女性，但是女生常常会这样伤害别人。部分因为女孩更多被要求乖巧，不要直接参与进攻，人们越赞赏温柔的性情，性格尖刻的女生越容易偷偷使手段达成自己的目的。在允许女性自由表达自己的文化中，女生会更直白地表达攻击，与希望女性端庄的文化相比，前者更少出现间接进攻。比如，在波兰，口齿伶俐被认为是女性的优点，波兰的女孩会不留情面地互相嘲笑，并且相对较少感受到团体内部有欺骗行为。墨西哥的萨波特克印第安女性地位极低，她们中非常流行间接进攻。巴布亚新几内亚的瓦纳蒂奈（Vanatinai）是人类学家所知的最平等和最少有分层的社会之一，这里的女性可以随心所欲地说话和行动，她们有时会使用拳头和脚来表达自己的愤怒，这里就看不到女性工于心计的优势。

女性使用间接进攻的另一原因是，她们会对自己的朋友怀有极大的进攻性——猛烈的、排山倒海般的、源源不断的进攻性。女生间的友情狂烈而危险。"我会是你最好的朋友"这句话虽然男生女生都会说，但女生确实更常用。她们知道这种话的分量，那是沉甸甸的诺言。成为好朋友的女生觉得必须明确这段友情，她们往往会将亲密的好友列为最好的朋友，结果是自己有了一大帮最好的朋友。她们每天都会想到朋友，对于某位朋友在朋友圈的排行都会有所思考。这个女孩是她今天最好的朋友吗，或者，因为一个技术性的小问题尚未解决，因为昨天的一点小摩擦，只是她临时的最好朋友？女生可能会将某位朋友视为自己最好的朋友，但也会担心以前的最好朋友是否能接受——是会视为一种背叛，还是视为能够巩固两人原有关系的潜在好处。女生会彼此相爱，亲密无间，她们自己也很难描述或理解其中的原因。

女生成群时会组成好友联盟，成对较劲或者假装友好。一群女生中没有战友的女生会很有危机感。已经融入集体的女生如果邀来一个新成员，这个女生会觉得责任重大，因为新成员会将她（暂时）视为自己最好的朋友，唯一的朋友，是自己氧气面罩的守护者。

女生之间一旦闹翻，会像爱丽丝跌入兔子洞般无休无止，她们觉得彼此再也不会做朋友了。芬兰针对女生进攻性的研究发现，女生比男生记仇的时间更长。"女生之间的关系往往可进可退，但她们会对自己最好的朋友怀有非常高的心理期待，"比约克奎斯特说，"因为期待高，所以友情崩塌时，她们会感到深深的背叛，反目成仇。"如果女孩感觉遭到朋友背叛，她会想办法以牙还牙，让朋友体会到和自己一样的痛。打一架并不是惩罚叛徒的好办法。那样的话报复也结束得太快了。如果对方可以接受并合理回应，那么表达愤怒是可行的。但如果对方不接受，或者不觉得自己背叛了朋友，如果对方拒绝道歉或者不认错，或者如果对方更进一步，转身走人、嘲笑或者不理朋友，那么这时女生可能会用最伤人最古老的手段，用心理战术来间接复仇，目标是要打乱对方的阵脚和其平静的心态。间接进攻类似于巫术，用隐秘而危险的方式穿透、消灭敌人的身体和灵魂。

童年时的恩怨会随着长大变淡，不过有时也不会。女性一生中很多时候会与其他女性产生矛盾。我们会受到吸引，也会感到排斥；渴望与人交往，同时对某些不入眼的人怀有敌意。我们想要不灭的友情，我们想要像电影《末路狂花》里一起亡命天涯的姐妹；但那是不可能的，因为这样的剧情需要赴死。当女生愿意为了彼此放弃所有，她们就陷入了两难的境地。她们究竟能为彼此做什么呢？她们不过是两个人，与她们抗衡的是整个世界，整个男人的世界；虽然她们团结起来更强大了，但这仅仅是与她们个人相较而言，她们的组合终究是经不起打击的。她们无法为对方提供什么——钱、家、安全、生理的满足——但她们的伟大友谊可以作为抵御庸常工作和男人的解药。男人的世界**才是**真正的世界，女人无处可去，只能逃到地球的深处。伟大的女性友情常常会被表现得像对既有秩序的威胁，而且是给女性自己看的。在电影《罪孽天使》中，15岁的波琳和17岁的朱丽叶是形影不离的好朋友，她们互相用各自天才的想象力联结在一起。她们只能杀死其中一人的母亲才能维持友情。得以维系的姐妹情沾满了污垢和鲜血。高纳里尔和里根不择手段地联合起来对抗自己的父亲李尔王，她们的联合是有违常情的，带有致命的、隐秘的进攻性。灰姑娘的两个继姐齐心协力想要破坏灰姑娘和王子的天作之合，为了达到目的，她们宁愿削足适履，以穿上水晶鞋。

女性会与其他女性交好，但女性最强的进攻和恶意针对的可能也是女性。我们都听说过两性战争，但意外的是，女性的进攻性很少是面向男性的。女性不把男性看作竞争对手，尽管在如今的自由市场中，男女其实常常存在竞争关系。我们更容易感觉到与其他女性的竞争，感觉到其他女性进入我们的视野时，我们的神经会因焦虑和高度关注而抽搐。我们让女性穿上童话里的白衣裙，穿上杀手般的一身黑衣。我们想要身边围绕着女性。但我们只想做男人堆里唯一的女人。

男性说他们羡慕女性友情的深厚和女性互相的共情能力。看到女性因友情破裂而流露出的强烈愤怒和怨恨，他们也会非常震惊。"打一架可以让男性评估和体谅对方，是形成友情的第一步，"弗朗斯·德瓦尔（Frans de Waal）在《天性善良》（*Good Natured*）中写道，"这样的关系对大多数女性而言很陌生，因为她们认为冲突会造成关系不和。"不是因为我们女性和善，并想要更和善。只是女性根据自己的经验和痛苦的童年，知道关系不和这事往往很难应对，最后只会伤害自己。

凶险的女性友情和女性之间相处时的张力在我看来是相关的，

并且是我们古老的灵长类自我与新出现的人类自我之间的不协调遗留的现象，也是让我们渴望保留所有可能性的内在策略灵活性留下的影响。其他女性可能会带给我们力量，也可能摧毁我们。或者反过来，就像英国沙龙客伊丽莎白·霍兰德（Elizabeth Holland）在19世纪末写的："因为没有人比女人更会伤害女人，所以，也可以反过来说，没有人会比女人对女人更好。"

人类原始的灵长类动物大脑是以雌性为中心的。大部分灵长类物种是群居动物，而这些群体的核心是雌性。一般经验认为，雌性动物会在自己的娘家待一辈子，为了防止近亲繁殖，雄性动物会在青春期时四散离家。猕猴、吼猴、狐猴、赤猴、长尾猴、卷尾猴、松鼠猴、大多数狒狒等都符合这种情况。外来的雄性需要请求进入群体，雌性有准许或禁止它们加入的权力。雌性不想要周围出现多余的雄性，因为雄性常常无所事事，不参与育儿，容易感到无聊，还动不动寻衅打架。而且雄性经常骚扰雌性，这是一种常见的生殖策略。雄性想与雌性交配，并阻止它们与其他雄性交配，因此会对有生育能力的雌性吆喝、动粗、推搡，想方设法阻挠它们的活动。雌性厌烦了无休无止的骚扰，最佳方法是预先限制群体中的雄性数量。例如在一群猕猴中，成年雌性与成年雄性的比例是大约6：1；在吼猴中，每有一只雄猴，大约会有10只雌猴。单身雄猴会在周围徘徊，等待猴群混乱的时机。

于是，雌性灵长类动物习惯了周围都是其他雌性，它们依赖雌性来维护自己熟悉而舒适的世界。在雌性留守出生群体的物种中，它们会依赖雌性近亲保护自己免受非亲属的雌性或远亲雌性的攻击。在某个群体中，母系成员会相互竞争，争夺食物、性权利，还会争取其他雌性对自己幼崽的兴趣。生活在一起的雌猴有自己的等级次序，雌性亲属往往会因为某个目的形成团体，目的一般是向敌对的雌性证明某些优势。

即便如此，不相为谋的雌猴团体会为了对抗雄猴的进攻而站在一起。"在雌性留守出生群体的物种中，雌性与雌性的联合通常发生在近亲之间，并针对其他母系家族的雌性和未成年成员，"灵长类动物学家芭芭拉·斯穆茨（Barbara Smuts）写道，"相比之下，当针对的是成年雄性，雌性常常会与其他不那么亲的雌性联合起来。这样的联合会很快调动起来应对雄性的进攻，因为附近所有的雌性都会被招募。"在豚尾猴、赤猴、南非大狒狒、东非狒狒、青猴、长尾猴等灵长类动物中，雌猴会以迅雷不及掩耳之势集结起来。雌猴会在雄猴发动攻击、集合或威吓雌猴时拉帮结伙。雌猴也会在雄猴怂恿明显不情愿的雌猴交配时发起进攻。如果雄猴威胁幼猴或是表现出一点威胁幼猴的迹象，雌猴会以最快的速度结成联盟。

雌性同心协力非常重要，有些情况是年轻的雌性离开自己的出生地，去别处请求接纳，这时新来的雌性会非常积极地表现，以获取其他雌性的友情。比方说，在棉顶狨中，新来的雌猴会不知疲倦地照顾本就在该群体中的雌猴的后代。倭黑猩猩更是如此。雌倭黑猩猩在青春期会离开家，没有母亲、姐妹和姨妈的支持，独自闯世界。它们必须讨好其他跟自己没有血缘关系的倭黑猩猩，其中大部分是雌性。它们要通过梳毛和性行为来讨好对方。它们会抚弄其他雌性的毛，帮它们挑跳蚤。它们会用自己突出的生殖器摩擦对方的生殖器。如果对方有所回应，新来的雌性便可以留下来。如果遭到拒绝，它就只能去别处，找其他的毛挑跳蚤，找其他的生殖器去摩擦。在靠性行为加强的关系中，雌倭黑猩猩获得了巨大的力量。它们再现了在原生群体中和与母系亲属群居时的力量，可能还做得更好。雄性杀婴一直是很多雌性动物的焦虑来源——比如狮子、叶猴、啮齿动物、海豹、黑猩猩。从来没人见过倭黑猩猩中有一例雄性杀婴事件。倭黑猩猩的姐妹情是一种诡计，它建立在非亲属之间，没有亲缘关系支撑，因此需要持续的行为来增强——表现得友善、淫荡，不断证明彼此是朋友，大家同在一条船上。戒备成了习惯，戒备让雄性的獠牙无法靠近。

并非所有的雌性灵长类动物都受惠于其他雌性。雌黑猩猩一天中有很多时间会独自出去觅食，只有自己的幼崽做伴。与大部分猴子和倭黑猩猩不同，雌黑猩猩不跟其他成年雌黑猩猩一起采集食物。黑猩猩的离家模式各不相同。如果一只雌黑猩猩的母亲能力很强，那么它可以待在自己出生的群体，享受亲属的照料。如果母亲地位低下，一般雌黑猩猩会在青春期时离家，寻找融入其他群体的方法，并且它也没有倭黑猩猩的社交技巧。当雌黑猩猩迁入新群体时，它会非常努力地建立自己的地位。它会发出咕噜声和驴叫声，向其中的雌性发出挑战，挥动双臂，做出凶狠的表情，偶尔会击打、推开、掐住其他雌性。安顿下来的时间很快。几周后，新来的雌性在群体中会有自己的位置，并且会在很长一段时间里保持这样的地位。它与其他雌性的关系淡薄。其他雌性可能会在它受到雄性攻击的时候施以援手，也可能不会；雌黑猩猩比其他很多雌性灵长类动物更常受到雄性的胁迫和骚扰。不过它的非亲属雌性同辈不会打扰它，这倒是个安慰。如果它能在一开始证明自己骁勇善战，并且之后提升自己的地位，它的女儿将可以留在群体里，那么它就能建立一条母系家族链，至少，可以让它的后代地位稳固。

人类的身体有丰富的发展史，有一系列充满可能的过去。在遥远的背景中，有像旧世界的猴子那样的生物，它们中存在着相互竞争而又能共存的母系家族。相对较近的是类人猿的过去。在遗传方面，我们与倭黑猩猩及黑猩猩差不多，它们都是人类现存最近的亲戚。我们在大约 600 万年前从倭黑猩猩－黑猩猩那条支线上偏离，只是不知道我们三个物种的共同祖先类人猿是否在体态和社会结构上更像倭黑猩猩或黑猩猩。黑猩猩中绝对是雄性主宰雌性。在倭黑猩猩中，组建的姐妹情让雌性有了些盖过雄性的优势。在黑猩猩中，雄性会向其他族群的黑猩猩发动战争，有时甚至会引发族群的灭绝。在倭黑猩猩中，战争虽有，但很少见。黑猩猩特别喜欢吃猴子肉，倭黑猩猩几乎不吃肉。表面上看，黑猩猩似乎比倭黑猩猩更像人类，但有化石证据表明倭黑猩猩最像我们这三个物种的始祖。换句话说，倭黑猩猩可能是更古老的物种，而黑猩猩——和人类——是演化后的猿类。很多从进化和人类学层面重建原始人类社会的尝试严重依赖于将人类与黑猩猩做比较，好像人类是从黑猩猩演化而来似的。这种看法有待商榷。人类在不断寻找隐喻，选择黑猩猩而非倭黑猩猩是武断的。倭黑猩猩的发展史是名正言顺的姐妹档案，值得细细审阅，可以帮助理解人类的历史。写过倭黑猩猩的弗朗斯·德瓦尔说："人类的世系比我们想的还要灵活善变。"

在人类的灵长时期，雌性会因寻求力量而受到其他雌性的吸引。这些雌性可能是亲属，也可能不是，它们可能要证明自己，或者生来地位就很高，但主旋律是联合和欲望，女性结盟进攻的需要。这里是幻想中的最好朋友的摇篮，可以解释我们为何如此关心女性和我们在同辈中的地位，也可以解释为什么我们在童年的惊涛骇浪中小心操纵着友谊的小船，为什么我们把女性间的友情看得有如生死之重。

雌性灵长类动物不是萌妹子，它们会打架，有等级秩序；它们很贪婪，会互相残杀。但灵长类动物的规则是雌性相互依赖，同心协力，这是人类与大部分灵长亲戚的不同之处。问题是，为什么？这意味着什么，重要吗？如今在人类大部分文化中，以及从历史和史前的角度看，女性向来不曾当权。她们没有为了女性的权益而不可避免地联起手来，也没有觉得这样做对她们最有利，结果是，如历史学家格尔达·勒纳（Gerda Lerner）指出的，女性"对女性的历史一无所知"，于是不得不"重复历史的车轮"，即"意识到女性处于从属地位；意识到她们作为群体遭受到不公；意识到她们的从属地位不是自然的，而是社会决定的；意识到她们必须与其他女性联合起来纠正这些不公；最后，意识到她们必须并且能够提供一种新的社会组织的眼界，让女性和男性都能独立自主"。女性的从属地位完全不是自然的，并且与其他灵长类动物都不同。我们知道，其他雌性灵长类动物会与族群中的雌性联合起来同仇敌忾，它们的主旋律是亦敌亦友。

芭芭拉·斯穆茨和帕特里夏·阿代尔·高瓦蒂（Patricia Adair Gowaty）等进化理论学家最近强调说，很多雄性动物会极力控制和霸占雌性性资源。理论学家描述说，雄性的胁迫和骚扰有多种形式，对雌性造成了极大的影响。雄性黑猩猩会拍打、踢踹和撕咬雌性，迫使它们服从，让雌性跟着自己。如果雄性看到雌性配偶与其他雄性有交流，它们会攻击雌性而非另外的雄性。雄海豚游泳时会形成同步模式，猛烈拍打鳍肢，同时冒出水面，为的是威胁和围捕有生育能力的雌性。一只雌东非狒狒一般一年会至少受到一只雄性的严重伤害——肉被抓破，耳朵被咬掉一块，等等。很多物种的雄性和雌性，尤其是灵长类动物，也可以相处得很好，形成友谊，终身相亲相爱。

无论是进攻还是安抚，雄性控制雌性性资源的能力总是有限的。无论雌性受到雄性多严重的掌控，或者无论雌性有没有受到掌控，根本上说，雌性都是独立的。也就是说，雌性会让自己吃饱，不需要别人提供食物。雌性是自给自足的。雄性可能会控制雌性的行动和性活动，但只能到此为止。真的，雄性能限制或操纵雌性到什么程度呢？最终雌性总要出去采食，要独立照顾后代，在日常生存中不怎么需要雄性。雄黑猩猩在单独面对雌黑猩猩时可能会占据主导地位，如果两者在彼此的视觉和嗅觉范围内，雄性可能会把雌性赶走，不让它吃到最好的果实。但是，雌黑猩猩会自己寻找其他的食物来源。雄黑猩猩发现雌黑猩猩给一个地位不如自己的雄性挑蜱虫时，会用踢打和怒吼来惩罚雌黑猩猩，以此来独享雌性性资源，为什么不呢？雄性的生殖利益要求它这样做。它不是故意要这样讨厌。它需要繁殖，它又不是简单的酵母细胞——它不是靠分裂繁殖的。为了使自己的遗传信息传递下去，它需要雌黑猩猩。如果它为了实现目的必须奋力打压雌性和向雌性怒吼，它就确实会这样做。但雌黑猩猩从未丧失基本的尊严，它们仍可以自己获得食物并为后代提供食物。

　　只有在人类中，雄性才会成功介入雌性与食物之间。只有在人类中才冒出这样的概念：男性**应该**供养女性，女性无法养活自己和后代，男性养活家庭，女性忠贞不贰，保证男性的父亲身份，让男性的投资有所值，是极为合理的交换。"我相信，男性控制女性繁殖所需的营养资源，本质是从雄性主导的雄性恋家型灵长类动物社会到正式的父权社会的转变。"莎拉·布莱弗·赫迪写道。

　　我们不知道这种转变是何时发生的，也不知道女性什么时候发现每当自己想要寻找食物或者找地方休息时，都会遇到男性的阻挡。按照人类进化的标准模式，孩子对父母的长期依赖提高了父亲对子女福利的投资，女性希望、需要、要求男性帮助自己育儿；男性可以通过狩猎和给家里带回高热量且美味的肉来提供帮助。这样看，人类成对结合的婚姻的起源，以及女性依赖男性的起源，出现于数十万年前，从进化理论学家称为"进化适应环境"的不成熟阶段就开始了，可能从那时起，人类在遗传和体质方面就成了现在的样子。这样看来，女性开始在男性身上寻找财富和实力以及养活自己和孩子的标志，男性则在女性身上寻找生殖力、生养一大群孩子的年轻资本的标志，以及表明其生殖力为自己独享的标志：如果他要在她和她的后代身上投资，他不会想要所投资的后代不是自己的。

现在，认为男性是狩猎者的传统模式受到了冲击，克里斯滕·霍克斯等很多人对此表示质疑，她们最近分析了传统的觅食社会，提出男性狩猎提供给家庭日常伙食的占比很小，女性的采集为家人提供了大部分的热量。新研究表明，在古代的人类中，女性与黑猩猩及其他灵长类物种的雌性一样，仍拥有很多自主权，而"父权"或"核心家庭"——无论叫它什么，它的意思都是女性要依赖男性获得培根和面包——至少宏观来看，是在人类史前时期相当晚的时段里才出现的。很多历史学家和进化科学家提出，这种转变可能是农业革命的结果。"随着集约农业和畜牧业的到来，总体上说，女性丧失了对自己劳动果实的控制权，"斯穆茨写道，"采集和游牧民族的火耕农业需要大片的土地和流动的女性，因此男性更难控制女性资源和限制女性的行动。但是，当女性的劳动限制在相对较小的土地上时，例如在集约农业中，或者主要限制在家庭环境里，例如在畜牧业中，男性更容易控制女性赖以生存的资源和女性的日常活动。"

父权社会演变中的真正创新，如果你想这么说的话，是男性同盟的完善。在大多数灵长类动物中，雌性会结成联盟，雄性不会。在黑猩猩中，雄性会与彼此形成基本的联盟，有时候它们会控制雌性，但它们的联盟通常是不稳定的，雌性会抗争——雌性是自给自足的，因此能够抗争。在人类中，男性很善于与其他男性组成同盟，无论在政治、宗教、思想还是情感方面。这样的同盟能起多种作用，能够丰富、美化和践踏生命，但男性合作的一个重要原因是要扩展和改进雄黑猩猩以粗糙的方式进行的尝试，即控制繁殖的手段，而这必然涉及控制女性。我们认为男性的主导地位来自男性在体格和力量上的优势，但大部分雄猴比雌猴高大强壮，却无法制服雌猴。雌性联盟可以让雌性自由自在。当男性懂得了与其他男性交好的价值，当他们发现彼此的利益往往是一致的而非冲突的，女性的自由就消失了。

父权社会的进程及其在史前和历史上对女性的特定影响是个非常漫长而复杂的故事，格尔达·勒纳等人对此展开了细致的探究。没人能完全理解这个故事。在文字记录出现前，父权制便已在社会、经济、政治和情感等方面打好基础，女性早已接受了自己的从属地位。比如，3 000 年前，一位美索不达米亚公主的祷词不是关于拯救自己，而是关于维护她的君王，"愿他的保护助我昌盛"。

女性需要男性的保护，因为男性组成的同盟通常具备军队属性，他们联合力量去夺取别人的财产。早期最受欢迎的战利品之一便是年轻女性。两个部落交战时，胜利方会杀死男性战俘，将女性带回去做奴隶和生孩子。俘获女性巩固了胜利方男性的繁殖力量，从而加固了他们的地位。凡留有文字记录的地方，都提到过战争后强奸虏获妇女的情况。荷马的《伊利亚特》反映的是公元前1200

年左右希腊的社会状况，里面提到战士之间有时会因分配掳来的妇女而争吵不休。在故事开始时，国王阿伽门农不情愿地同意交出他心爱的宠妾克律塞伊斯——一个出身高贵的战俘，因为她做祭司的父亲威胁要请众神出面解决此事。阿伽门农要求交出其他女人作为补偿，但他的手下指出所有的女战俘都已有主。作为国王，阿伽门农宣布要把阿喀琉斯的女奴布里塞伊斯占为己有。这个举动几乎导致雅典人战败，因为特洛伊战争期间阿喀琉斯一直在自己的帐篷里生闷气，找他的另一个侍妾发泄性欲，"这位侍妾是他从累斯博斯带来的，福尔巴斯的女儿，肤色白皙的狄奥墨得"。阿喀琉斯的帐篷里还住着另一位战士，帕特洛克罗斯，他的床上是阿喀琉斯送他的礼物："束美丽腰带的"伊菲斯，她是阿喀琉斯攻下埃倪欧斯时抓来的。女人，女人，都是女人！我们没有听到那些女性俘虏说多少话，也不知道她们对于自己像棒球卡一样被男人传来传去有什么感受。她们很可能毫无怨言。她们会庆幸自己还活着。史诗中没有提到被俘做奴隶的男人；埃倪欧斯、累斯博斯、特洛伊和其他城邦战败的男人都被屠杀了。当然，最后男人也学会了像奴役女人一样奴役男人，像利用骡子和牛一样利用男人的肌肉；但很多历史学家提出有力证据表明，第一批人类奴隶是女性，奴役背后的动机是占有性成熟的子宫。

女性奴隶因为受俘而落入风尘，她们的人性变得残缺不全，她们几乎都做了征服者的奴妾，让女性的地位低下与堕落联系起来（这种联系直到如今依旧存在）。女性奴隶是性工具；她别无选择，并且常被打扮成那样。为了将自己和奴隶区别开来，女性只能守护自己的贞操，招摇地表现自己的纯洁。男性社会执迷于女性的贞操有很多原因。王国之间的结盟往往通过婚姻得以保障，某国的王子要确保自己的新娘不会在裙子下私藏情夫。甚至在地位低下的家庭中，女儿的贞洁也是利益丰厚的。在高度分级的社会，例如封建时期的欧洲，有时出身微贱的家庭提升地位的唯一办法便是将女儿嫁到贵族人家。因此，人类学家谢里·奥特纳（Sherry Ortner）认为，维护女性的贞洁成了家族事务，男性要参与保护——必要时会动用武力——而女性则把这件事看得神秘又浪漫。女性不再团结起来抵抗骚扰或杀婴的男性；母女间、姐妹间的爱，反而被用来保护女性的贞操——采集时代后女性的最大资本。

女性变成战利品必然导致女性离开自己的娘家，让她们失去亲人的保护。但宏观来看，父权制的社会结构和经济结构非常复杂，导致或需要母系的消亡。几乎毫无例外的是，在男性入赘的系统里女性会生活得更好，她们的身边都是亲戚朋友，男性住进来，而不是女性离开家进入丈夫的领地。比如，易洛魁人有着浓厚的入赘文化，而且易洛魁人在人类学已知的范围内属于最崇尚平等主义的文化之一。然而，越多女性被视作交换的资源，让她们住进**她们自己**的帐篷就越没意义。一些研究《圣经》的学者在《创世记》中看到从父居（patrilocality）代替从母居（matrilocality）的艰难过程，认为这是希伯来部落从游牧制变成中央集权制的关键时期，其重点在于父权社会的规则。《创世记》开头（2:24）便有一段话说，"因此、人要离开父母、与妻子连合、二人成为一体"，这里很可能指的是从母居的婚姻制度。但后来，以撒的儿子雅各拒绝了从母居的条件。雅各向以撒保证会回到自己家里，在追求和迎娶拉班的女儿拉结与利亚后，他履行了誓言。雅各带着妻子和儿子，还有骆驼、羊群、陶器，所有能带的东西，回到了以撒的家。为了强调自己叛逃的深刻意义，拉结甚至偷了自己父亲的神像，它代表着拉班的财产和地位。拉结接受了对母系中心制的推翻。她将自己的命运置于丈夫及其长子的身份下，通过偷窃帮雅各夺到了她的财产。

布里塞伊斯的苦难，对处女膜的赞颂，女性失去的出生地资源——所有一切都让女性的自主事业变得艰难。但当万神殿不再奉行女神的法则，无论女性多么虔诚，她们连颂扬自己肉身生殖力的权利也不复拥有。几乎所有人类文化都有某种宗教、某种自洽的说辞去支持和抵消人类的错误、欲望、局限和倾向。这些宗教通常有半人半兽形态的神，有男有女，也有双性的神。但勒纳令人信服地表明，父权制与众神权力的动摇是同时出现的。"强大的君主政体和古老城邦的发展改变了宗教信仰和象征，"勒纳在《父权制的诞生》（*The Creation of Patriarchy*）中写道，"可以见到的模式是：首先，母神像与其权力的降级，之后母神的男性配偶或儿子的地位上升并成为主导；然后，母神的配偶或儿子与风暴神合并为一位男性造物主神，掌管万神殿的男神和女神。只要发生了这样的变化，造物和生殖的权力就从女神转移到了男神手上。"

随着一神教的出现，连可以说没有卵巢的女神也被逐出了圣所，因为女神是一种威胁，她丰腴的大腿、古怪的乳房和古老的风格，长期以来影响了很多人的生殖崇拜。在《创世记》中，我们看到男性之间最终达成契约，耶和华和亚当联合起来征用了女性的生殖能力。亚当同意一神教，剥夺女神的权力，亚当赢得了命名夏娃的权利，让自己成为人类之母的象征性母亲，理所应当地占有她子宫的产物。夏娃应受到丈夫的统治，只应受到他一人的赞美，但她不会被恭维和虚假的希望蒙蔽。夏娃将会看到自己的敌人——蛇，它是罪恶的化身，吃污物的虫，脱落的阴茎，永恒的肚脐，逃亡者，自由者。"在《创世记》写作时代的历史背景下，蛇显然是与生殖女神相关的，是她的象征，"勒纳写道，"无须解释，我们就能看出耶和华在谴责自由、独立甚至神圣的女性性能力。"

在一神论中，父权社会发展壮大。而对于女性，世界变得官僚化，像克里斯多*的巨幅作品，被红色的胶布包裹起来。古老的力量来源消失了：身边亲属的帮助，身体的契约，女性在更大舞台上的发挥——城邦的现实舞台以及众神不朽的舞台。为了获得生存必需品和喂饱孩子，女性必须依赖中间人：男性。男性不再是配偶。男性是空气。别反驳——人必须要呼吸。从采食到依赖男性的这种逐渐转变复杂且具有革命性，女性相对彼此的价值也在这一过程中改变，变得更小了。女性的战略同盟再无人问津。如果没有块茎可挖，也没有森林可供觅食，如果资源都掌握在男性的手中，女性还能为彼此做什么呢？

在新时代人类的大脑中，非血亲的女性是在灵长类动物中绝无仅有的一种潜在威胁。这位女性可能是你丈夫家的亲戚，跟你丈夫有一样的基因型，或者因为长期相处培养出了感情。从终极意义上说，她是个可怕的陌生人和潜在的竞争者。其他女人可能会抢走你的男人。如果你的男人是你的空气，那么那个女人就是淫妖，不折不扣的红颜祸水，对你和你所拥有的一切，也就是你的必需品、食物、住处、孩子，都是致命的威胁。在男性的世界，在农业和畜牧业的社会，一个女人能对另一个女人有什么好处？说实话，没多大好处。但坏处倒是不可估量。她能抓瞎你的眼睛。她能偷走你的一切。或者像夏娃的女儿那样，不是不准进花园，而是被关在里面。友情的成本高得离谱，而背叛的风险却难以防范。

---

* 此处指捆包艺术的开创者、美籍保加利亚艺术家克里斯多·贾瓦切夫（Christo Javacheff, 1935—2020）。——编者注

女性之书

女性从来都不是无辜的。很多女性从去灵长类动物化开始就是如此。她们促进和加速了自主权的丧失。她们服从控制女性性能力的习俗，如锁阴术、深闺制度和幽禁，她们也坚持让自己的女儿这样做。她们甚至可能是这些习俗的活跃推动者。

她们，以及我们，都不是傻瓜，我们想要自己的家庭。我们想给孩子最好的一切，数千年来我们都需要男性的帮助和爱来保障孩子的安全。很多女性仍需要男性，没有男性，我们还是会不好过。在美国，大部分贫困人口是单身女性和她们的孩子。有孩子的夫妻离婚后，女性会比她在婚姻中更贫穷，而男性会变得更富有。在女性无法亲手挖块茎的时代，失去男性的投资、容忍和支持，代价是极大的。因此有时女性会对自己做出一些类似阴蒂切除术的事。我们放弃了姐妹联盟和女性团结。我们取笑这些概念。我们嘲弄女性主义者，对她们翻白眼。我们说我们不在乎，我们挺好的，我们解决了所有女性主义能够解决的问题，而且这些问题从一开始都不是问题。我们组建反女性主义团体，给它们起响亮花哨的名字，里面加上"自由""独立"什么的。我们充满攻击性，我们活力十足，目光炯炯，体力充沛，我们拿出手枪互相射击，射向地面，射向我们穿着水晶鞋的脚。

我们默默忍受着什么胡话？什么不负责的谬论？电影《甜心先生》（*Jerry Maguire*）是一部很傻的电影，本来没什么害处，但无端地显露出令人费解的厌女症。我猜这部电影是为了女性观众，或者那些想看以男性为中心的体育主题电影的男女而拍的。电影制片人为汤姆·克鲁斯扮演的杰瑞插入了一个恋爱角色，也就是蕾妮·齐薇格扮演的厚嘴唇的多萝西。多萝西有个姐姐，一个年纪较大的离异女人，是多萝西的姐妹淘成员。这些姐妹常聚会抱怨抛弃了她们的男人。情节让人挺不舒服的，因为这些女人看起来苍老、冷酷又不快乐，她们**从来不笑**，而其实现实中的女性聚会吐槽男人时会笑声不断。电影中，多萝西莫名其妙地站起来，打断了大家。"你们可能是对的，"她说，"男人都是敌人。但我还是爱敌人！"其他女人立刻七嘴八舌地表示反对和困惑，好像她们知道自己被戳中了软肋，而多萝西说得没错（说对什么了？）。姐妹淘想要彼此打气，多萝西却不支持她们。她想要杰瑞回来。她需要他，不仅出于感情因素，也因为自己的经济能力不行。她是一位单亲妈妈，带着一个年幼的儿子。多萝西觉得自己需要脱离这些女人和她们所代表的灰暗未来。她们的存在会腐蚀她。她需要重新开始。像电影《末路狂花》里的那种姐妹是没有未来的。

好吧，或许我们不应该过度代入快餐电影。但如果你觉得这种快餐很甜、无害，一直摄取，总有一天你醒来会发现自己的牙都被蛀光了。

我们都是有很多往事的女人。我们既是古老的灵长类动物，也是新出现的人类。我们会被其他女性吸引，觉得需要向她们解释自己，给她们留下好印象，我们也会摆脱她们，拒绝她们，或者只在有事需要她们的时候才找她们商量。我们会给彼此带来伤害，甚至暴力相向，我们也能为彼此带来帮助。我们在制定策略和做出选择的过程中是多变的和机会主义的，那两种选择对我们都是开放的。黑猩猩和倭黑猩猩都是人类的亲戚。它们的基因与人类有99% 完全一样，而小鼠与人类的基因组只有50% 一样。*老鼠也是

---

* 本书原作初版于 1999 年，2002 年公布的小鼠全基因组序列证明，大约 99% 的小鼠基因能在人类基因组序列中找到同源序列（傅继梁主编《基因工程小鼠》，上海科学技术出版社，2006，第 8—9 页）。——编者注

哺乳动物，在分类学上已经与人类很近，可见黑猩猩与倭黑猩猩与我们关系更近，它们都是黑猩猩属，是我们的姐妹淘。它们的乳汁完全可以喂养人类的婴儿。雌黑猩猩的联盟相对较弱。雌倭黑猩猩则有强大的母系组织。我们像它们两者都可以。我们可以使用两种策略。我们女性不能互相不理。这是男性的世界，而我们却在对女性发动亲密又苛刻的进攻。

第十六章

～～～～～～～

廉价的肉

锻炼肌肉

这些年我一直在健身房锻炼，练习举重，并向其他女生宣传力量训练的好处。我承认这样有点让人反感，我听到的最多也最讨厌的回答是："我不想变成大块头，或者看起来肌肉发达。我只想紧实点。"这种话很让我不快，原因有两点。首先，天神奶奶，我倒希望"变成大块头"有那么容易呢。我还真希望只要我经常锻炼，就能在肩膀、腿、胸和背部堆上丰满的肌肉。事实上，练出明显的肌肉对大多数女性来说极其困难。有人看到我在健身，总会很惊讶我可以举那么重，因为我看起来不是很壮。我不是那种金刚身材。我一直都对自己的二头肌很失望。它们很壮，但我弯起胳膊铆劲时，它们不会凸起来。我记得每次我求父亲"秀下肌肉"，他的肌肉都能鼓出来。

　　至于另一个原因，让我们先假设有女性的肌肉比我发达得多——确实有女性做得到。肌肉发达有什么不好？肌肉很美啊。有力量就是美。肌肉组织也很美。肌肉从新陈代谢、医学和哲学层面看都很美。不工作时，肌肉会默默退下，一旦你需要它们，它们总是会回到工作岗位。无论人年纪多大，肌肉总不会丧失希望。它们是积极向前的。它们会对刺激做出反应。身体中很少有其他细胞能像肌肉细胞那样善于变化和更新，那样富于成就而卓越。肌肉可能表里不一，但它们至少是可靠的，如果你每天去看心理治疗师，情绪低落的老毛病可能还是改不了，但如果你每天去健身，你的肌肉至少会结实起来。

诚然，运动的好处会被吹过头。人们给运动赋予了太多神力，说运动会让人快乐、乐观、专注。别信这些。如果你是个长期不快乐的人，那么运动也不会让你快乐。你可能会在刚开始运动时短暂地感到心情开朗，因为血液加快流动，向身体组织输送了相对较多的氧气，并且你对自己勇敢的付出也颇感自得。但是，一旦你的身体习惯了活跃的节奏，过了那阵新鲜劲，你就会回到自己生物化学和灵魂的起点——像 D.H. 劳伦斯说的，回到生而为你的老问题上。我们听说锻炼有助于治疗抑郁症，但大多数临床研究并没有发现运动有治疗抑郁症的效果。

人们也会说，运动最像驻颜灵药，如果有这样的药丸，所有人都会吃。运动对于身体很多部位确实有效，但对于如同生命计时器的脸，运动却无能为力。脸部肌肉不像其他肌肉那样多点附着在颅骨上。面部肌肉不受骨骼的束缚，因此可以更好地允许我们说话、做鬼脸、微笑、假装惊讶或感兴趣。表情自由的缺点是，我们无法通过力量训练提升面部肌肉；因为不存在着力点。这点确实很糟糕。无论我们多么自律，多么有毅力，运动带来的美丽都无法在脸上施展。

但如果不要求力量去解决一切问题，我们就能开始真正利用起力量。我们女性至少像男性一样需要肌肉，我们应该觉得自己有权拥有肌肉。是的，男性天生肌肉发达，那是因为他们的睾酮水平较高。睾酮会合成代谢——打造肌肉——因此睾酮多会使肌肉体积更大。但睾酮远不如人们说的那样可以有效增加力量，女性无须对自己相对较少的睾酮长吁短叹，也不用觉得自己就不"应该"强壮。长期以来，运动员一直无视官方禁令注射合成雄激素，认为类固醇可以使自己的肌肉更发达。1996 年，研究者终于通过临床试验验证了一种民间说法，证明高剂量的睾酮确实能够增加健康正常年轻男性的肌肉体积和力量。但现实却并不乐观，那些血液中睾酮量爆表的男性——正常浓度的 5 倍——在规律地锻炼了 10 周后，并没有比对照组中未服用雄激素的很多男性更壮。

试验结果并不令人惊叹。毕竟，男性天生睾酮水平比女性高10 倍，但男性并没有在体形和力量上超过女性 10 倍。实际上，男女的体形差异——所谓两性异形现象——与很多其他物种的雌雄差异相比并不大。男性比女性平均身高只多 10%，体重多 20%，而在红毛猩猩和大猩猩中，雄性的体形至少是雌性的两倍。通常一个物种的两性异形是源于雄性有进化方面的压力，它们需要长得更大，成年后才能更好地与其他雄性竞争，获取交配权。一般来说，物种的两性异形差异越大，越可能出现一夫多妻制，有理论解释说，雄性垄断多个雌性的机会越大，雄性间的竞争就会越激烈，它们随时开战的压力就会越明显。相反，在多为一夫一妻制的物种中，雄性与雌性往往在体形和外表上非常相似，因为如果雄性可以找到一个雌性安顿下来，好好过日子，干吗还要那些打架的装备呢？因此，很多科学家认为人类较弱的两性异形性表明人类在性方面偏机会主义，半滥交、半一夫一妻，会成双成对，也会处处留情，模式多样。这些说法可能对，也可能不对；但人类男性不是 400 磅重的大猩猩这一事实不能表明男性间的竞争会减少。真相是，一旦人类开始制造武器，赤手空拳的搏击根本不及发明创造的力量，身体的打斗很可能上升为军备竞赛。利矛总会胜过结实的胸膛。

更关键的是，人类男性和女性比其他类人猿的雌雄体形更接近，不是因为男性没有朝体形更大方向发展的压力，而是因为女性有变大的压力。假设女性有可能变得长寿——在停经后活很久——那么有个不小的体格会有助于她度过之后的几十年。大型动物一般会比小型动物活得久。除了寿命，还有很多因素会影响女性体形大小的进化，包括习惯、运动方式、饮食，以及怀孕和哺乳的需要，有些因素会限制体形，有些会增大体形。在多方因素互相影响的进化过程中，女性的生理很可能朝着体形最大化的方向挪动了一些，同时还保持在生殖需求的发育制约中。毕竟，人类女性是地球上第二大的雌性灵长类动物，比她们大的只有雌性大猩猩，它们的平均体重是 185 磅，人类女性平均重 125～130 磅。人类女性比雌性红毛猩猩大，它们体重不到 100 磅，我们比雌性黑猩猩和倭黑猩猩大得多。相比之下，标准体重 160 磅的男性比雄性大猩猩体形小多了，他们比平均体重 200 磅的雄性红毛猩猩也小很多。

我说这些，不是在拿数字开玩笑（我确实是在列数据，而且我作为体形偏小的女性，想到自己作为雌性灵长类动物还是很大只的，感觉挺让人振奋的）。我只是提供一些证据，证明女性比男性更需要肌肉群，既然老天催促我们朝更大的方向发展，我们就要抓住机会，充分利用我们长寿的身体。基于实际的理由，也为了精神方面那个不确定的自我，两种因素都让我们前所未有地需要肌肉。我们没有大量的睾酮，打造肌肉和力量也不像男性那样轻松。但我们拥有非凡的潜力，而鉴于我们的睾酮水平相对较低，我们的潜力显得更为惊人，这一点古今中外的女性都可以证明。大多数发展中国家的女性如同勤勤恳恳的老黄牛。昆人妇女会顶着或扛着 100 磅的重物行走数英里。如果全世界的女性集体罢工，所有工作都会停摆，但如果罢工的是男性，你恐怕不敢这么肯定。对于大多数昆人女性来说，禁止她们变强壮，听起来很可笑。她们变强壮是出于需要，是靠汗水和辛苦得来的，如果她们的辛劳再配合更好的饮食、干净的饮水和良好的医疗保障，她们可能个个都会像让娜·卡尔蒙（Jeanne Calment）——世界上最长寿的女性那样。

西方的女性所经历的则是多重冲突。寿命延长了，而人们对体力的需要减少了。我们活得更久了，毕竟女性的身体非常强健。同时女性失去了肌球蛋白，失去了不安分的肌肉组织的呼唤。我们撑得越久，实际上就越需要肌肉。但环境没有让我们有多少机会自然地获得肌肉，因此我们需要通过技巧、自律和说教来追求肌肉。我们需要给自己变强壮的理由，理由越多越好。你不想看起来肌肉发达吗？你只想看起来紧实一点？但你可以摆脱平平无奇的人生，让自己迈入下个世纪。向狩猎女神阿耳忒弥斯祈祷吧，希望你能获得像她一样的股四头肌和弓箭手一般隆起的臂膀。当无情的地心引力开始拖拽你的身体、玩弄你的感情，你会庆幸自己还拥有肌肉。

要理解女性对肌肉的深切需求，可以参考一对并不存在的实用主义夫妻，"参考女性"和"参考男性"。这对夫妻是一种医学和政治的建构，是后原子弹时代的亚当和夏娃。在 20 世纪 50 年代，在原子能委员会的领导下，科学家试图弄清核辐射对人体的潜在影响。他们想知道人体能承受多少 α、β、γ 射线，而由于不同组织对辐射的反应存在差异，他们要猜测普通的男女是由什么基础物质构成的。在得出的画像中，两位"参考人类"都是 25 岁。25 岁被认为是人体各器官尺寸和表现的峰值期，这时的新陈代谢调定点也确定了。25 岁时人的体重是身体最觉舒适的重量。身体的新陈代谢努力想维持这时的体重，如果你胖了或瘦了几斤，身体都会努力想调整到原样，因此节食者的体重总难见变化。身体不喜欢兴师动众，而是喜欢保持现状。

但这两位"参考人类"是不节食的。"参考女性"体重 132 磅，27% 的脂肪重量，73% 的瘦体重。"参考男性" 154 磅，16% 的脂肪重量，84% 的瘦体重。想到瘦，我们想到的是肌肉，但瘦体重包括的是不含脂肪的一切——肌肉、骨骼、器官，还有水分。"参考女性"的瘦体重约一半，或者说整个体重的 34%，是肌肉组织，这意味着她的脂肪与肌肉几乎一样多。脂肪本身不坏。脂肪组织可以很好地为人类偶尔遭遇的饥荒储备能量。1 克脂肪拥有的能量是 1 克肌肉组织的两倍以上。一般男女拥有的体脂足以让人不吃东西仍能生存 40 天；耶稣在沙漠中禁食了 40 天，说明《圣经》的作者作为苦行者深有体会，很清楚身体的极限。

但脂肪在平时作用不大。脂肪组织没有什么野心，还能把人累垮。肌肉组织会和肝脏合作，合成和代谢保持身体机能的蛋白质，修复维持生命和吸入氧气造成的永久损伤——因为氧是活泼且无可避免的自由基。女性如果失去了一半及以上的体脂，可能会停止来月经，但不会死。但如果女性失去 40% 以上的瘦体重，像纳粹集中营里的人们那样，是会死的。

肌肉的实用性怎样夸张也不为过。我们的身体中有 600 多块肌肉，其中一些是随意肌——骨骼肌，一些是非随意肌——平滑肌。肌肉保证了身体的活动，维持身体不至消耗过度。肌肉组织甚至在疾病来临时也能帮助我们。生病时，身体将无法动用脂肪储

　　　　　　　　　　　女性之书

备。如果你正在节食，无论有意还是无意，你都仍是健康的，你的胰岛素水平会下降，身体会开始要求脂肪释放能量。但如果你生病了，无论是急性感染还是慢性疾病，你的胰岛素水平都会升高。因为吃东西的时候胰岛素也会升高，所以你的身体会感到困惑，它会觉得自己在补充食物，便不会动用脂肪获取能量。但你的身体仍需要能量，如果你病得无法进食，身体便会开始分解肌肉获得能量。肌肉没有多少可以贡献的能量：一般女性的肌肉组织中只储存有约2万卡路里，而脂肪约有18万卡路里。患重症的人无法进食，只要10天不吃就会饿死。（恶病质，也就是可在癌症患者或艾滋病患者身上看到的瘦体重减少的状态，会逐渐出现，但那也是因为身体燃烧脂肪的能力受阻从而动用了肌肉。）因此，肌肉越多，抵抗疾病的机会越大。年轻人比老年人更容易抵抗急性病，部分因为年轻人的肌肉储备比较多。

女性天生比男性肌肉少，女性的骨骼也更轻。同等身高的男女骨骼重不同，男性比女性的骨密度要高10%。如果说肌肉抵抗的是惰性，那么骨骼抵抗的则是困境——我们四足动物幸运地挣脱的远古无脊椎状态。随着女性的衰老，她们会比男性更快地丧失骨质——在全民关注绝经问题的时代，我们都意识到了这一点。肌肉像挡泥板上的橡胶缓冲器一样为骨骼起缓冲作用。骨骼上附着的肌肉越多，骨骼受到的保护越充分，即使当骨骼变得脆弱和疏松时也是如此。

身体需要肌肉，年纪越大越需要。而现实却是，由于没有长期努力地保持强壮，衰老的身体丧失了肌肉，增长了脂肪。女性成年后或许可以保持同样的体重，但如果不太运动，体重的成分将会发生改变。25岁时体重132磅的"参考女性"有27%的脂肪，在

55 岁时，同样的体重，她将会有 40% 以上的脂肪。她仍会有 600 多块肌肉，但很多已经萎缩，其中纵横交错着一道道脂肪。由于比年轻时的肌肉量少了很多，她会变得虚弱，无法提起自己的行李箱，不得不去买那种有伸缩杆的带轮手提箱。她在爬楼梯时更容易喘不上气，因为缺乏可以帮助在身体中传输氧气和缓解心脏压力的肌肉。男性的肌肉也会在衰老过程中变成脂肪，但由于他们的肌肉原本较多，因此转变过程没有女性这么明显。

女性需要尽可能增肌。她们需要肌肉来保护自己轻量的骨骼和抵抗疾病。既然女性天生比男性肌肉少，那么后天更要多锻炼来补偿。年轻女性必须运动，做力量训练。女性在骨架仍在发育的 25 岁前越多使用肌肉，骨骼在巅峰状态时会越强壮，衰老的滑坡也会越平缓。跑步、体操、举重之类运动量大、需要承重的活动可以增加年轻女性的骨量。尽管有专家担心女孩年轻时运动过多会扰乱月经周期，影响雌激素分泌从而增加骨质疏松的风险，但实际上，大量研究证明，爱运动的女生比不爱运动的女生骨质更密。拥有良好肌肉基础的年轻女性一生都更容易重新塑造肌肉。她们可能会懈怠多年，但一旦重燃运动激情，会极快地恢复肌肉和力量。

肌肉是优雅的。它不记仇。即使是早年从未练过侧手翻也没参加过健身俱乐部的老太太，在衰老之际，也能变成女金刚。肌肉会随时待命。塔夫茨大学的生理学家米丽娅姆·纳尔逊（Miriam Nelson）找了一群 70、80、90 多岁的女性，无法离开自己的公寓或从椅子上站起来的女性，住在养老院的女性。米丽亚姆每周训练她们两次，让她们像健身房里的人一样举重——并没有小心翼翼，也并没有因为害怕她们受伤或者"练成大块头"而有所顾忌，而是让她们高强度训练，能举多重就举多重。仅仅四个月后，这些不怎么活动的女性——其中很多是驼背、骨质脆弱的关节炎患者——变得惊人地强壮，仿佛被圣人治愈了，扔掉了拐杖和助行器，可以蹲下来打理花园、划船和铲雪。这些女性的体形没有明显变大。她们的肌肉量增加了约10%——很值得尊敬，但不是很容易看出来。更有意义的是，她们的力量增加了两三倍。她们比中年时候的自己更壮了。她们的肌肉没有因年老而退场。忠心耿耿的肌肉恢复了功能，再次充满活力。肌肉与神经之间的协调性改善了，肌肉中遍布了细小的神经与运送血液和氧气的毛细血管，它们像仍未死去的心脏，在隐秘的角落孜孜不倦地跳动。

女性对肌肉有实际的需要。她们是这个星球上已知寿命最长的生物之一。时间会偷走肌肉和骨骼，但这里的时间并非战无不胜。肌肉是可以恢复的，当肌肉饱满起来，骨骼也会焕发生机。30岁后很难增加骨骼密度，但通过增肌，你可以挽留住骨质，因为肌肉在骨骼上的拉伸动作会促使骨骼转动和生长，而非停止发展并逐渐分解。肌肉和骨骼像人体的四足脚手架，人生的幕布可以在上面拉开。牢靠的架子上加一点脂肪也无碍，体脂的危险被人们夸大了，脂肪不是坏东西。大多数超重人士的问题是，过多的脂肪使得行动困难和不舒服，因此他们不爱运动，而肌肉必须通过活动才能维持功能。肥胖的女性如果常常锻炼，也可以变得非常强壮。超重人士不仅有更多脂肪，他们往往也有相对较多的肌肉。如果你因为吃得过多而体重增加，那么你所增长的体重里有四分之三是脂肪，只有四分之一是肌肉。肥胖人士很容易陷入自我憎恶，却没有发现自己的潜力。如果他们经常锻炼自己隐藏的肌肉，他们可以打败那些管自己叫肥猪的瘦子。

我是一个不再年轻的母亲，女儿还很小，我感到自己有责任保持身体强健——我得保持好的体魄，保持精力充沛，要求女儿和她日益衰老的父母一起去露营和徒步，健健康康，能照顾自己，延迟我们不得不住进养老院的时间，少让女儿担心。换句话说，我对于强壮这件事的态度是非常务实的。见到米丽娅姆·纳尔逊时，她清楚地告诉我，像我们这样的女性——体形相对瘦小的女性——一定不能放弃力量训练。我们没有天生的好体格。我们没有足够的身量，没有值得夸耀的运动天赋。因此现在的我非常讲求实际。过去，我不是很在乎肌肉的块头，想着大概有点肌肉就可以了。但我没有放弃对肌肉的日常哲思。女性需要我们能找到的所有理由来建立起男人轻松拥有的肌肉力量。还有个原因：身体的力量是肉眼可见的。这样的力量简单明了，而且是可以获得的。女性想要达到复仇三女神的体形，不是想象的那样难。要练成人人羡慕的身材不是太费劲。如果一位女性能做，比方说，15～25个俯卧撑或者几个引体向上，或者能举起真正的哑铃，那么人们会说，你好强壮啊，大家都会崇拜她，觉得她很勇敢。想要直接凭借发达的肌肉变强壮，比擅长某项体育运动容易多了。练力量是每个人都能选择的，不管是新手还是运动白痴，女性应该抓住不花钱、流点汗就能达到目的的机会，我们得承认，这种机会并不太多。强壮不会让你快乐或者有成就感，但强壮而郁闷总好过虚弱而郁闷吧。

　　不过，女性的力量是很有煽动性的。它会让男性觉得别扭。如果女性太壮，比自己壮，男性会生气。我有点能理解他们的反应。当我看到有女性举的铁比我举的还重，我会心生怒意和嫉妒。她可真有胆！我吹毛求疵，想证明她的体形很差，证明她做了手脚。但当最初的恼怒消退，我发现她确实练得很好，我由衷地欣赏，也因她的力量而受到鼓舞。她的身材可以算作女神级别了。男性似乎需要自己的力量绝对凌驾于女性之上。在如今的社会，体力已经不太被看重，很多懒惰的男性并不是很在乎别的男性比自己强壮。但不争的事实是，在身体力量的赛场上，男性会一如既往地战胜女性。还有什么理由能解释我在写下面的报道时所遇到的反应呢？

1992 年，加州大学洛杉矶分校的布莱恩·惠普（Brian Whipp）和苏珊·沃德（Susan Ward）递交了他们对过去 70 年竞跑趋势的分析报告。他们发现，女性跑者通过跳跃、短跑和举重，提高了表现，如果保持目前的趋势，她们会在 50 年内赶上甚至超过男性跑者。研究者指出，从 20 世纪 20 年代以来，男性的跑步成绩在稳步提高，没有懈怠的迹象，而女性的进步是男性的两三倍，也没有松懈的趋势。考虑到两者未来的发展，男性的优势将会不保。

"在看数据前，我还以为女性赶超男性的可能性会介于不可能和极不可能之间，"惠普告诉我，"但后来我看了数据。我是科学家，这是我的工作。我发现如果目前的进展继续下去，结果会是，下个世纪男女的跑步速度会持平。"他的语气有些像在辩解："这不是我说的，是数据说的。"

拿 1 英里赛跑举例。1954 年，罗杰·班尼斯特（Roger Bannister）打破了"1 英里 4 分钟"的传说，而当时黛安·莱瑟（Diane Leather）是第一位突破"1 英里 5 分钟"的女性。如果他们俩同时赛跑，她会被班尼斯特落下 320 米。1993 年惠普和沃德写那篇论文时，世界跑步女冠军离男冠军还差 180 米，从那之后，这个差距降到 178 米，并且在不断缩小。

速度更快的却是各个领域男性爆发的愤怒——男生理学家，

男跑者，给我审稿的男编辑——当时我正在写这篇报道。我问当时纽约路跑俱乐部的主席和马拉松赛事总监弗雷德·勒博（Fred Lebow）对于研究结果的看法。"不可能！"他叫道，"论文上写得漂亮，但女人绝不可能跑得跟男人一样快！绝对，不可能！"可怜的勒博。他后来死于脑肿瘤，我还听得到他那绕耳的魔音：绝对，不可能……彼得·斯内尔（Peter Snell）是一位运动生理学家，曾在 20 世纪 60 年代赢得过 3 次奥运径赛金牌，他像掸掉衣领上的头皮屑一样把报告扫到一边。"我不懂他们干吗费劲研究这个，"他说，"真是浪费时间。这都不值得讨论。说女人能像男人那样快，真是荒谬，可笑。"他才可笑吧。

一位编辑看过我的报道后说，咱们要把这些存疑的部分删掉。

我在**第二段**里已经表示过怀疑了，我回答说。首段过后我便开始提出批评了。

没错，但是你这个报道后面还有些其他存疑的部分，也应该删掉，他说。

为什么？我说。我为什么要从一开始就把这个报道毁了？

因为这纯属幻想，那位男性编辑说。这种事不会发生的。

那是你说的，我回答道。数据不是这样的。

诚然，像斯内尔这样发出嘲笑的人说得也没错。优秀的女性跑者至今还是在各项比赛中远落后于男性。女性马拉松的最佳成绩比世界纪录要慢 15 分钟，这是男女冠军成绩之间的鸿沟。除了肌肉体量大，很多生理因素也给了男性运动员一些优势。女性跑者无论比一般人瘦多少，还是会比世界级的男性跑者多一些体脂，而这些体脂可以说是极大的负荷。男性血液中的血红细胞与血浆比相对更大，因此相应能向肌肉输送更多的氧。男性较高的睾酮水平也有助于肌肉修复，这意味着他们可以接受强度更大的训练。如此之类，我们可以打开《格氏解剖学》（*Gray's Anatomy*）一页页分析。仅仅因为女性运动员的表现进步速度很快，并不能证明这种进步没有极限。毕竟，如果她们一直保持进步，会超过光速，连魔法师都望尘莫及。显然，这种趋势是会平缓下来的。奥林匹克运动会至少不会很快取消划分男女项目。那为什么那些人听到这种趋势会群情激愤呢？他们害怕什么呢？

没事。我们无须明白缘由。我们好好来说说。体力是一种原始的力量，虽不能解决人生中的大多忧虑，但确是值得夸耀的财产。大多数女性比她们自我认知的要强壮，并且只需要很少的投资，就能变得更强壮。我说的不是在洛杉矶、纽约和迈阿密沙滩盛行的那些腹肌、股四头肌突出的身材，这种对肌肉的单一审美跟对苗条和脸蛋的单一审美没什么两样。我说的是那种接地气的强壮，像驼鹿般顶天立地的强壮。我注意到，在我去过的几乎所有健身房里，做力量训练的女性用的重量都比她们实际能承受的小很多，尤其是在训练她们认为很弱的上半身时。她们只用 20 磅或 30 磅的杠铃，轻松地重复，我看她们能再多举一倍重，但她们不愿意，也没人叫她们这么做。我好想走过去，求她们练得重一点，告诉她们，你看，你做得不对，你现在有个轻松不费钱的机会，可以重拾人生，扬眉吐气，变成漫画女主角，所以麻烦你举得重一点，为了你自己、你的女儿、你的妈妈，为了全世界举铁的姐妹，加把劲啊。不过我什么也没说。这不是我能管的。我不是私人教练，如果有人不请自来，跟我提什么健身建议，我可能会忍不住把举着的杠铃砸在那人的脚上。对方可能会像个泼妇一样号叫，跳着脚说，你在搞什么？我可是好意！以后我要是在健身房看到她，她的脚打着石膏，我会邀请她来一起举重，看看大家是不是都还有发挥空间。

男性从小认为自己总是会比某些人强壮。哪怕是那些小时候被垒球队最后挑中的男孩和看起来像音响打包材料的男孩，也都确信自己比女性要强壮。他们被教导绝对不能打女人，这很合理，因为肢体攻击不是什么好事；但如果先入为主的观念是，女性永远极易受到男性暴力的伤害，她们必须依靠男性的收敛和法律系统的监督才能自保，那么这种观念并不完全是好的，甚至可能适得其反。如果男性认为自己永远比所有女性强壮，认为他们至少在这方面凭借权利、睾酮、骨骼和血红蛋白会占上风，如果人类的两性异形受到了高估，而大多数女性受到了低估，那么男性，愤怒、愚蠢、狭隘的男性，将会认为打女人的代价极低，而女性会认为自我保护是荒谬可笑的，因为她们永远无法成功保护自己。确信的是，这样的预测将会成真，男性可以打女人，自己毫发无伤，因为我们都知道女性是打不过男性的，因为我们都知道女性应该看起来紧实，而不是块头大。我绝对不是在指责那些被男性殴打的女性咎由自取，我是在质疑对于男女体形和力量差距的夸大，质疑这种观念让男性，甚至呆板的学究，沾沾自喜，让女性，甚至高大健壮的女性，心生怯意。我们可以想想猴子的不安分。在赤猴、长尾猴、卷尾猴、短尾猴等猴子中，雌猴常常会在与雄猴的单打独斗中胜出，哪怕那些雄猴与雌猴的体形差距远大于人类男女的体形差距。你会惊讶吗？如果雌猴决定公然反抗，它那小小的 15 磅体重给人的感觉会比龙卷风还要暴烈。

女性不必与男性一样强壮，不必像酒神的女祭司那样力拔山河。这是大学时一个男生告诉我的。他是个肩膀宽阔、身材魁梧的男性，他擅长游泳，够格参加奥运会。他是我约会过的最矫健壮硕的人，在他面前我显得特别瘦小。

你可以把我当根树枝一掰两半，我对他说。

哦，不，我办不到的，他说。你很强壮，你这里有很多肌肉，他说，戳了戳我的腹部。要把你掰成两半可不容易。

我心里有点想承认他比我壮，想享受他的保护。但他知道自己壮，他也对我有所估量，他敢告诉我，我低估了自己。一提起女性可以在运动比赛中与男性持平，有些男性就气急败坏，这表明他们对男性的至尊身份存在一丝微弱的怀疑。通过一点得意的小举动——引体向上呀，练出你的二头肌呀——去质疑性别不对等没什么坏处，说不定还有好处呢。

当然，敏捷强壮的女性也不能保证自己不被强奸或骚扰。反女性主义者持相反意见，认为幻想强壮和自立的女性会做出傻事，去她们不应该去的地方，并为此付出代价。1989 年，一位女性跑者在中央公园差点被一帮滋事的男孩杀死，很多人指责这位经验丰富的女运动员，说她怎么敢毫无顾忌地在公园夜跑。但女性即使是在白天、在自己家甚至下班走到自己的车里也会遭到袭击。显然女性的安全不存在保证。值得指出，在中央公园夜跑的那位女性虽受伤严重，但没有死。她不愿意死。她的康复让医生非常惊讶。或许是她的力量保障了她的性命——健壮的体魄以及顽强的意志都起了作用。

男性觉得拥有力量是理所当然的。女性却要为此奋斗。她们要哄骗自己才能获得力量。身体的力量只不过是一方面。还存在其他的力量：自我肯定的力量，目标的力量，在有限的身体条件下感到自在所产生的力量。我不知道身体的力量是否有助于其他看不见的力量，不知道强壮的体魄是否能兼具柔情的心。但健身是个很好的开始，当其他方面一蹶不振时，我们可以从锻炼开始改变。身体会担负起自己的责任，承受人生的不完美，推动你前进。人生的重负没有轻松化解的方法，只能靠身体去支撑。

第十七章

~~~~~~~~~~~

爱情之累

束缚人类的化学反应

大脑是具有进攻性的器官，有条条大路通往它想象中的征服——方法太多了，以至于无论哪种精神疾病，都常常会使我们的进攻性失控。精神分裂症患者站在街角对行人叫嚷着污言秽语，抑郁症患者躺在床上无声地在心底对自己嘶吼。我们温柔的进攻性会在大清早把我们从床上拽起来，让我们彼此贴近。我们在彼此身上找到了进攻性大脑的索求：爱。

　　如同生来具有进攻性，我们生来也会去爱。我们是爱意泛滥的物种，兼具进攻和柔情。我们会不倦地追求爱的新目标。我们给予孩子长时间的爱，他们甚至为此而记恨。我们爱朋友、书籍、国旗、祖国、运动队。我们爱答案。我们爱昨天和明年。我们爱神，因为神会在万事不顺时保佑我们，因为上帝会维持爱的鲜活——无论是情欲、母爱、父爱、挚爱还是赤子之爱。

　　人类是病入膏肓的浪漫主义者，我们想要的不是摆脱疾病，而是像不可救药的乐观主义者那样，想给自己玫瑰色的眼镜增加一些色彩。有段时间历史学家中流行着一种说法，说爱情是一种相对近期的创造，出自中世纪晚期法国的商人和吟游诗人传统。历史学家认为，在前现代和非西方的社会，男性和女性不会"为了爱情"而结婚——他们的婚姻通常是包办的，或者是靠买卖的；大多数文化中的人也不会幻想出情人的形象。但最近，学者们有了不同的看法。他们发现了充满浓浓爱意的跨文化、跨时空的宝藏。在对 166 个当代社群的民族志数据所做的研究中，罗格斯大学的海伦·费舍尔在 147 份数据中发现了爱情的证据，剩余的数据因不够完整而无法归类。历史上的古巴比伦人、苏美尔人、阿卡德人、埃及人、希腊人、罗马人、中国人、日本人、印度人和中美洲人都留下了对爱情的赞歌。写于公元前 9 世纪的《雅歌》中提到，情人爱欲高涨，她的牙齿如一群赤裸的羔羊，双唇似两股红绳，双乳如两只小鹿，他的眼睛如白鸽之眼，脸颊似香草台，双腿稳如屹立于精金座上的白玉石柱："愿他用口与我亲嘴，因你的爱情比酒更美。"图坦卡蒙去世时不到 20 岁，但在短暂的一生中为妻子写了很多情诗。如果哥特教堂如里尔克所说，是冰冻的音乐，那么沙·贾汗为他心爱的亡妻所建的泰姬陵，可以说是冰冻的挽歌。"没用的，亲爱的母亲，我无法织完布了，"萨福在 2 600 年前写道，"你可以责备阿佛洛狄忒 / 她是那样温柔 / 她几乎杀死了我，用我对那男孩的爱。"

爱无处不在，我们却想把爱紧紧攥在手里。我们不想解释爱。我们不想分析和解剖爱的生理原因。爱既漫无边际，又极为隐私，既深刻又短暂，科学仪器都无从下手。放轻松！你那恋爱中的大脑是一片圣洁而压抑的沼泽。我们仍然需要诗人和作词人——至少是优秀的诗人和作词人。科学尚未能解答爱的问题，我们对爱的生化基础和神经基础知之甚少，爱是一个极难研究的问题。如何定义爱？可以使用什么动物去研究爱？如果科学家打算对爱的深层生理机制做实验，他们需要动物和可靠的实验。猫有敌意时会竖起毛，缩回嘴唇，以典型的方式发出咝咝声，因此，猫是一种研究进攻性的上佳"模型系统"。那么实验室里动物之爱的可靠痕迹是什么呢？怎么区分两只动物靠在一起是为了取暖还是因为"友好"呢？两者有区别吗？

这个问题极难驾驭，与此同时，在很多科学家看来，"爱的生物学"听上去不够严谨。"您研究什么的？""爱。""哦。有人付钱让您做这事？""有时候吧。我得点头哈腰、故弄玄虚，把转移注意力作为策略。我还得把申请报告写得漂漂亮亮，说点跟社交隔绝相关的健康风险问题，比方说自闭症什么的。我还不能说跟爱相关的东西。"

但通过生物学，我们能了解爱，看清自己陷入爱河时自以为懂实际上不懂的细节。爱有各种主题。爱是危机之后一定会发怒的孩子。当陷入极大的忧虑时，身体和大脑会在爱当中寻求补偿。而让人感觉甜腻的成熟的爱**的确**是甜腻的，因为它原本就是用来储存我们的能量和理智的。爱有时候遥不可及，有时却来得很容易。一旦产生了爱，它会受到所有的感觉、所有的神经纤维、所有的细胞以及我们庞大的记忆器官大脑的滋养。大脑是理性的荣誉宝座，因此人类可以成为世界上已知最佳和最长时间的伴侣。

爱情与依恋的回路遍布全身。这些回路如同我们结识朋友和恋爱的原因一样丰富。我们为什么**要**费劲去爱呢？让我们来好好捋一捋。我们会爱，本质上因为我们必须去爱，因为我们是靠性繁殖的物种。当初有性生殖进化出来的原因不完全清楚。理论上，类似变形虫一分为二的无性生殖，其实比精卵结合的有性生殖相对更有效率。研究有性生殖的起源是蓬勃发展的科研领域，人们对其中的各个问题提出过大量的解释，却缺乏足够的证据。可以说，染色体通过有性生殖得到有规律的重组，必定给繁衍后代带来极大的优势，因为地球上大多数生物采用的是有性生殖而不是简单地自我复制。一旦产生性的需要，对于情感的基本需要也会相应出现。男性和女性需要有能力抛开个体之间的敌意，冒险交好，至少在交换配子前要和睦相处。

我们有爱，因为我们是会抚育后代的物种。因为性而产生的结盟可能会很随便，其所生下的后代遭遇的对待也可能如此。很多有性生殖的物种产下卵后会离开，任由后代自生自灭，实属暴殄天物。父母对后代的照料则有优势。父母可以保护后代，为无法自己觅食的后代提供食物，在竞争激烈的世界上保卫自己的领土，教给后代生存技巧，包括哪些事情不该做，因为幼小的后代从长辈狼狈的失败中得到的教训不亚于观察其成功的行为所获的教益。育儿行为是值得鼓励的，在动物界，从鱼类、昆虫到鸟类和哺乳动物，都存在父母照顾孩子的现象。"育儿行为的进化颠覆了生殖，"北卡罗来纳大学的科特·彼得森（Cort Pedersen）说，"父母长期保护和哺育后代，直到后代能照料自己，很大程度上提高了存活率，为大脑发育提供了更多时间。因此，育儿行为是高级智力进化的一项先决条件。会照顾后代的物种已在每个生态位中都居于主导地位。"照顾后代意味着陪伴后代，能认出后代，一次次回到后代的身边，即使你自私的自我在念叨，嘿，要不要去小便？作为家长，作为母亲，必须喜爱孩子，孩子也必须喜爱母亲，因此一个会照顾后代的物种的身体和大脑必须懂得如何爱和被爱。

这是个体层面的原因。还有政治层面的原因。团结力量大，你不仅需要直系亲属，还需要很多很多自己人。作为群居动物，部落便是自我的延伸，我们需要参与集体活动来获得力量。例如，蚂蚁和蜜蜂等群居昆虫会花大量时间巩固它们节肢动物的情谊，互换化学物质以及感觉和视觉信号。它们互相提醒，走这边，那样跳舞，我向你推荐你背风面的那朵红花，来跟我打架，来啊来啊来啊。通过对自己社群的不断肯定，社会性昆虫成了超个体，完全碾轧任何阻碍自己的其他昆虫物种。"无论在地球的哪个地方，从雨林到沙漠，社会性昆虫都占据着环境中稳定而资源丰富的中心地带。"爱德华·威尔逊写道。像甲虫、蛾子这样的独居昆虫被驱赶到了边缘，不得不居于未被群居昆虫占领的不稳定的栖息地。社会性昆虫凭着竞争优势，得以大量繁殖。它们在全球数以百万计的昆虫物种中仅占 2%，却占了昆虫生物量的 80%。

在哺乳动物中也是爱社交者得天下。大多数猫科动物是独居的，只有两种除外：高度社会性的狮子以及善与主人互动的家猫。狮子和家猫数量庞大，而很多其他猫科动物却濒临灭绝。大象也是高度社会性的动物，犀牛和河马等其他厚皮动物则不是。所以下面的现象或许并非巧合：尽管遭到人类的捕杀和对象牙的攫取，但最近大象的数量有所恢复，非洲某些地区大象的数量甚至在猛增，而因为国际黑市对犀牛角的觊觎，犀牛不大可能作为野生物种活到下个世纪。

单有社会性并不能保证动物的生态地位。斑鬣狗、黑猩猩、倭黑猩猩和大猩猩都是社会性动物，作为野生的动物，它们的情况却不算很好。有趣的是，这些社会性哺乳动物的最大威胁来自其他社会性哺乳动物。例如，有族群意识的杂色狼在非洲大草原上很难与狮子和斑鬣狗竞争。黑猩猩和大猩猩的敌人是它们贪婪的近亲——人类，甚至受过语言训练的黑猩猩宁姆（Nim Chimpsky）

也不理解关于人类永恒的爱和神圣权利的语言。

人类会爱也因为我们思考太多。我们需要定期将自己的想法打乱重组，像染色体或者与疾病斗争的免疫分子那样。灵长类动物学家艾莉森·乔莉（Allison Jolly）认为智力的优点类似于有性生殖的优点。智力与有性生殖都是个体间交流信息的系统。两者都可以让不同来源的信息结合，供单个个体使用。她说，如果性的进化让你的孩子不用注定像你一样，那么智力方面也意味着你不用注定跟之前的你保持一样。

交流的需求和孕育智慧的配子在个体间传输的需求越大，对友好的示意、行为和感觉的需求也越大。你可以用拳头或刀剑迫使别人给你性或食物，但智慧和想法越有流通价值，我们就越需要和睦相处。

我们的爱是为了延续后代，为了自我保护。我们爱是为了抵抗无聊和精神的僵化。我们有理由去爱，但什么是爱的生物介质呢？其实，要理解爱，我们必须回到进攻性的问题上，因为爱的行为模式与进攻性在神经、激素和经验方面都有关联。有时候这种关联很容易发现，因为爱会有暴力的进攻性。我们会以爱之名做出令人发指的举动。对上帝的爱引发了十字军运动和圣战，对自己部落的爱会引发种族屠杀。当我们疯狂陷入爱河时，我们**确实**是疯了。我们会失眠，焦虑，恐慌。一想到心上人，我们的心真的会痛，连膝盖都打战。看到对方时，我们的瞳孔会放大，掌心会出汗，心脏会怦怦跳动，仿佛我们要给万名观众做演讲那般紧张。爱情的魔力太大，我们一次只能为一个人着迷。

发生了什么？两件事。或者说，一千件事。当人陷入狂热的爱恋中，身体的应激反应，战或逃反应被激活，活力和潜力被激发。肾上腺收缩，肾上腺素和皮质醇随着血液涌动，促使心脏狂跳，眼睛睁大，肠胃绞痛，汗水直流。不单会出现焦虑和烦躁。爱情也让人欣悦和痴迷。海伦·费舍尔和其他人提出，爱情对大脑愉悦回路的影响，好比可卡因和苯丙胺等毒品的刺激。服用可卡因后，大脑中的多巴胺和去甲肾上腺素等刺激性神经递质浓度会升高，让人兴奋、警觉、失眠、厌食，甚至变成话痨。这些也都是热恋时的征象。在苦恋中，我们想要逃离——既想离开心上人，又想回到对方身边。我们会想争吵，因为爱人的退缩而与对方争吵，因为自己渴望更多而同自己争吵。我们会想要拥抱这个异常美丽的世界，感谢它赠予我们完美无瑕的爱人，赞叹他们丰满的红唇和大卫雕塑般的脖颈。

不用说，大脑中的多巴胺和去甲肾上腺素回路早于可卡因和苯丙胺的使用，它们进化出来肯定不是为了让我们享受精神类药物。愉悦的神经回路是为了增强个人对行为和活动的利用。如果我们认为自己有充分的理由受到某个人的吸引——我们的本能探测到了那个人有优秀的品质，有值得交配和共处的理由——那么这种吸引力会自然增强，让我们紧追不放的神经系统可能会很有用，因为我们有偷懒的天性，有时需要被狠狠刺激一下。因此，爱情可能是最初的瘾，而多巴胺、去甲肾上腺素以及相关的儿茶酚胺可能相当于女性在扮演圭尼维尔、朱丽叶，或者如少女般爱恋上帝的圣希尔德加德·冯·宾根所处的状态。

我们喜欢被爱冲昏头脑。我们也爱自己咄咄逼人的感觉，甚至常常对此不自知。但还是适可而止好。佛陀说，生即是受苦，而苦来自欲望——像对食物一样地抓住和占有所爱的人的欲望。因此我们在爱中追寻的不仅是激情，还有疗愈激情的慰藉，以及能够安抚进攻性并治愈与其相伴而来的焦虑、恐惧的良方。我们希望感到宽慰、安全和快乐。恋爱中的人想要得到理想中的母亲，想要灵魂伴侣，想要孩子，想要无忧无虑的港湾。我们想要亲密无间的爱，或者情感纽带，或者很多人所说的**真**爱，而不是一时的意乱情迷。我们甚至会怀有期待。极端的狂恋必须被真爱软化，否则我们会感觉魂不守舍、遭到背叛和怒气冲天。看过《罗密欧与朱丽叶》的人往往会偷偷希望朱丽叶及时醒来，阻止她的爱人喝下毒药。可怜的查尔斯·狄更斯曾遭到大众抗议，被迫为《远大前程》重写了结局。本来的结局是，皮普和艾斯黛拉在很长一段时间后相遇，之后各奔东西，皮普很高兴从艾斯黛拉的脸上看到她"因过得不好……而明白了我过去的感受"。为了迎合读者，狄更斯将两人重写到一起，他们手牵手，"宁静的夜色"衬托出两人"形影相伴"。《大西洋月刊》的编辑威廉·迪安·豪威尔斯（William Dean Howells）在连载亨利·詹姆斯的小说《美国人》时，想要引起读者的共鸣。豪威尔斯催促詹姆斯让美国人男主角和法国人女主角在最后一章团聚。詹姆斯拒绝了，女主角待在了修道院。"我是个现实主义者，"詹姆斯回复豪威尔斯说，"他们是不可能结合的。"詹姆斯写了 20 部小说，这 20 部都是非常优秀的杰作，其中没有一部的结尾是完美的大结局。在詹姆斯看来，所有的情侣都是不适合对方的，他自己就是个独居者。如果你长时间读亨利·詹姆斯，你会变得阴沉和暴躁，这种阅读带来的焦虑必须通过重读简·奥斯汀才能得以缓解，因为她是个写大团圆的大师。

我们都知道，看完一个曲折悲苦的故事后，我们总希望看到快乐的结局，我们渴望大团圆，渴望自己的爱能得到回应。有趣的是，悬疑、紧张和焦虑感可能并非仅仅是个前奏，而是对产生深沉的爱和依恋之情起着重要作用。紧张的生理机制似乎为一系列新信号设定了回路：比如思想开明程度，接受度和爱。紧张会让大脑变得温柔。很多会结成配偶或者形成牢固友情的哺乳动物，都有极为活跃的应激反应系统。它们的肾上腺随时会释放应激激素，比如皮质醇和肾上腺酮。这样的动物会经常感到不安，但也会恋爱。新世界猴如棉顶狨和绢毛猴，拥有大量应激激素，也具有丰富的社交情感。常被用来做情感研究的草原田鼠，与配偶的感情特别好。如果它们是人类，你甚至都不愿意邀请它们来参加聚会，因为它们过于形影不离，让人觉得无趣。草原田鼠——被人误以为是田里的老鼠，其实不是老鼠——的应激激素水平是山田鼠的 5～10 倍，山田鼠与草原田鼠体形一样大，但不是一夫一妻制，缺乏感情，独来独往。豚鼠会在感到压力时释放大量肾上腺素，它们彼此间也会产生亲密的依恋感。在人类身上，压力会培养出牢固而神奇的情感连接——比如战壕里的士兵之间；比如绑匪与人质之间，所谓的斯德哥尔摩综合征；比如施虐的丈夫和矢志不渝的妻子之间。

这样的进攻性和压力为情感连接奠定了神经生理学基础，很说得通。进攻性促使动物针锋相对。先于个体情感需要而出现的行为充满了压力。需要结对抚养后代的生物，如草原田鼠、斑胸草雀或丽鱼，对它们来说，将雌雄紧密结合的行为便是性行为，而性行为，即使是在双方自愿的情况下，也充满着进攻性、焦虑、鲁莽和勇气。

对于即将哺乳和照顾后代的母亲来说，迎接事事依赖自己的新生儿的到来——分娩——是一项灾难重重、极具压力的事件。这普遍存在于哺乳动物中（想想可怜的斑鬣狗，要从阴蒂生出孩子），但分娩作为连接情感的考验，在我们人类身上得到了最好的展现。人类分娩的极度焦虑很早就会发生。临产的女性在第一次宫缩时，会被不祥的预感、恐慌和无力感袭倒。她渴望他人的支持和陪伴。想到要独自经历分娩，她会害怕。在这个意义上，女性在自己的生物学分类中是独一无二的。其他雌性哺乳动物即将分娩时，会单独待着。它们会找一个远离族群的黑暗而安静的角落，独自呻吟和生产。

只有在人类中，分娩才是一项需要协助的事件，产妇的亲属——通常是女性——以及一两位接生婆会在一边帮忙。据新墨西哥州立大学的人类学家温达·特雷瓦森（Wenda Trevathan）说，在有据可考的所有文化中，女性分娩时一般都会寻求帮助或陪伴，而不是独自生产。可以想象，一个农妇蹲坐在田里，扑通生下婴儿后，把孩子绑在胸前，继续干农活。这种画面太假了，像是被加工多次后的古老传说。在农田里生下孩子，跟在出租车或地铁上生孩子差不多。这种事确实有，但很少，而且是无意中发生的。女性分娩时都是希望有人照顾的。

特雷瓦森提出，接生是一门古老的医术，可能出现在三四百万年前，那时人类刚开始直立行走。人类直立的姿势改变了生产的力学，婴儿要从 6 英寸的产道经历一场无尽的奥德赛之旅。由于人类的骨盆必须改变以适应直立行走，而且由于婴儿的头异常地大，肩膀与身体相比，宽得不成比例，所以生产相对痛苦而漫长；当婴儿从阴道出来时，脸部是向下的，而不是面向母亲的，这点跟其他灵长类动物都不一样。黑猩猩母亲可以将孩子面朝自己拽出来。如果脐带缠住了孩子的脖子——这种情况很常见——黑猩猩母亲可以自己解开脐带，擦掉孩子嘴边的黏液，防止孩子吸入子宫中的血浆，抹去新生儿在羊水中生活的最后一点痕迹。

人类的母亲做不到这样。婴儿的脸朝下，如果母亲试图用自己的双手拽孩子，可能会伤害孩子的脊椎和颈部。如果脐带绕颈，她也无法慢慢解开脐带。她无法清理婴儿的脸，让孩子吸入第一口空气。她需要帮助。她太需要帮助了，于是她在临产时会恐慌。她开始认为疼痛和困难即将到来，她会感到失落和无助，但这种焦虑不是病理性的，不像有些人说的是妊娠晚期激素失调的产物。这是一种理性的焦虑，这种情绪对人类来说是正常的，就像能与其他手指相对的大拇指、脱了毛的乳房以及产前辅导班一样正常。这种焦虑会让女性寻找生产时的观众，而不是躲起来。如同对爱情的深刻焦虑一样，女性的生产焦虑也伴随着恐惧，而恐惧会促使人产生想逃走的冲动，只是这时是朝他人奔去，而不是远离人群。这种冲动是不由自主的，也充满进攻性，同时意味着会引起麻烦。如同恋爱中的人会伤害自己所爱的人，生产时的女性不好惹也是出了名的，她会向自己的后援团发火。

我生孩子时，周围人都在给我爱和支持：我的丈夫，我的妈妈，两位助产士，和一位护士。他们鼓励我，告诉我何时用力。每次我用力，他们都狠狠夸奖我做得漂亮，我很坚强，就快好了，真的，用不着多长时间了，就快生完了。我用力生了 1 小时 50 分钟，每分钟都度秒如年。我看看我的后援团，觉得自己好像电影《魔鬼圣婴》里被撒旦崇拜者包围的女主角，心想，你们都在骗我，你们太讨厌了，你们都在瞎说，麻烦你们闭嘴，离我远远的；但如果他们真的丢下我一个人，我肯定会晕过去，没法用力和呼吸，彻底变成废物。生完后，我爱上了所有折磨过我的人——我的女儿，我的丈夫，是的，是的，还有那些陪伴我的女性，她们告诉我真相，消解了我的绝望，解开了缠绕在我孩子颈部的脐带。哦，了不起的女性啊!"我把你们比作,哦,法老战车前的骏马。"

人类必须要有其他人陪伴。人类是灵长类动物中最需要社交的动物,其另一个原因可以在人类生孩子的神奇机制中找到。我们也能看到一个证据,女性在需要时组成统一阵线对人类来说并不陌生,它根植于我们遥远的过去,源于直立行走的孤独。

压力的化学机制自带解药。在克服了欲望和执迷后,或者在生孩子时的激动过去后,你可能会进入一种依恋的状态,获得一种神经化学解药,以应付过度的进攻性与欲望。焦虑会分解代谢,并消耗大量能量。依恋会合成代谢,并节省能量。我们生来就有进攻性,也生来会互帮互助。对于前者我们是有所了解的,但对于后者我们知晓不多。我们怀疑(必须用**怀疑**这个词),依恋状态与催产素这种肽类激素有关,也与其分子近亲升压素有关。

催产素被称作爱的激素。这是个傻乎乎、一厢情愿的叫法,过于简化,就像"同性恋基因""聪明基因"的说法一样不值得争辩。不过,催产素在爱情里或许发挥了一定的作用。我们的感情必须通过某种身体介质被感受,而催产素便是感情的乳化剂留下的唇印。催产素会在需要亲和行为的时候出现。女性生孩子时,大脑释放的催产素会进入血液,去完成实际的机械式工作。催产素会引发子宫收缩,帮助孕妇加快生产的缩宫素是一种合成的催产素。催产素也会刺激排乳反射,让乳腺细胞将乳汁推向输乳管和乳头。催产素会刺激母亲腰部上下的肌肉收缩,帮助婴儿出生,帮助婴儿吃奶,也可能帮助婴儿得到爱,因为如果没有爱,母亲可能会看着眼前哭喊的小东西问,咦,我怎么变成这样了?我要怎么逃走才好?

升压素也是用来连接情感的好东西。升压素从分子角度来说与催产素相似，并且与催产素一样，升压素也有一个实际的功能：它是泌乳的重要一环。升压素会帮助身体保持水分，如果身体不能保持水分，就不能制造乳汁。升压素会增强记忆力，而我们很有必要记住对自己重要的人——比方说，你的孩子，或者值得爱的爱人。催产素和升压素行动迅速，可以满足你在短时间内协调行为紊乱的期待。上一分钟你还是个坐立不安、自由自在的孕妇；下一分钟你就变成了一个需要哺乳的母亲，孩子需要你坐下，付出，爱，一直坐着。

"大自然很会节省，"马里兰大学的卡罗尔·苏·卡特（Carol Sue Carter）说，她是研究催产素的专家，"它很少创造只能用一次的东西。催产素的功能从原始而基础演变为异常复杂。"

催产素和升压素听起来很美好，但关于它们对人类影响的研究数据却很少，因为很多实验我们不能拿激素做。催产素是一种肽类激素，与油性的雌激素或睾酮等类固醇激素是相对的概念。类固醇激素的油性使其能够在大脑和全身血液中顺畅地来回流动。而对肽类激素而言，交通不是从大脑到血液的单一方向。下丘脑会分泌身体所需的催产素，自己也会保留一部分供大脑使用；但释放到血液中的催产素无法穿透血脑屏障再次返回到大脑中。当孕妇接受静脉注射的催产素时，催产素不会到达大脑，只会到达子宫，让她觉得自己的肚子仿佛正被"死亡天使"约瑟夫·门格勒搅动，事实也差不多。因此，你不能在实验中让人服用催产素药片，然后问，你感觉有母性了吗？有没有觉得亲和，热爱拥抱，或者跟你的敌人和解了？外源性的催产素是不会到达它需要抵达的地方去影响相应行为的。

我们所知的有关催产素和升压素的大部分知识来自动物实验，实验对象有草原田鼠、仓鼠和大鼠，因为它们的大脑适用于手动操作。催产素被直接运送到大鼠的中枢神经系统后，这只大鼠会溜到其他大鼠身边，寻求身体接触，找个柔软的地方把自己的脸埋进去。性交后的雌草原田鼠会与配偶形成情感连接，在性交时也会释放催产素。雌田鼠大脑被注射了催产素或升压素后，把它放在雄田鼠身边，雌田鼠会表现得好像与之交配过，想陪在其身边，绝不离开。这种操作在雄田鼠身上也一样：给它的中枢神经系统注射催产素后，它就会忠诚地跟随所遇到的雌田鼠。相反，如果给雌田鼠注射催产素拮抗剂，阻断催产素的活动，那么雌田鼠会很难与配偶相守以及在乎其他的田鼠。

催产素也会让没有过性行为的雌性变得有母性。给雌田鼠的脑脊液注入催产素30分钟后，在它们面前放上抽鼻子的小崽子，它们会把小崽子揽入怀中，不准其离开半步。母羊通常都是好妈妈，但如果出于某种原因，生产后小羊羔与母羊分离，母羊会性情变坏，很可能拒绝给小羊羔喂奶。不过，牧羊人自有办法。他们用一种给羊用的假阴茎刺激母羊的阴道。痒痒的感觉会向母羊的大脑传输一股催产素，这时母羊就会愿意给小羊羔喂奶了。给母羊的脊椎注射催产素也有同样的效果。

升压素比催产素显得似乎更从容。升压素能激发雌性啮齿动物的母性，但花费的时间要比催产素多一小时左右。按照主流的理论，在激发动物的育幼行为方面，升压素对于雄性动物的重要性更大。草原田鼠所结成的一夫一妻亲密关系让人类备受鼓舞，交配后，雄草原田鼠体内的升压素水平激增，而雌草原田鼠则没有；于是，交配后，雄草原田鼠会黏着雌草原田鼠。在实验大鼠中，因为品系的不同，雄大鼠会显出不同程度的育幼行为。最没有父爱的大鼠品种是布拉特尔伯勒大鼠。这种大鼠很讨厌，它们的升压素明显不足。

啮齿动物的幸福与猴子相通。在为数不多的对灵长类动物进行的催产素实验中，有一项研究给没有过性行为的雌猕猴的中枢神经系统注射了催产素。几分钟后，实验员将一只猴宝宝放到这群雌猴中间。雌猴们向小猴子围拢过去，盯着看，轻轻戳戳它，用类似亲吻的动作咂着嘴。这些雌猴也对人类实验员表现得更为友好，没有打哈欠和做鬼脸，没有表现出猕猴常见的憎恶表情。相比之下，对照组中没有性行为的雌猴被注入的是生理盐水，没有表现出母性，没有朝小猴子咂嘴，还对实验员烦躁地打哈欠。

关于人类的研究数据虽然很少，但同样表现出催产素和升压素作为情感纽带的作用。瑞典卡罗林斯卡医学院的谢斯廷·乌纳斯-莫贝里（Kerstin Uvnas-Möberg）做了很多人类实验。她研究了哺乳的母亲，发现她们的催产素水平都相当高。想象一位正在哺乳的母亲，她说。想象一下她的生理情况。催产素正在刺激她泌乳——这个大家都知道。但泌乳只是其中一部分。催产素与其他肽一起合作，会增加乳房的血流量。充血使乳房保持温热，比一般情况下温度更高。哺乳女性会散发热量，像在发烧，如同太阳炙烤下的石板路。母亲喂给孩子乳汁，让孩子沐浴在温暖中。

"还存在着热量的传送，这点非常重要，不是吗？"乌纳斯-莫贝里说，"传递温暖难道不是爱的基础吗？我们说起某个人很有爱心时，会说她是个温暖的人。不愿意付出爱的人被称为冷血的人。这样看来，心理学是从生理学那里借用了概念。"乌纳斯-莫贝里的声音温暖又低沉，让人感觉亲切，仿佛我们是坐在一起哺乳的母亲，一点不像是在卡罗林斯卡医学院办公室里端坐的工作人员。她穿着草绿色的套装，圆圆的脸蛋红扑扑的，像滑溜溜的水果闪着光。

"哺育孩子要付出精力和温暖，这两项都需要能量，"她说，"这件事既危险，又代价不菲。它意味着催产素有另一面，可以帮我们节省能量。因为如果存在适用的等式，那么你摄入的热量要等同于泌乳和热量散失的总量。"

催产素是会付出的激素，是俭省的激素，乌纳斯-莫贝里说。催产素会作用于肠胃，减慢消化，让每一份摄入的热量都被身体利用。催产素会提高胰岛素浓度，尽可能让血液中的糖进入细胞，而不是随着尿液流失。哺乳期的母亲也会在行动中节省能量。她会感到平静，可以坐很久。烦躁不安会浪费能量，感到焦虑也会浪费能量。而感觉平静会保存能量，帮助平衡能量的摄入和流失，散发温暖，同时合成代谢的能力也会增强，因为付出的能量越多，催产素也会分泌得越多，而肠胃储存能量的能力越强，人会越觉得平静。这好比百货商店的毛巾和床单：买得越多，越省钱。

乌纳斯-莫贝里及其同事研究了女性哺乳和抱婴儿时的状态。研究者观察这些母亲的行为，请她们接受个性测试。母亲们要回答每次哺乳的时长。科学家测量她们血液中催产素及其他激素的水平，10分钟的哺乳中每30秒要取一次样。她们发现，每位女性的催产素分泌模式都不同。有些女性的催产素有高峰和低谷：她们的催产素是一阵阵分泌的。而有些女性的催产素分泌得相当平缓。"结果显示，高峰越多，催产素的浓度越高，女性哺乳的时间也往往更长，"乌纳斯-莫贝里说，"这与女性的个性也有关。催产素高峰出现最多的女性也感觉最平静。她们说自己比以往更平易近人。

她们说她们对孩子有依恋的感情。这很合理。催产素水平越高，她们哺乳的时间越长。哺乳时间越长，她们与孩子相处的时间越多，她们会在身体上和情感上，我认为还可以包括神经化学方面，也更觉得亲近。"

母亲做的不仅是给婴儿哺乳和提供温暖。抱着婴儿时，母亲还会给予触摸。她会抚摸婴儿，提供安慰。"你知道如何抚摸别人，"乌纳斯 - 莫贝里说，"你知道怎么抚摸有用，怎么不行。如果太快，会很让人烦。"她在自己的胳膊上快速来回搓着演示。"如果太慢，也不行，"她在胳膊上慢慢地抚过，"但如果你的节奏稳定而平静，你知道，这是对的，这就恰到好处。"她有节奏地摸着自己的胳膊，我看着，仿佛自己也受到了抚摸和安慰。"速度大约是 1 分钟 40下，"乌纳斯-莫贝里说，"这个速度用来摸宠物也很好。"这里也有催产素的参与。科学家给抚摸婴儿的女性采集血液样本，发现催产素活跃度与哺乳时一样。母亲在抚摸孩子时会分泌催产素，她的手会感觉到抚摸的安慰效果，孩子也会感觉到被抚摸的镇静作用。母亲会描述一种平静的感觉，如果你掐她，她都不会感到痛。"我们知道，如果人被掐了一下，会产生疼痛的反射，"乌纳斯-莫贝里说，"但我们也会在抚摸身体的时候产生镇静和止痛的反应。不知何故，我们天生就知道这一点，不是吗？这是与生俱来的认识，只是我们有时会忘记，或者会因为自己知道这一点而感到尴尬。"

抚摸会传递温暖。抚摸所传达的信息是，我们在触摸，在付出，在守候。或许人类脱去毛发正是为了抚摸和让我们感到舒心的爱。我们会抚摸婴儿，会来回轻摇他们。在生产前挑选婴儿摇篮是一件乐事，一想到摇晃着婴儿安眠，你的心中就会充满暖意和喜悦。中国的女性会在生孩子时洗个热水澡，她们几乎不用缩宫素，因为热水会帮助她们释放天然的催产素；西方的女性也在学着这样做，一些自然生产中心如今会提供水流按摩浴缸。有些哺乳动物在生产时会舔舐自己，不停地舔。生完后，它们会舔自己的幼崽，幼崽会过来摩擦；生命是如此美妙。不断的抚摸会诱使催产素分泌。有节奏的轻抚如同输乳管泌乳的脉动，如同婴儿本能地吸奶的节奏。这是爱的节奏：每分钟 40 下。

爱的节奏。性高潮则是另一种有节奏的感觉，它的节奏是大约每分钟 40 ～ 50 次，子宫在性高潮时收缩的节奏与分娩时的节奏差不多。这是催产素的频率，这是催产素的杰作。一项研究要求女性自慰达到性高潮，然后检测她们性高潮前后血液中的催产素水平。性高潮后的催产素浓度会有轻微但可测的提升，催产素上升幅度越大，女性报告的性高潮愉悦度也越高。一些哺乳期的女性说自己哺乳时没有觉得非常镇定，而是非常欣快，几乎类似于高潮，她们的子宫会与输乳管以及婴儿的吸奶动作一起搏动。欣快与平静区别其实不大。两者的特点都是交感神经系统减弱，血压降低，压力下降。涅槃被定义为一种平静、和谐、稳定和快乐的理想状态。冥想状态可以通过把控有节奏的呼吸而达到。爱与快乐都是既充满活力又有益健康的。两者都建立在和谐的基础上，像一种鲜活的波形，可以在一开始以最少的精力投入来获得——如同永动机这个无法成真的梦想即将实现一样。

"模式会开始显现出来，"乌纳斯-莫贝里说，"我认为我们可以对高催产素水平和低焦虑及低血压人群进行细分。嗯，这会很让人吃惊吗？如果我告诉你，高皮质醇水平或高肾上腺素水平的人更容易焦虑，你应该不会惊讶。反过来说也是成立的：低皮质醇水平或低肾上腺素水平的人不容易焦虑。我们只是尚未系统地对此研究过。但有趣的是，这一切都与事实吻合。高焦虑水平的女性的催产素水平较低。经常腹痛去医院的孩子往往催产素水平极低。反复腹痛是儿童焦虑的一个经典症状。"

肠胃比我们知道得更多，并会向大脑报告一切。肠胃会以激素为信号来沟通，其中包括胆囊收缩素——一种让人产生满足感的代谢激素。"小羊羔会通过吸奶的动作与母亲产生感情，"乌纳斯–莫贝里说，"吸奶的动作会有很多作用，会让小羊羔的大脑释放催产素，也会让肠胃释放胆囊收缩素。如果阻断催产素的释放，小羊羔将会不再依恋它的母亲。胆囊收缩素也是一样的情况。阻断胆囊收缩素的释放，会干扰小羊羔与母羊的亲子关系。"

"大脑与肠胃是相关的，"她说，"心理学家知道肠胃对学习的重要性。婴儿会把东西放进嘴里去了解它。我们常说，我们肚子里清楚。我们常说，要抓住一个男人的心，要先抓住他的胃。我们吃完东西会感到开心和大度，饿的时候很难这样。"现在我们明白了，拒绝食物的人是我们应该警惕的人。这种人不想心平气和，这种人时刻保持警惕，总高度紧张，这种人是具有威胁的存在。难怪我们讨厌跟不吃东西的人一起吃饭。我们受不了只有自己一个人接受食物的抚慰，你的胆囊收缩素你自己留着吧，今晚也不会有催产素派对了。

身体用一切可以调动的感觉和物质来与我们连接。极度焦虑会催生深度的忠诚。女性生孩子时会哭嚎，请求肚子里的小东西赶紧出来，哪怕灌肠也行。对婴儿来说，这段旅程也不好过。生产过程中，婴儿的应激激素水平会飙升，达到正常人类的一百倍。生完后不久，母婴两人会笑呵呵地抱在一起，像圆满的佛和菩萨。

气味也在无意识中主导着我们无法描述和理解的情感纽带。

人类的新生儿动作笨拙，可怜又无助，但如果将刚出生的婴儿放在母亲的肚子上，他会慢慢挪到妈妈胸前，基本上凭的是嗅觉；如果母亲的一只乳房被清洗过，一只没有，那么新生儿会找到没有洗过的乳头。婴儿头部的囟门是颅骨尚未闭合的位置，这里密布着汗腺，会散发气味，母亲会经常无意识地低头嗅一嗅囟门。母婴可能在生产前就已经通过气味之类的分子交换形成了情感纽带。胎儿特有的气味会渗入尿液中，成为子宫中羊水的一部分。羊水会进入母亲的尿液中，因此母亲在孩子出生前就熟悉了孩子的气味，如果父亲离母亲很近，那他也会对伴侣腹中的孩子熟悉起来。虽然无法像母亲那样在孕期中与孩子产生身体交流和激素交流，但父亲对新生儿的爱如母亲一样深沉。胎儿散发的气味可以让周围的人接受和适应。性学研究泰斗约翰·曼尼（John Money）说，嗅觉缺失的人会有性欲，但无法产生依恋的情感。当夫妻一方讨厌对方的气味，这桩婚姻注定会失败。"'别娶赫门嘉德，'教宗斯德望三世在信中对查理曼说，'她跟其他伦巴第人一样臭。'查理曼还是娶了她，后来又跟她断绝了关系，"奎多·切罗奈第（Guido Ceronetti）在《身体的沉默》（*The Silence of the Body*）中写道，"因为他受不了她的臭味。"

触觉，味觉，嗅觉：在爱的考量中，每一种感觉都会被利用。因为人类首先是视觉动物，所以婴儿也会通过让我们一饱眼福来发挥优势——他们会过于可爱，让人难以招架。在孕期的最后几周，人类婴儿会长出一层皮下脂肪。早产几周的婴儿和足月婴儿的区别主要在于 2 磅的脂肪组织，而这额外的脂肪会为母亲的生产设下阻碍。大猩猩幼崽出生时身上几乎没有脂肪，而会在出生后增加脂肪和体重。人类婴儿在出生前就长脂肪的原因尚不清楚，科学家还无法给出明确的生理学解释。有人提出，脂肪是为了大脑而存在的，但如果婴儿出生后需要为迅速生长的大脑提供大量脂肪，我们应该在母乳中检测到高浓度的脂肪才对。而实际情况正相反，母乳中的脂肪相对较少。莎拉·布莱弗·赫迪提出，婴儿的脂肪是为了让他们看上去很可爱。脂肪是为审美而生的材料。我们喜欢看到胖乎乎、圆润柔软的婴儿，鼓鼓的脸蛋，圆圆的屁股，肉肉的胳膊和大腿。婴儿的视觉诱惑，他们的可爱度，可能会让他们更多地赢得温暖，赢得母亲的亲吻、抚摸和乳汁。圆滚滚就惹人疼爱。

爱的声音也是圆润的，我们对婴儿和配偶发出轻言细语时便是如此。婴儿会对抑扬顿挫的声音有强烈的反应，因为他们必须学习说话。他们必须关注语言，他们会通过清楚的声调和专门说给自己听的每一个词来学习。如果大人的儿语声音温柔，则传递了另一种温暖，因为通过跟婴儿说话，父母给予了婴儿精神食粮，给予了婴儿语言学习的材料，同时给予了他们人类力量最可靠的来源。作为成年人，我们会使用与婴儿说话的方式去争取所爱之人的好感。我们假装成孩子，通过喃喃的儿语展开怀抱，口里念着自创的昵称。

我们了解自己什么时候在按习惯的步调行事，这种良好的感觉仿佛可以无限延伸下去似的。我们所爱的人会在我们疲惫时帮助我们恢复平静，在我们陷入惰怠时让我们振奋精神。婚姻幸福的老夫妻会在各个方面显出同步。他们的面容会变得相似，因为他们的面部肌肉习惯了无意识地模仿对方的动作。他们的说话节奏会很像，他们走路的节奏会一致。当长期做伴的一方去世几天或几周后另一方也去世时，我们会推断后者是死于悲伤或打击。但这样的人通常没有受打击或绝望的迹象，因为毕竟，这些夫妻已经一起生活了多年，知道死之将至。其实，两人的去世可能是同步的。经过了多年，夫妻双方的细胞形成了相似的节律，会一起搏动，也会一先一后地跑完生命的年限。

依恋之情有刺激的效果，有些我们知道，有些我们没有发觉。女性生完孩子多年后，会在自己的身体中继续保有孩子留下的痕迹。我这里所说的是有形的痕迹，而不是指回忆。胎儿在发育时，其零散的细胞会在母亲的身体中流转，这可能是胎儿与母亲的免疫系统沟通的方式，预先阻止自己作为外来物体遭到母亲身体的排斥。胎儿与母亲间的细胞交流被认为非常短暂，只限于妊娠期间。但最近科学家发现，在母亲生完孩子后，胎儿的细胞会在母亲的血液中存活数十年之久。这些细胞没有死亡，也没有被清除掉。它们留了下来，可能这期间还分裂过几次。它们是胎儿的细胞，这意味着它们有发展成生命体的可能性。那么，母亲永远都是个细胞嵌合体，嵌合着她自己的身体和她孕育过的所有生命。或许这没什么特殊的含义，或许这意味着总有什么在提醒着女性，她们充满依恋的神经系统里一直在弹奏一首生物化学的歌曲，如果这些依恋因多种感觉的刺激得到滋养——来自妊娠期的激素盛典，胎儿尿液的气味，生产时的剧烈动荡，以及新生儿带来的视觉和触觉冲击——那便尤其如此。

我坚决支持女性的堕胎权。无论用什么方法避孕，无论人类的感情有多么易变，女性有权行使自己的性能力，这背后有各种各样的理由，而我要补充一个。这样做是卑鄙的：强迫女性生下自己不想要的孩子，恶意强迫女性怀胎十月，一辈子背负她们无法负担的孩子，走入进化的生理圈套，这孩子会永远地存留在她们的血液中，如同抗原一般使她们不能接受依恋的反应，她们无论怎么努力

　　　　　　　　　　　　女性之书

也无法摆脱这段悲伤的过去。如果年轻的女性愿意选择和坦然接受"收养选项"，那是没问题的。但这只是个选项，因为身体是习惯的产物，身体受到感情的束缚越久，就越容易产生充满情绪的记忆，越容易反复出现神经内分泌的噩梦，在那种梦魇中，你不断回到童年的住所，你不知道为什么，你早就不属于那里，却总会在梦中迈进那扇旧门，按响门铃。没人应门。原来这不是你的家，你的家不在了。

爱是公平的，爱知道这点，爱会尽可能以每分钟 40 次的频率征服一切。感情的神经系统庞大而错综复杂，有肠胃的参与，也有心脏的贡献，而这一切都拜压力所赐。但爱不仅仅是一种直觉或粗浅的情感，它也有理智的一面。我们经常会忘记爱深思熟虑的一面。我们在谈论爱时甚至会揶揄那些聪明人，说他们对爱太"有脑子"或者"太会分析"了，仿佛理智是情感的反面。其实不然。思考可以强化爱，也可以让消极进攻型的理性主义者逃避爱。单单一个念头就可以唤醒爱。当哺乳期的母亲不在孩子身边时，只要想象自己在哺乳，她的胸口就会变得温暖，她会开始分泌乳汁。苏珊·洛夫提到自己的一位外科医生同事，说她在一次做手术时想着自己的宝宝，没一会儿乳汁浸透了她的衣服，甚至流到了昏迷中的病人身上。

科特·彼得森指出，我们人类可以用想象来维持依恋的神经状态，而其他动物则需要用它们的眼睛、鼻子和耳朵来办到这一点。他说，我们很难切分亲密关系中的每一个成分。我们有照片为证。我们有朋友，我们会和朋友谈论我们所爱的人。我们行走的街道、就餐的饭馆，都是我们曾和所爱的人一起释放过胆囊收缩素的地方。朋友唱过的歌，你一定还记得。我们有太多的感觉和系统在渴望回应过去，我们拥有太多的回忆。回到往昔之爱的道路被一次次照亮，我们善于分析的脑袋滋养和保护着依恋的回路。人类善于思考和回忆的能力保证了爱的鲜活，若是换成低端的大脑，比如鼠脑，早会把爱抛到九霄云外。尽管永恒的爱是令人捉摸不透的难题，但我们会永远地爱下去，直到死亡。

第十八章

论男性多配偶倾向

重估进化心理学

我们会付出爱，爱的理由有很多种，但我们爱的是什么人，我们为什么会爱他们呢？我们对孩子和父母的爱尽管有局限，但我们理解这背后的遗传学原因。父母与子女之间的矛盾是人生永恒的事实，尽管我们希望不是如此，尽管我们以为自己能靠交流摆脱这一点。矛盾只是其中的一环。孩子希望得到的比父母愿意付出的更多，他们会想方设法得到属于自己的那部分东西，并进一步索求；而父母一般不会只有一个孩子，他们可能还想多生几个，所以他们不愿意对某个孩子投入过多，让自己的资源和精力被耗尽。无论作为现实中的孩子还是内心里的孩子，我们都在心中偷偷想象过拥有一个完美的母亲，一个全身心爱我们的母亲。母亲知道自己做不到，她们无法将全部的爱只给一个孩子。母亲要为自己和其他人保留一些爱，也要考虑到尚未来到人世的卵子。

母亲与子女的矛盾始于出生前，始于胎儿与母亲之间暗中进行的战役：胎儿试图建造一个大胎盘，尽可能地吸收母亲的能量，而母亲的身体会抑制胎盘爆炸式的生长，防止自己的能量储备被急剧耗尽。这种矛盾贯穿于孩子的童年期。婴儿会哭喊，学步时的孩子会闹脾气，小孩会嗲声嗲气地耍赖。然后，孩子们长到青春期，矛盾的本质会发生剧变。子女们想要独立，想要自己的花园；他们甚至可能希望父母早点死掉，把财产留给他们。而父母则希望成年的孩子在自己身边待久一点，好让他们照顾年幼的弟妹，从而巩固父母个人的生育业绩。唉，没完没了。孩子需要爱和呵护才能成才，父母则会心甘情愿地付出。但母慈子孝的场面会突然扭转，回到老样子：进攻。爱和进攻如同连体儿：只要看见其中一个，另一个也必会出现。

　　与我们都熟知的"爱的战争"相比，亲子矛盾显得黯然失色。我们太了解爱的战争，我们甚至给它起了个没劲的名字：性别战争。说到爱的生理机制和进化过程，会引发一些问题，即我们想要从爱中得到什么，在寻找爱时我们到底在寻求什么。无论是自己的孩子还是父母，我们都无从选择，因此对他们的爱中都掺杂有一丝宿命的意味；只有少数另类的人才会满腹怨愤地责备别人选错了父母。至于对配偶的选择以及对配偶的期待，我们至少得自己承担一点责任。对大多数女性而言，配偶意味着一位男性，那么我们希望从配偶身上得到什么，而男性又希望从女性身上得到什么呢？爱情的基础是什么？我们为什么要费劲结婚呢？是因为本能，还是因为习惯？我们是会结婚的那种人吗——这里的"我们"指的是一般意义上的人，再进一步说，女性是会结婚的那种人吗？我们当然能看到身边到处都有结了婚的人。从古至今，在大部分文化中，人们需要某种仪式才能结婚，那是一种公开的宣示：这个男人和这个女人被登记在了部落的史册中。不过，常见的事不一定是与生俱来的本能。我们结婚了不表示我们确实想结婚。婚姻就像文字，是一种有用的工具，于是变得通用起来。不过，大家真的喜欢写字吗？没有人会坚持说写字比说话还要接近天生的行为吧。

我要承认，我不知道婚姻是何时何地产生以及如何产生的。我不知道我们是否天生愿意结婚，不知道婚姻是不是像你妈妈的婚纱——你需要个超级厉害的裁缝才能把她的婚纱改得适合你穿。草原田鼠是适合结婚的，或者说，它们是会成双成对的动物。它们生来便会配对，如同挪亚方舟上的一对动物。鸟类也如此。它们会组成夫妇抚养后代，像人类的核心家庭。非人类的灵长类动物不是适合结婚的类型。黑猩猩，倭黑猩猩，红毛猩猩，猴子——它们几乎都不会配对。它们是一夫多妻制或者一妻多夫制，雄性会与多名雌性交配，雌性会与多名雄性交配。

你觉得自己像草原田鼠、猕猴，还是金丝雀？你生来喜欢配对吗？你自己知道吗？我不知道。我肯定不知道。有时候我认为，婚姻跟其他生活方式差不多，甚至更好，我还认为孩子会把自己生来有父母照顾当作天经地义的事情。有时候，塞缪尔·约翰逊的话听起来像牛顿的《自然哲学的数学原理》。"先生，"约翰逊对一同就餐的帕斯奎尔·保利（Pasquale Paoli）将军说，"一个男人和一个女人在婚姻中共同生活是完全非自然的，他们保持这种联系的动机以及文明社会为了阻止他们分开所施加的限制，根本不足以让他们在一起。"

我不清楚我们想要结婚的愿望有多强烈。我不知道为什么我们要选择身边的伴侣，或者女性和男性分别想从对方身上得到什么。我知道，人类的爱和束缚的深层心理机制仍是个难解的谜题，不过不时会有一点零星的线索让人们认为，哦，是的，我们看到了光明。

爱情和婚姻被认为是女人的玩意。它们表面上是女人的事，人们说女性想要爱情与婚姻。男性会乞求和争夺，会费力，但男性最后会屈服，像被领回马厩的种马那样唉声叹气，而女性，却不需要被说服。女性是掌握缰绳的人！我们是寻求婚姻的性别。

这条性别的分界线已存在多年。威廉·詹姆斯甚至为此写了一曲小调——R.V. 肖特（R. V. Short）在自己的新书《性别差异》（*The Differences Between the Sexes*）中委婉地引用道：

> 一夫多妻，一夫一妻
> 男性是一夫多妻的
> 一夫一妻，一夫多妻
> 女性是一夫一妻的

最近，进化心理学的飞速发展使这种说法有了新的解释和支持者。进化心理学宣称发现了人类本质尤其是性别本质的基本模块。如今，对于人类行为的进化根源感到好奇是完全合理的，试图运用进化学的逻辑来理解人类的冲动和行为是可行的。人类也是动物，我们也无法摆脱自然选择。但主流的进化心理学如同古怪又残暴的独眼巨人，瞪着的单眼前蒙着极度大男子主义的透镜。我使用"大男子主义"而没用"男性"，是因为一些坚定的进化心理学家所宣称的关于男性行为的观点同他们对女性的观点一样狭隘刻板。

进化心理学喜欢认为自己新颖又有趣，实际上它只是拥有几十年历史的社会生物学的子领域。社会生物学的元老之一爱德华·威尔逊将自己的领域描述为"对所有社会行为的生物基础进行的系统性研究"，其实他所谓的"生物"指的是"进化"，因为他对事情的目的——行为背后的机制——兴趣不大，他更感兴趣的是终极原因。长期以来，很多社会生物学家运用理性去研究人类行为，而进化心理学家只是通过使用"心理学"一词就达到了目的。进化心理学家极为成功地宣传了自己的观点，这一点我是承认的。1997 年，电影评论家戴维·登比（David Denby）在《纽约客》上发表文章，谈到进化心理学的流行，说在鸡尾酒会上人们更喜欢利用进化心理学来分析情人的卑劣行为而不再使用弗洛伊德的理论。在我看来，对于人类本质的进化心理学解释得到了不应有的看重，或许因其中很多解释支持了我们古老的偏见，符合我们脑中的杜威十进分类法。我不喜欢总是讨论男女差异，老是争论谁更善于理解三维几何图形，或者想到同样的事物时，男女大脑的不同区域会在磁共振扫描中亮起来的原因。我在开头说过，我写的是女性身体和大脑的幻想曲，而不是追究男女的差异。我不是要向男性解释他们真正想要什么或者他们应该怎么表现。如果一个男的对自己说，他渴望得到办公室里迷人的实习生，同时对日益衰老的妻子在家务方面的疏漏心生不满，这一点可以用达尔文的进化原理解释，我何苦要跟他争辩呢？我想提出的是——我是好声好气地在说——那些传统的进化心理学家对女性的理解大错特错，我们女性值得拥有更好的选择。

我们所讨论的有趣的进化心理学有如下几点基本前提：

1. 男性在性方面更混乱，没有女性保守。

2. 女性比男性对稳定的关系天生更感兴趣。

3. 女性天生会受到有资源、地位高的男性吸引。

4. 男性天生喜欢对方年轻貌美。

5. 人类核心的偏好在很久很久以前，数十万年前，在进化适应环境或者说祖先环境、石器时代便已经定型，从那之后人类没有发生明显的变化，未来也不大可能改变。

概括一下：永远一夫多妻制。老天保佑。

传统进化心理学家不遗余力地推广自己的理论，认为男女之间存在欲望的鸿沟。哪怕数据单薄，他们仍坚称自己的理论得到了证实。他们的数据存在耐人寻味的内部矛盾。他们东挑西拣，这边拿一点，那边取一点，就做好了进化论的大餐。

比方说：在进化心理学的那套基本原则中，有一条说，男性天生比女性更乱交，男性比女性更容易接受随便的、陌生的性机会。他们说，尽管男性无须根据自己的欲望行事，但男性还是无法抗拒自己的欲望。无论怎样，男性都会被原始欲望俘虏，这让女性无法完全理解。我的一位朋友曾向罗伯特·赖特（Robert Wright）提问，想知道他在男女差异方面的见解。罗伯特·赖特是《道德动物》（*The Moral Animal*）的作者，也是进化心理学的主要普及者。听到这个问题，赖特睁大眼睛盯着她，很男人地说："你又不知道是**怎么回事**。"我的女性朋友回答说："你也不知道我们女性是怎么回事。"得克萨斯大学的戴维·巴斯是另一位对自己这门学说深信不疑的进化心理学家，他说，让一个男人不对年轻漂亮的女性想入非非等于叫食肉动物别吃肉。

与此同时，生物行为学家认识到，绝大多数的男性和女性会结婚，并且他们对男女天生的择偶偏好有很多见解。男性会寻找年轻的标志，如光洁的皮肤、丰盈的嘴唇、坚挺的乳房；他们渴望的伴侣要有漫长的生育时间。男性也希望得到处女，那种会对自己忠贞、不会给自己戴绿帽子的女性。性感的小妖精用来周末消遣挺好，但考虑做老婆，男性还是想要贤淑忠贞的。他们喜欢那种初恋女孩。

女性想要的是提供者。她们想要看起来有钱、稳定、充满野心的男性。她们想保证自己和自己的孩子能得到照料。她们想要那种能管事的，或许还能有点凌驾于自己之上的男性，这样的男性无论在基因还是外形上永远是天之骄子。进化心理学家坚持认为，女性对富有男性的本能偏好延续至今，就算是经济独立、事业成功的女性不再需要男性提供物质保证，也还是会这样选择。他们说，过去寻找最有资源的男性是进化使然，而这些特点不会在仅仅一两代的文化变迁中消失。

那么这些男女差异的证据又是什么呢？对于乱交的问题，传统进化心理学家喜欢拿同性恋男女举例子。同性恋群体被认为很能说明问题，因为据说他们会根据自己性别的内在冲动而行动，不需要像异性恋那样为满足异性的想法和需求而改变自己。我们在这样理想的研究对象身上看到了什么？看看男同性恋们的生活吧！他们非常愿意拥有超多性伴侣，乐意在公共澡堂、浴室、中央公园的树丛里做爱。相比之下，女同性恋者的性生活显得安静了很多。她们不去性爱俱乐部。她们会组成伴侣，保持下去，相比正儿八经的性爱，她们更喜欢搂搂抱抱。有一种现象叫"女同性恋床上生活死亡"（lesbian bed death），指的是一些女同性恋伴侣，在一阵初始的激情后，陷入了几乎没有性生活的关系，她们的亲密接触是按月计算的，而不是按天或周。进化心理学家喜欢说这样的笑话——问：女同性恋者第二次约会会带什么来？答：一辆搬家卡车。问：男同性恋者第二次约会会带什么来？答：哪里有什么第二次？

关于男女乱交差异的传统理论说，男同性恋者是真男人，有内涵的男人，不受约束的男人，解放天性的男人，而女同性恋者是真女人，超级女人，活出了所有女性对爱的幻想，不需要性也能忠于感情。但有趣的是，有其他理论解释说，男同性恋者和女同性恋者并不被认为是真正的男性和女性，而正相反：男同性恋者是女性化的男性，处于男女之间的状态，而女同性恋者则是男性化的女性。因此，在自称要找到性倾向根源的脑研究中，据称男同性恋者的下丘脑核团比异性恋男性要小，更接近于女性下丘脑核团的大小，因此他们更喜欢男性。他们的大脑天生没有完全男性化，因此据说他们在数学方面比较差，比同龄的孩子更像女孩。女同性恋者据说有男性化的大脑和技能——更善运动，比异性恋的女性同龄人更喜欢搞机械。一份 1998 年的报告甚至提出女同性恋者的内耳是她们性倾向的源头，发现这里部分"男性化"，研究者表示，这很有可能是胎儿在产前接触雄激素导致的。小时候喜欢玩娃娃和过家家的男孩被认为可能会发展成同性恋者，小时候很像假小子的女孩也被认为变成女同性恋者的可能性高于平均值。因此，男同性恋者在某些情况下是娘娘腔，有时候又是原始阳刚男，而女同性恋者一会儿是躁动的公羊，一会儿又是六根清净的娇弱女子。

在择偶偏好的问题上，进化心理学依赖的是调查，其中大多数调查都由戴维·巴斯负责。他的工作有人称赞，也有人嘲笑，但这些调查都很有野心——戴维·巴斯说，它们覆盖了各个大洲的 37 个国家，采集了不同文化和亚文化的样本。巴斯的调查及其启发的调查一致发现，女性相对更看重配偶的进取心和财务成功。新西兰、中国、法国、孟加拉国——不同国家的人都说了我们这一物种特有的语言。男性想要年轻貌美的妻子，女性想要成熟老练的男性。当男性在考虑一位女性是否值得自己投入宝贵的时间时，又有调查出来解围说，男性喜欢自己的女人优秀——女神们，请暂且按下怒气。妖艳的女子和尖声呼喊的金发啦啦队长的图片摆在眼前时，男性会选择与前者欢度时光，而选后者作为潜在的长期伴侣。调查显示：调查从不说谎。别以为女性的择偶偏好会随着她们经济实力的增长而改变，调查向我们保证它没变。雪城大学的约翰·马歇尔·汤森（John Marshall Townsend）称，对女性医学生的调查表明，她们希望嫁给在经济实力和社会地位方面至少与自己相等的男性，最好能比自己更优秀。这显然是一种永恒的女性需求。无论灰姑娘是做秘书还是做首席执行官，她都想要嫁给石油大亨。

我们来看看深受喜爱的同性恋群体，看看他们在择偶时会选择什么。虽然他们有"不约第二次"的笑话，但其实大量男同性恋者会找固定伴侣，只是他们不一定会固定唯一的对象。男同性恋者和女同性恋者都会找固定伴侣——他们在择偶标准方面与异性恋一样吗？半斤八两。同性恋男性喜欢年轻、有吸引力的男同性恋者，女同性恋者相对不太看重对方的美貌——是的，跟异性恋者差不多。但同性恋男性也跟异性恋男性一样，非常在意配偶的忠贞吗？因为异性恋男性不喜欢被人耍，他们早就进化出了反绿帽模式。不过，这一点在男同性恋者身上没有找到证据。男同性恋者没有表达对伴侣忠贞的需求。他们很幸运，因为他们天生是男性嘛（不是吗？），无法做到忠贞，如果一个同性恋男性对伴侣的要求那么高的话，那他可能永远都要单身了。至于女性根深蒂固的欲望，也就是要求配偶占主导、提供物质、足智多谋，女同性恋者完全没达标。她们不要求自己以及组合后的生活得到物质保障。相反，她们有自己独特的平等主义。亨利·基辛格曾宣称男性的权力有催情作用，但女同性恋者不觉得女性的收入或权力是春药。佩珀·施瓦茨（Pepper Schwartz）和菲利普·布卢姆斯坦（Philip Blumstein）对美国的三种伴侣——异性恋、男同性恋以及女同性恋——进行研究后发现，只有女同性恋夫妻能避免关于钱的争吵，而钱是很多婚姻破裂的典型原因。只有在女同性恋夫妻中，权力的归属才能与两方的收入脱离干系。

如果有调查显示，女性喜欢的男性只能挣到养活自己的工资，这意味着什么？这意味着即使是现在，男性所挣的养活自己的工资也比女性多。男性仍然掌握着大多数可以得到的资源。男性约是世界人口的一半，但他们拥有世界财富的 75% ～ 95%——货币、矿物、木材、黄金、股票、农田。亨特学院的心理学教授弗吉尼亚·瓦利安（Virginia Valian）在她的杰作《为何这么慢？》（*Why So Slow?*）中阐述了美国男性与女性之间无法消除的经济差距。1978 年，《财富》1 000 强企业中有 2 位女性领导；1994 年，仍只有 2 位；1996 年，这个数字蹦到了 4 位。1985 年，《财富》1 000 强企业的高层领导中有 2% 是女性；到 1992 年，这个数字几乎没动多少，为 3%。1990 年一份对 799 家大型公司的收入和补偿金所做的调查显示，在收入最高的职员和主管中，女性不到 0.5%。男性只要争取，就能有所得。在美国，拥有学士学位的男性薪水会增加 2.8 万美元，而女性只会增加 9 000 美元。名校学位会让男性的收入增加 11 500 美元，但会让女性减少 2 400 美元——没错，减少，没人知道原因。同样的差别也发生在海外经历上。有出国经历的男性收入会增加 9 200 美元。而在国外生活过的女性回国后补偿金会减少 7 700 美元。相对男性而言，世界上最成功女性的岗位更为不稳定。在好莱坞，女演员和女导演的事业和要价很容易因偶尔的票房失败而受损，哪怕是像莎朗·斯通和芭芭拉·史翠珊这样的超级明星，而像凯文·科斯特纳和西尔维斯特·史泰龙等男演员连续票房惨败，仍可要求天价薪酬。如果女性仍然担心她们需要男性的钱才能维生，那我们对于天生的偏好就无法做出任何结论。如果女性即使很成功也还觉得自己会老无所依，如果她们总觉得自己的财富很短暂、很容易失去，如果她们仍希望找到一个有可靠收入的男性来做补充，那么我们可以认为这样的女性有智慧有谋略，因为到处都是男女不平等的现象，即使在经济最发达的国家，在最有技能的女性中，也还能发现让人惊讶的新型不平等。

　　聪明的职业女性符合调查结果，会选择与自己社会经济地位等同或地位更高的配偶，还有另一个原因。聪明的职业女性知道男性都有很强的自尊心——这是天生的吗？——如果男性挣的钱比自己的妻子少，他会很受伤，而怨恨是婚姻的毒药，最好尽可能避免。"比配偶更成功的女性威胁到了男性的地位。"犹他大学的伊丽莎白·卡什丹写道。如果女性接受不在意女方有更高成就、以和优秀女性交往为荣的男性，我们或许可以预测，女性将不再在乎配偶收入的问题。莎拉·布莱弗·赫迪写道："当女性的地位和可获得的资源不依赖配偶的地位时，女性很可能会使用不同的评判标准，而不一定要将声望和财富作为主要的择偶依据。"她提到 1996 年唐娜泰拉·罗奇（Donatella Lorch）在《纽约时报》上发表的报道，文章题为《新娘穿白纱，新郎想回家》（"Bride Wore White, Groom Hopes for Parole"）。这篇报道介绍了嫁给男性犯人的各个行业的女性——有银行家、法官、教师、记者。这些男性的优势不是他们的收入，毕竟偷偷做假车牌挣不了几个钱。令人难以抗拒的是这些男性感恩的心态。他们都为聪明而自由的妻子爱自己而感到开心，于是他们把一切心思、注意力和精力都放在了妻子身上。这些女性也为自己丈夫的忠诚而高兴，刑期越长的犯人就越有吸引力。"虽然很奇怪，"赫迪写道，"但这篇性别视角转换的短文严肃地说明，在生育制度中，如果男性的利益不是最重要的，如果制定规则的不是男性，那么其实我们并不了解女性会做出怎样的选择。"

女性喜欢年纪大的男性吗？女性觉得男性的白头发和皱纹很有吸引力吗——跟满头的秀发和健康天然的肤色一样吸引人吗？进化心理学家认为是的。他们认为，女性会在男性身上寻找成熟的标志，因为成熟的男性很有可能相对富有和老练。当然，这个论点扩展得有点远。德斯蒙德·莫里斯说，人们不觉得秃头很吸引人。他说，人们可能会预测，因为秃头与年纪大有关，而男性地位一般会随着年纪而提升，无论是在正午阳光下的大草原上闪耀的秃头，还是在办公室的荧光灯下泛白的秃头，都吸引着那些在寻找天之骄子的女性。不过他也承认，没有证据表明秃头是进化而来的，也没人能证明女性爱慕稀疏的发际线。不管怎样，性感老男人的传奇还在继续，尤其流传于老男人中。好莱坞的老年男性大亨一直在银幕上演些老男人，他们像发情期的大象一样风流快活，他们与演对手戏的女演员年龄差越来越大，让女性观众毫无幻想的空间。杰克·尼科尔森，克林特·伊斯特伍德，罗伯特·德尼罗，阿尔·帕西诺，伍迪·艾伦：无论他们的脸变得多么像巴吉度猎犬，无论他们的脸有多下垂，这些男性还是被塑造成性感、英俊、潇洒、人见人爱的形象，让比他们小 25 岁、30 岁的女性仰慕，而这些女性呢，一过 30 岁就被认作"年纪大了"。

女性会觉得老男人天然有吸引力吗？还是因为男性的地位高使然？或者因为男性其他一些不那么值得称赞的品质——比如，老男人有魅力，不是因为他有权力，而是因为成熟的男人失去了一些能力，变得没那么有市场和讨人喜欢，有可能变得更感恩、和善，更可能让女性觉得他们的关系中会存在权力的平衡？这种计算简单粗暴：他是男性，我是女性——有优势的是男性；他老，我年轻——有优势的是女性。同样的道理，女性可能不会很看重男性的外貌，因为她们更重视别的：自由呼吸的空间。在年轻帅哥的环境里，谁还能自由呼吸呢？因为把年轻帅哥的自我比作水蒸气的话，可以填满整个生物圈二号[*]。恐怕这一点连年轻美女也做不到。

最后，老男人可以得到年轻女人的原因并不重要。只要有想法，他们会吃点药。如果需要壮阳药，他们会毫不犹豫地请求泌尿科医生的指示。女性会对中年人资源的差距感到受骗和恼火。要坚持其他可能的解释，也要质疑这种差异的不变性和自洽逻辑，这种差异在人类基因组中的根源，而不是这种差异在基因组可以自我表达的生态环境中的根源。进化心理学家坚信男女性欲程度天生不一致。他们承认，很多雌性灵长类动物比我们预想的还要频繁地到处鬼混——频次远远高出繁殖的需要。不过，人们仍然坚持相信女性是腼腆的。这种想法被冠以美誉，也承认它不是对女性繁殖策略的完美描述，但，只要这种规范得到了遵循，保守的观念就一次次得到重申。

"在（猿类）物种的多种社会结构中，基本的主题……非常突出，至少从最小的方面就能体现：雄性非常渴望性，会努力追求性机会；雌性则没有这么努力，"罗伯特·赖特在《道德动物》中说，"这不是说雌性不喜欢性。它们很喜欢，也可能会主动。有趣的是，与人类关系最近的雌性猿类——黑猩猩和倭黑猩猩——似乎尤其会拥有狂野的性生活，拥有很多性伴侣。但，雌性猿类不会做雄性猿类的那套：到处试探，冒着生命的危险寻找性机会，多

---

* 生物圈二号（Biosphere II），美国亚利桑那州的人造封闭生态试验场，用以探索如何打造可供人类生存的人工生态圈。与之相对的生物圈一号是地球。——编者注

多益善；它们有自己特有的办法。"只是，雄性猿类通常不会"到处"寻找性伴侣，而是就在自己生活的族群里寻找，这点跟雌性一样。也可以说，雌性猿类为了追求多个性伴侣会承受更大的风险。如果一只统治地位的雄性猿类发现一只从属地位的雌性在繁殖期与其他年轻的雄性鬼混，它会朝雌性嘶叫，奔过去，可能会狠狠揍雌性一顿，夺回繁殖机会。我们不知道为什么雌性猿类要冒险去风流快活，但它们确实如此，并且雌黑猩猩寻找性机会"不如雄性努力"的说法并没有得到数据支持。

　　进化心理学家的说法翻来覆去，让人想控诉。一方面，我们听说女性的性欲比男性低；另一方面，我们又听说，女性不是圣母就是荡妇，只有两种典型。每种文化中的男女都倾向用贞洁和淫荡来评判女性。忠贞的女性被予以尊敬。淫荡的女性被置于底层，比山羊的社会地位还要低一两个层级。女性要想鬼混，必须冒险以自己的名誉、前途和生命可能受到惩罚为代价。"有谁能说出哪个文化不认为性欲泛滥的女性比淫荡的男性更反常的？"赖特反问道。女性被说成性欲低于男性，但如果她们表现出相反的一面——违背"天性"，解放性欲——会普遍受到惩罚。"慕女狂"的名号永远不会被加在男性的身上。女性被认为性欲比男性低，但还没有足够低。是的，女性不贞的欲念尚有残存，所有的文化都与其对抗，严格地把她们分成贞女和荡妇，对于失足女性充满恶意。残存的女性不贞可以作为锁阴术、深闺制度和幽禁的正当理由。男性天生性欲更强，但所有的法律、制度、惩罚手段、羞辱、指责、神秘性和反神秘性都带着人类满满的愤怒指向不成气候的女性性欲。如果女性想满足自己的欲望，得到身体的自由，会被视为"非自然"，那么我们又如何知道什么是"自然"的呢？

"将女性对性偏好的多样性相对缺乏兴趣单一地归因于女性天生的生理特质似乎是不成熟的，因为有大量证据显示女性一直在因为滥交和通奸而受到家暴，"芭芭拉·斯穆茨写道，"如果女性的性欲相对男性较低，那么，为什么全世界的男性要极力控制和压抑她们呢？"

确实，为什么呢？我们必须不停追问为什么，追问为什么专家提供的答案听起来如此无力、偏颇，像在自我开脱。想想麻省理工学院的认知心理学家斯蒂芬·平克在《纽约客》上解释克林顿总统通奸行为的一个进化论理由。"大多数人类的欲望都有远古的达尔文主义的根本原因，"平克写道，"一位与五十名女性睡觉的史前男性可能会有五十个孩子，于是更可能有后代继承自己的品味。与五十名男性睡觉的女性生的孩子不会比与一名男性睡觉的女性生得多。因此，男性会在性伴侣身上追求数量；而女性追求的是质量。"他说，难道这种现象不是从古至今普遍存在的吗？"在我们的社会，大部分年轻男性告诉研究者，他们期待在未来两年里有八位性伴侣；而大多数女性说，她们只想要一位。在几所大学校园里，研究者雇了有魅力的助手去接近异性学生，出其不意地向他们发出邀请。接受邀请的比例有多少？在女性学生中，比例是 0%；在男性学生中，比例是 75%。（剩下 25% 中很多人表示改天再约。）"

让我们来聊一聊这些问题，先说上面这事。女性不愿意接受校园偶遇。真没想到。女性不愿意带一个看上去有进攻性的陌生男性回自己的寝室或公寓快活一下。会不会她们害怕自己的生命安全，而不是对英俊男性可能提供的快乐没兴趣？如果女性中没人对此产生合理的恐惧，那么至少有一两位"荡妇"会答应邀请。此外，我想知道，同意邀约的男性中有多少会进展到最终的亲密举动，如果眼前这位热烈大胆的女士表现得更为激烈，他们会不会感到一点紧张，会不会开始想自己是不是在私下给《致命诱惑》试镜？换句话说，这些男性是动真格的，还是在装模作样？男性真的喜欢跟主动的女人性交吗？如果他们表现不佳，如果他们阳痿或早泄，如果那些主动的女性表达了自己的失望或厌恶，而没有宽慰地说，没关系，她们不介意，大多数人都有过这种情况，那他们会怎么办？他们会迫不及待地马上与下一位陌生人同床共枕，还是会感到羞耻？女性非常了解，这种事对他们来说很有威慑力。

男性说两年要八个性伴侣。女性说只要一个。如果有下列前提，男性还会觉得有很多性伴侣令人向往吗：无论他们多么喜欢某位女性，对她多么满意，想要再次和她睡觉，他们都没有决策权，他们未来的接触都要取决于女方的心情；每次随意的性行为都会削弱他的地位，让他在其他女性的眼里越来越没吸引力；社会不会无视他的放荡，会嘲笑他，觉得他可怜、脏、无足轻重。在男性像女性一样受到严苛的标准限制和审查的威胁前，在他们从随意性关系开始时便处于劣势前，我们很难自我安慰说，唉，很自然，男性就是喜欢跟很多人做爱，女性不一样。

想象一下平克说的与五十位女性睡觉的洞穴人。长期随意投标的生殖策略到底好在哪？一位女性每个月只有五六天有生育可能，她的排卵是看不见的，男性不知道她什么时候排卵。他去找她的时候，她可能处在妊娠初期；她也可能尚在哺乳期，还没排卵。另外，即使我们假设的风流男子正好撞上女性的排卵日，他的精子也有约 65% 的可能不会使卵子受孕；人类的生殖机制很复杂，大多数卵子和精子都达不到成功结合的要求。即使受孕成功，受精卵也有 30% 的可能在妊娠期流产。总之，每一次短暂的性交生出孩子的可能性都极小。特别是，如果我们认为女性没有做避孕措施——这是对男性观念的让步，因为有考古证据表明，基本的节育方式相当古老——受孕率最多为1%或2%。（莎拉·布莱弗·赫迪说："一只黑猩猩可能要性交130次才能有一次成功受孕，并且这130次都得是在排卵期才行。"）因为男性总在打游击，所以他们无法阻止自己的一夜情对象与其他男性交配。可怜的家伙。他们不得不与众多女性交配才能让自己的生殖策略成功。这些女性又从哪里来呢？当然，如今有州际公路和单身酒吧，世界上有60亿人，其中一半都有卵子。但那些据说有力地塑造了我们心理机制的"祖先环境"的人口密度很低，而长途旅行也充满危险且十分艰难。

就像很多理论家强调的，除了放荡，还有其他选择。比如，如果男性多花点时间与女性相处，而不是一味追求床第之欢，如果他们像动物行为学家说的，必须捍卫交配权，那么从生殖的角度说，他们会比纯粹的色狼成功一点，因为他们在女性易孕期间性交的概率会增加，他们也会独占女性的性资源，让其他的男性敬而远之。一对男女平均要花4个月，或90天到120天的频繁性交，才能怀孕。这个数字近似于风流男子得到一个后代所需要交配的性伴侣数量。所以，这两种策略所得到的结果差不多。跟很多女性睡觉——数量法，或者每次跟一位女性睡几个月，疯狂爱上她——质量法。别去管罗密欧会不会对未来的孩子负责。他们可能只是千方百计想让排卵状态不明的女性怀孕，做她们唯一的受精对象，而其实所有的因素都受染色体的制约，孕育人类这件事并不比仓鼠或山羊的生育有保障。

两种策略的问题在于，为了达到最大效率，需要相当矛盾的情感模式。数量法要求情感的超脱。质量法要求人有快速恋爱的能力，要为爱煎熬，要日复一日、月复一月地将对象笼络在身边。现在，这两种繁殖策略可能在男性中各有分布，因此有些男性天生风流，永远不会留恋，而有些男性生来长情而浪漫；但他们也可能徘徊于这两者之间，内心在停留与离开的选择中挣扎，对感情漫不经心，他们的需要和渴望矛盾、多变、不值得信任又很有吸引力，让人很难理解。很可能，用达尔文主义的理论解释，男性随便的性行为其实并不太像表面看上去那样随便。

男性会被女性冲昏头脑吗，哪怕是他们不想娶的女性？当然。经常找妓女的男性会去找同一个妓女。男性无法抵抗爱情的原因是质量法策略吗？或许是，也或许不是。我严肃地反对有人动动嘴皮子说，男性热爱不负责的性而女性相反的原因显而易见。我不懂为什么有人可以不假思索地解释说人类性行为刻在大家共同的意识中，以至于没人再质疑这种典型的存在，不再做出其他解释，不再敢提出可能存在的变化，也不再敢提出爱与欲并不是男女的性格特质。

尚有很多问题需要解答。女性究竟为什么要掩盖排卵情况？为什么她们不像猕猴那样，易孕期屁股变成红色不好吗？一种标准的解释是，通过隐藏自己的排卵状态，女性会吸引男性作为长期投资者，引诱对方长期留下来；像我前面说的，男性也会觉得必须留下来，希望最终能击中目标，成功搞定一颗卵子。但如果女性需要男性继续投资，她们只需要将自己目前的生育潜力隐藏起来，我们会惊讶地发现人类的**怀孕**状态极为明显，比所有其他灵长类动物更明显，而灵长类动物的怀孕状态已经非常醒目了，因为它们的腹部会脱毛。即使男性留下几个月，直到使女性受孕，女性的孕态也会提示男性，是时候离开了，这意味着女性在最需要男性的时候会失去帮助。男性似乎非常在意女性的腰围。几项跨文化研究显示，男性偏好腰围比臀围小至少 30% 的女性。真正重要的是腰臀比，而不是绝对的体型大小。如果一位女性的臀部宽得像河马，但腰围比臀部小 30%，那么她仍可以算作好看。细腰是女性独有的特点。男性的腰围和臀围很接近。有些雌性灵长类动物也一样，这也可以解释为什么它们怀孕时不太看得出来。对于女性来说，破坏迷人腰臀比的最大杀手不是变胖，因为很多女性的脂肪是聚集在臀部和大腿上，而不是肚子上；最大的问题是怀孕。如果为了吸引男性持续的关注，女性用夸张的视觉信号提醒男性：他的工作完成了，他让她怀孕了，可以去找其他细腰的女性了；那么把排卵状态弄得扑朔迷离又是何苦呢？

或许女性的身体本来不是要吸引配偶的长期投资。很多理论学家提出，神秘莫测的排卵状态会让女性掌握一定的交配权，相比女性暴露自己的排卵情况，隐藏排卵会让男性更难操控女性的生殖资源。试图独占其生殖资源的男性必须花数周或数月的时间守卫女性，而不是只要几天的工夫，而再谨慎的男性也偶尔会疏忽，让女性得以自由活动，让其他男性得逞。女性可以与附近的几位男性随意交配，从而让孩子父亲的身份含糊不清，减少了杀婴的概率，或者提高了男性对育儿的总投入。

谁知道隐性排卵的原因，或者人类性行为的其他显著特征？我不知道——进化心理学家们也不知道。他们只是说得像那么回事，与他们争辩如同跟肉食动物抢它们嘴边的肉。男性想要更多性伴侣，女性想要更多爱。我们认为这些是无须证明的事实。但如果你仔细分析，会发现它们并非无须证明。如果男性天生容易抛弃女性，那么女性为什么要爱上他，将自己的未来绑在一个男性身上，而不去追求其他的幸福呢？答案是，女性不会这样做。她们很可能更是天生的机会主义者，这也是大多数高度社会型智慧生物的本性。换言之，是人性。

如果今天的男性比女性对各种性刺激更感兴趣，如果男性是色情业和娼妓行业的主要消费者，如果调查中的男性说他们愿意跟站街女玩，来者不拒，那我们女生只能说，这是男人的世界，充满了给男性定制的乐趣；偶尔女性的性趣被挑逗起来，女性会爆发如饥似渴的欢呼。"为什么女性不会被男性的照片激发得想自慰？"罗伯特·赖特问。其实她们会。比如，劳尔·胡里亚（Raul Julia）——愿他不会安息——是 20 世纪 70 年代中期纽约女性的性感男神之一。到处张贴着他的面孔，画面中的他有着深深的双眼皮，性感的黑色眼睛，丰满的嘴唇。这是宣传百老汇音乐剧《三分钱歌剧》的海报，剧中他扮演的是"刀子麦基"。当时我才十来岁，我记得自己经常驻足于他的海报前凝视，身体中充满渴望。我记得我向朋友谈起这张海报，我猜当时人人都在聊这个，因为有一份报纸登了一篇报道，标题是《为什么纽约的每个女人都想跟劳尔·胡里亚有一腿》（"Why Every Woman in New York Wants to Fuck Raul Julia"）。最近，演员吉米·斯密茨（Jimmy Smits）也扮演了类似的性感奶狗角色，《纽约重案组》（NYPD Blue）的制片人一定也意识到了这点，因为他们让斯密茨裸臀出镜了好几集。

嗐，都是机会主义。比尔·克林顿有婚外情，希拉里·克林顿没有（或者说新闻是这么讲的）。有意思的是，比尔看起来并不像总是在争取性机会；性机会总是能找上他。（他倒像个雌黑猩猩了！）帅气年轻的实习生会扑向第一夫人吗？他们没有被她的权力撩拨，而是被吓到了吧？前国会女议员帕特里夏·施罗德（Patricia Schroeder）悲哀地发现，掌握权力的中年女性并不能唤起男性的欲望。我们不能否认，按照常理，年轻时都会比年老时要美丽一些，如果年纪大的男性能吸引年轻女性，那么我们能理解他抵抗不了诱惑的原因。但如果年纪大的女性做不到，那么这与她天生的欲望和诱惑无关。假设我们性欲的变化是为了让我们最大化地适应当下——对于女性来说，在生殖力高峰的那些年，16 岁到 28 岁之间——那么这种性欲的基本机制可能成为我们成年后人生的福音或负担。换句话说，即使 45 岁女性比 22 岁女性的生殖力降低了很多，但年长女性还是会在隐秘的灵魂深处觉得自己是一个贪婪的年轻女人。年长女性中神经变性疾病和中风最常见的症状之一是性压抑的释放。女性不再"自重"，她们变成了下流的老女人。琳恩·约翰斯顿（Lynn Johnston）在她的漫画《无论好坏》（*For Better or for Worse*）中表现了年长女性不常见的好色，她刻画了一位健康每况愈下的年长女士，两名年轻高大的救护人员将她从床上抬起来。"我的天，你们两个小伙子真壮啊——也很帅！"这名女士笑着说道。她中年的女儿则惊呼："妈！"下一幅画里，年长女士的想法显示在旁白位置："我一直想要调戏年轻帅哥——现在我终于可以随心所欲了。"因为重病而解脱的这个角色很快去世了。

我们不必坚持男女完全一样，也不必为了反对女性害羞、男性热情这种老派说法而坚持说人类是元进化生物，脱胎于自然，受制于文化。人类中总会存在有趣的矛盾，这些矛盾产生的结果也很有趣，比进化心理学发现的还要有趣。佐治亚大学的帕特里夏·高瓦蒂认为男女之间的矛盾不可避免且非常普遍。她称之为性别辩证法。"人类交配系统的特点是从头到尾的矛盾。"她说。卡尔·马克思说，工人和老板永远在争夺对生产资料的控制权。性别辩证法的观点是，男女会为了生殖资源的控制权而争斗。生殖资源是女性的身体，因为男性不能单性繁殖。女性严格控制着自己的生殖资源，选择与谁交配、不与谁交配——行使自己的女性权力。她们如果做出错误的交配选择，会比做出聪明选择得到更少的合格后代。男性也要非常严格地保证自己被选中，或者，除此之外，改变女性的选择，迫使她跟自己交配。"一旦这种基本的对立出现，就会开始不断拉扯，"高瓦蒂说，"这样的驱动力不会导致统一的结果，即漫画式的羞涩女人和热情男人。其实也会有一些羞羞答答、不大情愿的男性和热情似火的女性，还有介于两者之间的多种情况。"

"所有策略和反策略会实时地发展下去，于是我们会得到与学习和经验相关的回应，而不是编码遗传模块的结果，"高瓦蒂说，"一种性别必须解决的生态问题是由另一种性别制造的。没有什么是固定不变的。在理解人类交配系统的动态压力和辩证压力前，我们是无法理解人类行为的本质的，我们仍会不断重复那些极为无聊的模式。"

"我认为女性的选择必须要有一些生存能力方面的好处，就是说，女性会选择与这样的男性交配，她相信（不管是否有意）这个人能给自己和自己的后代带来优势。如果是这种情况，那么女性的选择是依据**她自己**看重的因素而定的。比如，有些理论家在讨论男性选择的'好基因'模式，认为女性寻找的男性要能展现优越基因型。'好基因'模式会导向过于简化的概念，认为存在'最好的男性'，女性如果有机会的话，都会选择跟这种高配版的男性交配。但在实际可行的模式中，女性也会让自己的基因参与进来，结果是

　　　　　　　　　　　　　女性之书

各花入各眼，没有统一的标准。"

高瓦蒂说，比如，可能男性与女性的免疫系统不能互补。有证据表明，寻找免疫多样性会隐性地影响择偶，这或许可以解释为什么我们在乎对象的气味；免疫分子会挥发到汗液、毛发和皮肤的油脂中。每个人都是一套化学体系，每个人都是各种试剂混合的独特配方。"让我觉得满意的不一定会让别人满意，"高瓦蒂说，"没有十全十美的男性。我们不是生来要寻找最优秀的男性，也不是因为找不到更好的才愿意跟小男人或者不太有进攻性的男性交配。有些女性可能会觉得小男人挺不错。他们可能是很棒的情人。女性选择他们可能是因为一些很难说清的化学因素。但广为宣传的说法给我们展示了理想男女的形象，这有隐藏的风险。它会自我强化。不符合这种模式的人会想：'我很奇怪，我必须改变自己的行为。'"

进化心理学的这种表面上的"发现"会被用作宣传，这一点颇让人觉得不安。进化心理学家有时也会提供建议。罗伯特·赖特被说服相信，将女性分为圣母和妓女的二分法"根植于男性思想中"。并非只是赖特本人，或者想法类似的男性，而是**所有的**男性都有这样的二分法。于是，赖特大大方方地建议想要结婚的女性遵照旧传统，拒绝追求者的诱惑，如果轻易地接受对方，就可能会让本可得到的"爱情的萌芽被扼杀在摇篮里"。赖特说，男性会有意或无意地考验女性。他们想把女性骗上床，若女性轻易答应，这种女性就是荡妇，不值得相信。"想要结婚生子的女性都知道埃玛·韦奇伍德找夫婿的办法，"赖特写道，他指的是达尔文的妻子，"这是个非常极端的办法：如果你想要男人对你忠心，直到他娶你——如果你想保证你们**能**举办婚礼——在度蜜月前绝对不要跟你的男人睡觉。"但哪里有证据可以证明，"轻易屈服"的女性不会结婚，而婚前贞洁的女性一定会结婚呢？连赖特也承认没有这类证据。但他坚持说延迟满足是个很好的办法。"有些女性发现保持庄重可能很有道理。"但"保持庄重"要到什么时候？怎样才能不让男性觉得自己有戴绿帽子的风险？要等到第三次约会？还是第三个月？一年？天哪。似乎所有男性都会留意女性的作风，只是程度不同。千禧一代的女生会怎么做？或许她们应该直接问问男方：先生，您到底觉得多久合适？

实际上，为了向男性证明自己忠贞而走向庄重的女性可能会发现自己的水晶鞋散发着臭气。严格保持矜持的女性不仅要把腿牢牢并拢，还要遵守其他的行为规范——例如，不要表现得过于聪明。聪明的女性总是被教导要隐藏自己的聪明，因为男性不会觉得聪明、能言善辩的女性有吸引力。男性对于女性智商的恐惧会不会与他们天生对女性忠诚度的考量有关，反映了他们担心自己一不留心就会被戴绿帽子的心态？我没有数据支持这种猜想。但这么猜有点道理，是不是？如果你建议女性品行端正，哪怕她并不觉得自己有多道德，你干吗不干脆建议她们温驯听话？女士们，如果你想当太太，就别去读博士了。

我还要指出，根据传统进化心理学家所坚信的理论，听男人说如何抓住男人心纯属浪费时间，因为赖特自己都说，男人天生比其他物种的雄性"狡诈"，他们会不断向女人撒谎，而且很善于自欺欺人。当一个男人对女人说，她们应该乖乖的才能赢得男人的心，她们不应该相信一边向她们赌咒宣誓第二天清早还爱她，一边试图扯掉她们衣服的男人——女人为何要相信这种男人呢？

如高瓦蒂所说，生物学界尚未提出能够解释女性策略的理论模型。"行为生态学的一个难题是让人们不再认为，雌性动物都是一个模子刻出来的，都有一样的需求，"她说，"我们可以讨论蓝鸲在代谢率、觅食技术或者当地的昆虫数量方面的差异。而对人类来说，差异可能体现在记住食物地点的能力上。进化心理学家想要讨论的是进化适应环境的问题。我们没有时间机器，因此祖先环境是个谜。如果我们观察现代人类的表型，可以确定的是，多样性是受欢迎的。我们不全是处女，我们也不都是荡妇。"

尽管每位女性的策略和方法不同，但我们都要解决的基本生态问题非常明确：我们要为生存和繁殖谋求资源。如高瓦蒂所说："我们骨子里仍是采食者，只不过如今我们是在连锁超市而不是在灌木丛里采食。我们仍关心对交配权的控制。社会极大地限制了我们的选择。如果我们无法同工同酬，那么女性在超市的购买力便会受到影响，从而影响到我们对配偶的选择。女性主义主要探讨的就是男女平等问题和生育问题。过去30年我们一直在讨论的就是这些事。"

这些问题是女性主义的核心，是地球上一切有毛没毛的雌性都关心的问题。谁说女性主义和进化生物学一定要互相吐唾沫？传统进化心理学家认为女性主义目光短浅，不会成功，认为女性主义否认了人类远古的欲望以及男女在机遇和限制方面的基本差异。如果说进化心理学家对于男女的描述听起来很刻板，那是因为他们的确很刻板，而且确有原因。在对人性的达尔文式理解中，刻板印象并不是应该提防的智力陷阱，而是机遇！刻板印象不过是一种普遍事实的表现，意味着它可以作为适应进化的标杆，表明有此特征的人可能具有优势，不然呢？所有这些都值得进一步探索，值得用一份调查问卷询问几百名大学生，看看他们是否相信刻板印象符合事实。

但很多科学家和学者谴责对新达尔文主义的单一理解，说这种观点像盗窃女生内裤的男性一般践踏了公众意见，缺乏证据却不以为意，对不符合其准则的众多例外情况视若无睹。很多进化生物学家知道自己对人性的理解远远不够，简直算小儿科。很多女性灵长类动物学家多年观察雌性灵长类动物的方式……好比刻板的男同性恋者接受女性固定的娇羞形象，而其实女性的这种形象最近已经发生了转变。鸟类学家观察到，以家族为单位生活的鸟类让他们联想到人类家庭，父亲为家投入资源，祖父母、堂亲、叔伯围绕在周围；他们观察到雌鸟拒绝表现得温顺快乐，他们呼吁用更好的模型来解释鸟类扑扇在他们面前的非凡多样性。

　　多样性和适应性是进化心理学迅速传播的过程中所忽略的关键主题。"丰富的多样性根植于生物界，"芭芭拉·斯穆茨对我说，"适应性本身就属于适应进化的表现。"女性有多样性，男性也一样。斯穆茨研究了东非狒狒，看到雄狒狒采用了各种求偶策略。"有些雄狒狒的主要策略是压制其他雄性，利用打斗能力去获得更多雌性资源。"她说，"也有一种雄狒狒会避免竞争，会与雌性和后代培养长期的关系，这些雄狒狒亲和友好。第三类雄狒狒把重心放在性关系上，它们爱鬼混。它们在雌性怀孕或哺乳期不会陪在一旁，但雌性处在发情期时，知道如何与雌性交往，减少雌性受其他雄性引诱的机会。雄性使用的策略与其地位和年龄无关。地位高的雄性可能会很亲和，地位低的雄性也可能会使用打斗策略。求偶策略的不同似乎主要取决于天性，来自个性和生理特征天生的差异。据我们所知，没有一种生殖策略优于其他策略。"

　　男性的复杂性至少不亚于狒狒。男性的天性各异，每个人的生活境遇不同，其生殖策略一定也不一样。"有些男性拥有资源，因此可能会倾向乱交，"斯穆茨说，"有些男性愿意共同育儿。对于生殖的适合度来说，没有哪种策略一定比其他策略更好。"

"帮女性育儿的男性不一定在突然尝试乱交策略时能获益。"出轨的成本更高，他们鬼混而多生一个孩子的概率也很小。不忠不仅会干扰自己履行父亲的职责，为已有的后代带来更糟的结果，妻子的忠诚也会因此而动摇，可能会出去拈花惹草。

男性试图用双重标准来规避问题，于是男性出轨变得可以接受，而妻子出轨则是不正当的。这样的双重标准是男性希望坐拥一切的终极手段，他们既想拥有名正言顺、得到保障的家庭，又想玩让人心跳加速的赌博。进化心理学家认为，只要男性持续供养家庭，女性就愿意接受双重标准。他们称有调查表明，男性和女性对于亲密关系受到威胁的感受不同：他们说，男性想到配偶的不忠会震怒，而女性对于配偶的身体出轨不会过于不安，但对丈夫的精神出轨会更为痛苦。进化心理学家对这种差异的解释是，男性若是不知不觉抚养了其他男性的后代，其生殖成功会大打折扣，而对女性而言，如果丈夫另寻新欢，自己的生殖成功便受到了威胁。因此，进化心理学的理论是，男性嫉恨女性身体出轨，女性害怕男性精神出轨，这些都属于进化适应。但从我自身的经历看，我不认为女性"知道"丈夫无害的出轨和对婚姻有实质威胁的区别，对于身体出轨的丈夫，她们也不知道是否要相信他们的感情是忠诚的，是否要依靠他们继续支付孩子的学费。我能想象由于没有选择，女性会忍受丈夫的恶劣行径，因为她太穷，无法离开腐烂的婚姻自食其力。

在妥协和局限的层层包围下，我们也无从得知自己真正想要什么。我们再来看看东非狒狒。雌狒狒进入发情期后会开始疯狂乱交。"我真的看到它们一个接一个地找雄狒狒，"斯穆茨说，"它们一小时内会与 10 只不同的雄狒狒交配。"但随着雌狒狒的真实排卵日临近，它们身边的雄狒狒会越来越无法容忍雌狒狒的乱交，会开始限制雌性的活动。"你会看到它们发情期高峰时出现剧烈的变化，从疯狂的乱交变成一只雌狒狒仅跟一只雄狒狒在一起。"斯穆茨说。雌狒狒跟随的雄狒狒可能是粗犷的打斗型选手，也可能是服从者或和事佬；关键是，得到了雌性的雄狒狒会通过比雌性更大的体形和锋利的犬齿确立自己的地位。斯穆茨的学生丽贝卡·道翰（Rebecca Dowhan）想知道在发情期高峰，如果雌狒狒不受单个雄性限制会如何行动。她在一群圈养狒狒中选择了一只已经与单一雄狒狒建立配偶关系的雌狒狒，将这对狒狒与另外两只它们熟悉的雄狒狒放在同一片区域。雄狒狒被关在各自的笼子里，雌狒狒可以与每一只互动，而雄狒狒无法限制雌狒狒的活动。对于这种史无前例的自由，自然界的雌狒狒从未享受过的性自主，它会如何反应呢？它又恢复了撩人的风姿，先与一只雄狒狒示好，然后立马跳到另一只雄狒狒身边让它帮自己理毛。它没有表现出对配偶的偏爱——那只选择了**自己**的雄狒狒。雌狒狒渴望的似乎是与多只雄狒狒交好。

我们不知道雌狒狒乱交的原因以及它费这番劲能获得什么。但我们能确定，它一定有所收获，因为如果没受管束，它会为所欲为。大多数雌性动物都是乱交的。它们会不遗余力地乱交，并避免受到控制狂配偶的限制。科学家常对雌性动物的性欲表示不解，他们不能为所有的性能量找到合理的达尔文式解释。雄性动物的精液生来是充足的；为什么雌性要贪婪地花费时间，将自己暴露在天敌和疾病面前，收集多余份额的精子呢？但科学家不时会发现一些无法反驳的量化证据表明乱交的好处。例如，一份对高地草原犬鼠长达 7 年的研究表明，在一段繁殖季与不少于 3 只雄性交配的雌草原犬鼠拥有 100% 的受孕率，平均生产 4.5 只幼崽，而只与一只雄性交配的雌性受孕率为 92%，平均生 3.5 只幼崽。我们不能确定为什么额外的交配会产生更多幼崽，但事实如此，因此雌草原犬鼠会全力以赴地抵抗雄性的控制。

人类虽然不会一窝一窝地生崽，但女性也会出轨，而且有时出轨有显而易见的好处。传统进化心理学家认为，男性哪怕对自己的父亲身份有一丁点儿怀疑，就不会对婴儿有所付出。但这个前提是否永远成立，即使在人类小规模群居、尚未开始担心财产权和子嗣身份的时候也一向如此吗？证据并非如此。在南美低地的很多传统社会中，人们信奉的是"可分父权"（partible paternity）——孩子可以拥有不止一位亲生父亲。他们认为孩子像一床精液织成的被子，不同男性的多次精液产生的后代比一位男性的后代更优秀和健壮。在这种文化中，已婚女性往往会在怀孕时与一位甚至三位情人交往，所有的情人都被认为是孩子的父亲，每个人都要付相应的责任，至少要时不时捕点鱼带回来。例如，在巴拉圭东部的阿切人中，大部分女性都依靠配偶为自己的后代提供保护和肉类。人类学家金·希尔和希拉德·卡普兰（Hillard Kaplan）采访了 17 位阿切妇女，发现她们有 66 个孩子，每个孩子平均有 2.1 个父亲。阿切人甚至承认三种不同的父亲身份：一种是娶了一位女性并生育了孩子的男性，一种是女性在怀孕前或怀孕中有婚外关系的男性，还有一种是女性认为真正让自己受精的男性。

委内瑞拉和哥伦比亚的巴里人以采集为生，也会些简单的园艺，他们会种植木薯，饮食中淀粉较多，他们会补充鱼类和野味来调剂。巴里人也有类似的婚姻制度。三分之二以上的巴里女性在怀孕时会发生婚外性行为，她们的孩子也因此获益良多。她们做得光明正大。当女性生产时，她会告诉助产士自己的情人有哪几个，之后助产士会出去向每个男士宣布，"恭喜你，孩子生了"。男性被指望在困难时期共同抚养后代，他们通常确实会这样做。有两位以上父亲的巴里儿童有 80% 的概率能活到 15 岁以上，而只有一位父亲的儿童存活率只有 64%。

巴里人中的丈夫能得到什么好处？一方面，他们自己也有情人，通常也是些已婚的女性。另一方面，他们自己的妻子除非已经怀孕，否则不会乱交，因此丈夫通常是妻子所生的大部分孩子的亲生父亲。

"我们可以对可分父权的起源提出猜想，"宾夕法尼亚州立大学研究巴里人的人类学家斯蒂芬·贝克尔曼（Stephen Beckerman）说，"可能女性掌握着源头，这样的制度主要利于女性，男性别无选择。但事实是，男性似乎并不介意。他们不反对，他们没有特别嫉妒。因此你可以猜测，可分父权对于男性来说有点像人寿保险，是一系列突破困境的赌博。男性允许其他男人与自己的妻子发生性行为，如果他死了，其他男性有责任照顾自己的部分后代。从这个角度看，你会理解可分父权对于男性和女性都有进化适应意义。"

这里面还有很多有待挖掘的精彩材料。据说女性需要一位男性来供养自己（也可以不止一位），我们认为自己知道原因。抚养人类的幼儿是项艰难和费时的工作，雌黑猩猩可以独立为后代提供食物，但人类女性做不到。石器时代的母亲们需要丈夫为家庭带回野牛肉。我们之前在关于自然达到祖母年龄的讨论中看到，人们向来认为男性家长的供养是人类进化的核心，这个古老的假设如今引发了严肃的质疑。传统采集文化中的男性不一定要对自己的后代投入资源。哈察人以打猎为生，他们按照地位有策略地分配猎物。他们不会把猎物直接送到自己后代的嘴边，女性依赖自己年长的女性亲属帮助喂养孩子。男性总是在外打猎，追逐大型猎物，女性则会采集果实。他们按照性别分配劳动，但男性的打猎不是效率最高的活动。在多数情况下，采集果实，或者结合偶尔捕到落入陷阱的小型猎物，是更为有效的采食方式。不过捕到大型猎物仍是很大的机遇，可以赢得地位和盟友。狩猎采集社会中的女性和孩子明显会受益于将食物带回族群的男性捕猎者。但她们是作为族群而非家庭单元获益的，每个人都享受到了父亲亲手参与捕猎的野味。

这一点着实让人惊讶，颠覆了我们对婚姻起源和男女彼此诉求的很多猜想。如果进化适应环境主要不是由男性家长的供养决定的——这一点是很多进化心理学家理论的根基——那么我们可以大胆推测，提出新问题，不用再觉得女性是害羞的群体，因为她们早已把衬裙塞进了碎纸机。

举个例子：加州大学洛杉矶分校的尼古拉斯·布勒顿·琼斯（Nicholas Blurton Jones）等人提出，婚姻是男性捍卫交配权的延伸。如同雄狒狒在雌狒狒发情期高峰要求独占权一样，人类男性也会试图获得对女性的独占权，让其他男性保持距离。致命战争武器的发明很可能提高了人类进化早期男性间竞争的赌注。人类男性作战时有了装备，会比其他物种的雄性更为轻易地杀戮。如果以争夺女性资源为目的的战斗经常代价过高，那么一般的远古男性不会愿意经常参与竞争。换言之，遍地播种的情圣可能活不到生殖成功的时候，因为每次对育龄女性的追求都可能将自己置于其他男性的矛头前。寻欢作乐的代价是惨重的，男性更好的选择是一次拥有一位女性。与一位育龄女性规律性交并生育后代，对男性的生命威胁相对较小，尤其是在与这位女性交配的权利可以通过公共仪式——举办婚礼——得到认可的情况下。从这个角度看，我们一定会想问，为什么我们的女性祖先要费劲结婚，尤其在她和自己的女性亲戚是常年喂饱家人的主要支柱的情况下。布勒顿·琼斯提出，或许，是为了让自己少受骚扰。他说，男性的长期骚扰对于女性是个严重的威胁，如果女性必须为了自己和年幼的孩子出去采食，干扰她采食效率的骚扰是难以承受的。与一位男性按照仪式达成一致，同时享受婚姻带来的其他不干涉政策，总比一辈子被一个又一个男性骚扰要好。

因此，婚姻可能是一个具有多重功能的社会契约：男性与女性间的契约，男性与男性间的契约，以及夫妇与族群间的契约。婚姻可以合理解决伴随人类大脑新皮质发展而来的一系列文化挑战。但婚姻的根源可能不是我们理解的那样，我们当代的交配行为可能也不像一般认为的那样来自祖先环境的压力，在通常描述的那种祖先环境中，一位女性需要一位男性来帮助养活后代。其实，我们对于婚姻的"深层"感受可能更多出于实际考虑，以及与环境相关，我甚至敢大胆断言，它比我们承认的更为倾向平等。如果婚姻是一种社会契约，是男女在凶险的社会中共同建立稳定和谐的小生活环境的协定，那么我们可以理解（尽管听起来不太像）为什么男性与女性一样急着结婚——有时候，似乎男性的结婚意愿更强烈。男性难道不是从婚姻中获得更多健康和快乐的人吗？大量流行病学研究表明，婚姻延长男性寿命的年数高过女性。要是男性"天生"不适合婚姻，怎么会出现这种结果呢？

很多评论者指出，多国对于男性偏好的调查显示出男女之间惊人的相似性——戴维·巴斯以及其他进化心理学家对男女先天差异的推论也是以这些调查为基础的。当被问到未来伴侣身上最重要的品质是什么时，无论来自哪个国家和信奉哪个宗教，男性和女性都把有爱、可靠、情绪稳定和性格好排在前四位。直到要求列出第五个品质时才出现我们熟悉的二分法：男性要求女性外表有吸引力，女性要求男性有经济能力。如果将婚姻看作古时独立个体之间的社会契约，而不是女性对于男性供养者的单方面需要，那么相应的问题会很容易理解。我们想要爱谁，与谁共同生活？一个值得爱的人；一个善良的人；一个可靠的人，不会莫名其妙玩失踪的人；一个不会站在街角骂脏话的人。尽管进化心理学家喜欢翻出有钱的老头被魅力四射的年轻女模特挽着胳膊的陈年影像资料，但更普遍的事实是，大部分男女会和与自己有很多共同点的人结婚。他们的结婚对象在外表、教育水平、财富、宗教信仰、政治观点和年龄上都与自己接近。他们会同自己喜欢并相处愉快的人结婚。当然，婚姻常常会失败；在可以离婚的地方，离婚都很常见。哈察人和昆人等传统采食民族的离婚率与西方国家近似。被问起离婚原因时，最常见的回答是，我们处不来。

女性想要什么？没人能代表所有女性发言，甚至没人能代表自己之外的女性发言，但我们可以妄自猜测，多数女性最希望得到的是情感的对等。虽然在胁迫下，这种想法会隐藏，但它不会消失。它会因为居住地或文化的限制被扭曲成看起来完全相反的样子。人对自由的憧憬是天生的。自由是自私的终极证明，所以我们可以相信这是一种持久不衰的追求。

当聪明伶俐的女性历史小说家创造了自己理想中的男性时，这些男性角色仿佛来自很多女性的梦中，因为这些男性爱的是强壮而聪明的女性，他们不希望自己的女人在感情和智识上不够健全和受到限制。夏洛蒂·勃朗特为我们创造了简·爱和爱德华·罗切斯特，这两人简直是水火不容。她长相普通，瘦削而苍白。他容貌丑陋，"像神话中的伏尔甘——一个真正的铁匠，皮肤黝黄，肩膀宽阔"。他富有、沉着、世故，但步入中年。她贫穷、没见过世面，独来独往但风华正茂，更重要的是，她的精神世界更丰富。罗切斯特看到简·爱出色的布莱克式水彩风景画时，内心泛起爱的波澜。"谁教你画风的？"他问，"你在哪儿看到的拉特摩斯山？因为这就是拉特摩斯山。"每一位爱人都有火眼金睛，乐于见到所爱之人的内涵和灵巧。夏洛蒂·勃朗特想让自己的女主人公在她情人的眼里富有力量、纯粹的欲望和自我创造。勃朗特在小说四分之三处给简·爱带来了一份遗产，让她不再需要罗切斯特的男性价值。现在他们完全平等了，尽管罗切斯特身材更加高大，但他永远地残疾了，需要简·爱瘦小的身躯支撑自己。

简·爱是小说人物，刀子麦基则是典型的海报形象。很多喜欢简·爱和刀子麦基的人都不过是肉身凡胎。我们和我们的幻想是进化的结果，我们渴望被了解。一切都始于一次小小的初尝禁果，和之后的欲罢不能。

第十九章

天堂里的怀疑论者

呼吁革命性的心理学

谈到爱的话题时，弗朗斯·德瓦尔提到两种猴子：一种是猕猴，另一种是短尾猴。两个物种同是猕猴属，看起来很像，但性情却天差地别。猕猴讨人厌，烦躁易怒，爱打架，不太团结。短尾猴不容易生气，一旦吵架，也会10分钟内给对方理毛，或者抱住对方的腰，以示和好。"猕猴属于专制主义，而短尾猴是平等主义，"德瓦尔说，"可能有凝聚力的集体生活对于短尾猴相对更重要，因此它们善于妥协和道歉。但这是遗传的吗？短尾猴天性更友好吗？我不这么认为。我认为和解行为是习得的社交技巧。"

　　德瓦尔有这样的观点是因为多年前他和同事在威斯康星灵长类动物研究中心做过实验。他们将几只年幼的猕猴与一群短尾猴放一起饲养了5个月，这对于猕猴的生命来说是较长的一段时间。在短尾猴的亲社会影响下，猕猴长成了外交官。它们学会了和解。它们变成理毛和拥抱大师，在安抚情绪方面完全不输短尾猴。这几只猕猴回到自己专制主义的同类中，每当有争吵，它们会继续使用自己的外交手段去平息事态。"我们得到的启发是，"德瓦尔说，"如果我们可以将猕猴培养成和事佬，那我们一定也能把人类的孩子培养成和平大使。"

有些习惯相对更容易培养。培养好习惯比戒除坏习惯更容易，同意比拒绝更容易，因此增加运动比减少饭量更容易减肥成功。你偶尔还是想吃点巧克力，抵抗食欲会让人觉得不自然，太令人抑郁；如果放纵受到反放纵的制约，那么所造成的罪过也就抵消了。我脾气急躁。古人将性情分为四种——胆汁质（偏热），黏液质（偏冷），抑郁质（偏干），多血质（偏湿），我大概有四分之三是胆汁质，四分之一是抑郁质。我需要生气。愤怒是我的巧克力，我的兴奋剂。我无法完全戒断愤怒，因此我开始学习调整自己。我唤醒自己内心的短尾猴，学会快速和解。10分钟，或者更快！帮对方理毛，低下我的头，请求原谅，请对方吃巧克力。这叫猕猴和解法。

这一招反映了自然运作的方式。自然很少斩草除根，而是会附加、扩张，修修补补。我们是一个个小型罗马城，是生物文明的集合。我们的细胞仍在基本的构造中发酵，我们运行良好的基因在从真菌变成人类的6亿年间变化不大。我们是老式的猴子，也是超前的猿类。我们有同情心，精明，浑然天成，光彩夺目。我们充满进攻性，我们也有控制进攻性的很多基因座。我们凭感觉进入爱的殿堂，凭思考来到殿堂的中央。我们与这个转个不停的蓝色星球上的其他物种不同，几个世纪后，我们会变成无法预测的样子。而我们直到那时，也仍会携带着石器时代的古老基因。

20世纪生物学界的重要人物之一恩斯特·迈尔如今已年过九旬，他的眼睛，如小说家佩内洛普·菲茨杰拉德（Penelope Fitzgerald）描写人物时所说，变成了"淡蓝色的沉淀"；但迈尔仍在工作，仍在写作，仍在寻求慰藉。他最近告诉我，他认为人类在基因层面已经停止了进化。他说，我们已经停滞不前。我们会保持现在的样子。

"人类绝对不会再进化了,"他说,"我们已经占据了地球上的每一个角落。没有孤立环境,就无法形成新物种。自然选择需要孤立环境来实现。确实,有弗朗西斯·高尔顿这样的人,他是达尔文的表亲,发明了优生学,认为我们应该通过控制繁殖来'改进'人类。但出于多种原因,优生学是不可能的,我们也不想尝试。我们不想在自己手上再来一个纳粹。我们不想进化成超人。现在所看到的进化都是文化方面的,而不是基因层面的。这一点很不幸,因为文化很容易丧失。但现在就是这样的情况。我们必须面对。"

我在《博物学》(*Natural History*)期刊上的一篇文章中发表了迈尔的观点,很多读者都感到了愤怒。他们对迈尔说的人类已经停止基因层面进化的想法表达了质疑。他们认为迈尔目光短浅,落后于时代,思想幼稚。他们提到了生物科技、基因疗法的进步和人类操纵基因组的能力。他们谈到人类在其他星球上的殖民,那时我们可以脱离母舰,在另一个平行生命线上孤立地演变。

我很高兴自己是站在迈尔这边的。确实,文化的进化比基因的进化更不牢靠,更有可能倒退和遭到遗忘。但自然选择不会给我们筛选出更优秀、更高尚或者更正直的个体。自然选择带给我们的是心血来潮和挥霍无度。自然选择的建议是:放手去繁殖,去征服和分裂。但我们已经征服和分裂得够多了,谢谢您嘞。我们需要的是一点文化,一点教育和思考。文化进化得很不错。文化总有办法变成习惯,而习惯总有办法变成现实。比方说像系安全带这样一个简单的习惯,你上车会自动伸手拉出安全带。如果有什么事干扰了这一例行动作——比方说你扛着一大包东西进了车里——坐下来时没有系安全带,你可能会隐约觉得哪儿不对劲,仿佛有个小小的红灯在车内的仪表盘上闪烁。警告！警告！不能放松！系安全带的动作此刻正从物理层面作用于你的潜意识。你已经养成了习惯。神经生物学家证明，习惯是通过脑细胞的结构变化而出现的。像系安全带这样的文化行为，会像变异的基因一样塑造你的突触。你无法被动地将这种行为传递给你的孩子。它没有写在你的基因组里，因此每一代人必须重新学习这种行为。但没关系；如果你让孩子从小开始系安全带，他们是摆脱不掉这个习惯的。遗传止步的地方，习惯会接手。

女性可以证明，增补比改造更容易。最近几十年，女性在既有的角色上又获得了新角色。女性成了挣钱养家的人，除此之外，大部分的育儿工作仍由女性完成。无论是专业成就，还是薪资酬劳，我们都喜欢。同时，我们仍固守着社会承认的传统角色，贪图着人际的亲密关系。权力与温情：两者皆美妙。尽管女性受到警告说，她们无法两者兼得，她们无法既有所成就又是贤妻良母，女性还是会说，我们可以！我们正在这样做，我们的船正快速驶向那美丽的自在海岸，而且没有回头路，即使你使上十八般武艺。女性主义的很多敌人极力指出，使女性获得经济机会和教育机会并非全是女性主义的功劳。他们说，女性主义的影响小得可笑。过去三四十年间，女性大量涌入工作场所，既是因为经济的驱动，也是因为经济的衰退。父亲作为家庭唯一供养者是社会经济的反常，是 20 世纪战后经济扩张拼凑起来的不堪一击的观念。经济扩张不会永远继续下去，因此女性必须工作。女性主义与此无关。女性过去工作过，现在她们也要工作。女性一直都在工作，这不是什么新鲜事。

的确。不过总会出现一些新的角色，女性不只在工作。她们蓄势待发，虽然很慢，但她们在积累真正的财富。很多后工业化国家新兴的小公司一半以上是女性创办的。在美国，女性老板的公司所聘用的员工比《财富》500强的公司员工加起来还要多。过去20年美国的女性购房率猛增，而拥有土地是人类能力的强力证明。同样重要的是，女性正在前所未有地接受教育。近至20世纪60年代初，法学院仍只有4%的学生是女性，医学院只有3%；如今，这两个地方的女性人数占到约50%。美国高中的女生比男生更有可能上大学并完成学业。高等教育变得习以为常，受过教育的人更容易有雄心壮志，更愿意提出要求，期待公正平等。无论女性在何时何地接受教育，她们都会重新发现自己作为女性的核心欲望——直接获得资源并控制个人繁殖的手段。一般来说，受过教育的女性比未受教育的女性拥有的家庭规模更小，不仅因为接受教育很花时间，也因为受过教育的女性希望自己的子女受到好的教育，她们知道自己无法为太多的后代提供衣食和教育资源。受过教育的女性在家庭计划方面与猿类惊人地相似，因为雌性猿类的家庭通常也很小；记录中后代最多、最成功的雌黑猩猩叫作菲菲，它漫长的一生中只生了7个孩子，是达尔文的妻子所生后代的约三分之二。苏丹人类学家罗佳亚·穆斯塔法·阿布沙拉夫（Rogaia Musta-fa Abusharaf）说，受过教育的非洲女性比未受教育的非洲女性更可能拒绝割礼，她们希望自己的阴蒂能保持完整。她们想要继续学习，保留智识的可能。

在哪里能得到帮助，我们就会向哪里求助。有些事与女性主义或者寻求公平并无关系。我们的全球市场需要有备而来的人手，需要受过教育的劳动力（至少受到过技术训练）。此外，信息商品的全球分配也对女性有利，因为自由的西方女性穿着帆布鞋和小短裙在机场背着笔记本电脑的形象虽然有欺骗性，但能吸引一定的市场，召唤着渴望自由的女性，叛逆地提醒着我们是采食的两足动物，不可阻挡的游牧者。

不论如何，文化的进化需要永远变革，这意味着不能放弃，不可惰怠和沾沾自喜，不要说自己不想逼迫和冒犯，不要想展现凶狠的一面。弗吉尼亚·瓦利安举了网球选手莫妮卡·塞莱斯（Monica Seles）的例子，她在 1991 年主张男女在比赛中得到的奖金应该平等。"有两位女性选手公开回应过，"瓦利安写道，"引用施特菲·格拉芙的话：'我们挣得足够多了，我们不需要更多。'据说玛丽·乔·费尔南德斯是这么说的：'我们现在拥有的已经让我很开心了，我认为我们不应该贪婪。'没有得到应有权利的人要求平等竟然被解释为贪婪。"女性必须不断索取，这一点非常重要。我们要时刻警惕，因为我们一不留神，身边就会有匪徒将我们打倒在地，给我们套上枷锁。冰岛歌手比约克最近对女性主义者表达了怨言。她说女性主义者让她觉得很烦，她们总是抱怨不公平，说男性得到了所有的机会。她可以理解她母亲或祖母那辈人的感受，但理解不了现在的人也这样想。她说，如今的监狱门敞开着，你只需要抬抬腿走出去。

听到比约克这样说，我是有一点高兴的，因为她看到的门是敞开的，她觉得自己是自由热情的灵长类动物。但我更多的心声是，您赶紧去检查下视力吧，您的眼睛快瞎了。没错，门或许是敞开的——暂时敞开着——但那是女性同胞们用布满水疱的手指和双脚扒开，用宽大的屁股拱开的。比约克是一位成功的先锋摇滚歌手，她本人找不到什么理由去质疑既有系统；但是，主导摇滚乐界的仍是男性，女性音乐人仍会受到指摘，像慵懒风流行乐手朱莉安娜·哈特菲尔德（Juliana Hatfield）就曾公开说"女吉他手很

　　　　　　　　　　　　女性之书

差劲"。

女性做过抗争，有过怨言，已经习惯了独立自主，但我们没有达到目的；我们仍充满自我怀疑、恐女症以及精神上的自闭症。我们彼此过于苛刻。我们认为女性对自己的工作不够认真。伪装者合唱团（The Pretenders）的克里希·海德（Chrissie Hynde）因为声音粗犷、富有演唱技巧以及充沛的感情而成为女性摇滚乐手中的传奇。但如今40多岁的克里希·海德并不希望成为愤怒女性的标杆。"我从未说过自己是女性主义者，我对此没有答案，"她对评论家盖伊·加西亚（Guy Garcia）说，"只要我们能拿到薪水，能投票，还有什么问题呢？"她是那种更喜欢跟男生玩的女生。"我跟男性共事，"她说，"他们想法简单，坦率，懂摇滚。大部分女性都做不到。"

我们的付出不够。我们无法胜任工作。但想要胜任工作、哪怕有了孩子仍想在工作上持续发力的女性，还会受到另一种非难：愧疚感的折磨。她们被警告，在孩子脑部发育最重要的头三年，她们没有形影不离地照顾孩子，会对孩子造成损伤。她们被不断告知，没有什么比家长的照料更能激发孩子的潜能。如今所有的生物医学都过于强调为了孩子的脑部发育而要求家长全职照看。人们总是认为孩子大脑发育的主要看护者是母亲，无论是从天性还是从个人选择出发。每翻开一本杂志都能看到有文章讨论职场妈妈的愧疚感。尽管几十年来女性的地位有了进步，但愧疚感却依旧存在，如果职场妈妈对于上班没有愧疚感，那么她应该对自己没有愧疚感而感到愧疚。我们听说有些父亲也会有愧疚感，但人数不多，程度也不是很强烈。即使是现在，这也不属于父亲的事。他们还没有把愧疚当作习惯。他们为什么要感到愧疚呢？他们不应该觉得愧疚。

1997 年，一位英国保姆被指控杀死了一个 9 个月大的男孩，男孩的母亲是一位内科医生，她收到了大量充满怒气的信件，写信人大部分是女性，她们将男孩的死怪在**母亲**头上，说她去上班（一周只上三天），而没有一直陪孩子待在家里。不消说，同是医生的男孩父亲，逃过了公众的愤怒，没人说他对工作过于投入。

女性共同指责其他女性的人生选择和生育决策，是令人悲哀的。考虑到最近人类历史上女性之间的竞争，可以理解这点，但我认为女性继续争斗是无利于适应现实的。现在女性需要彼此帮助来战胜恶魔。这场永久革命的下个阶段需要的是旧世界猴联谊会。我们不应再讨论女性权益，这样做等于承认"被害者"的罪行，像个软弱的怨妇，像维多利亚时期穿紧身内衣的妇女一样神经兮兮。这种对被害者的指控，如同政治正确，在抱怨尚未说出时就将其遏止，因为抱怨是受害者研究专家才会做的事。但会哭的孩子才有奶吃，如果你对所遭受的不公毫无反应，局面是不会好转的。如果女性遭受了偏见，被认为不如男性，如果女吉他手还没拿出吉他弹上一曲就被人认为"差劲"，如果女性因为外出工作就被指责是坏母亲，如果女性被告知因为进化的原因她们不需要性，或者如果她们喜欢性也要假装不喜欢，那么我们女性的这场战役就尚未结束。

女性当然在乎自己的孩子。正如择偶是取决于对方对这份买卖的贡献——你的需求、教养、性情、免疫系统、新陈代谢等细节——每位女性投资后代的选择也各不相同。育儿策略与择偶策略一样多元，没有一种策略完全正确。有些母亲认为对于孩子最好的是母亲的关注、爱、触摸以及随时的抚慰，她们会尽其所能守护孩子，通过少花钱、做兼职、做计件活儿等去应付生活。有些母亲则认为孩子需要大人为他们展现独立自主的力量——证明女性值得拥有自己的工作、收入和权威，那么我的女儿将来也会值得拥有这一切。因此这些母亲在完全可以不工作的情况下也不会放弃工作。她们想工作，工作是育儿计划的一部分，这是为孩子定制的投资。但如果孩子在托儿所发生了可怕的事故，导致孩子死亡或残疾，要责备母亲，并且仅仅责备职场的母亲，那就太令人气愤了；如果孩子是在母亲全职的照顾下死亡的，那她们该受到多大的指责呢。孩子可能会在浴缸里溺死，跌下楼梯，喝受污染的苹果汁。每一位母亲都知道生命无常，且自己无力抵御。她无法为孩子抵挡所有的伤害。

无论母亲做什么，无论是她自己的选择还是命运的摆布，或者是出于需要，我们做母亲的都需要帮助。我们需要情感支持，而不是被推到一旁受到责骂：你是个不负责任的员工！你是个自恋的母亲！够了。我们已经很愧疚了。这都是 X 染色体的错——X 染色体上的 DNA 太多了。这都是夏娃的错——她不忙于找水果和块茎时，离开了非洲，把我们带到了这里。这都是莉莉丝的错——她把我们留给了听话的夏娃。这都是我们母亲的错（不言而喻）。这是我们的卵，我们的狡诈，我们的血液，我们的胸衣，我们的腰臀比，我们的体脂，我们的鱼腥味，我们的太阳形状。我们承认。那么，我们作为哺乳动物的宽容，我们女性原始的宽恕在哪里呢？我们的谅解又在哪里呢？

母亲也需要实际的帮助。她们一直在得到帮助。养一个孩子要花 1 300 万卡路里，如今差不多也要花上百万美元。给予父母的帮助却总是姗姗来迟。我们在哺乳时拍打自己泌乳的乳房。我们叫啊吵啊，最后得到了扔来的几块过期动物饼干。经过了几十年的女性主义改革，商界的口号仍是"管什么孩子？管好你的工作"。育儿在全国必须是持续的目标，应该像公立学校一样作为系统向所有人免费开放。我们负担不起？哪个投票区说的？女性的择偶和育儿策略各不相同，如帕特里夏·高瓦蒂所指出的，没错，20世纪70年代的女性主义者错误地认为所有女性的目标一样；但如果说有一种目标最接近所有女性的利益，那就是免费的日托班。连没有孩子的女性都能从日托班得到好处，任何能让女性在这个世界上被看得见、不屈服的东西，任何能中和母亲负罪感及其推论——女性无法胜任职业任务的酸性效应，都将让女性的士气得到鼓舞。

还有父亲的问题。每次我在文章中读到职场母亲的愧疚感以及职场父亲相对缺乏的愧疚感，我都想问，为什么他们不愧疚呢？为什么我们不更多地讨论父亲的感受和责任呢？为什么带薪陪产假以及全职爸爸仍然不受关注呢？尽管在后工业社会某些地区，父亲前所未有地更多参与了日常育儿，但是男性仍像女性不习惯领薪水一样不习惯照顾孩子。

在解释男性的职责和惰怠不对等的问题时，我们总拿生物性做解释。女性被解释为天生更有母性，会与孩子形成牢固的感情纽带，会养育后代，有耐心，慷慨。做过母亲的人都知道，当母亲不是反射行为，而是一门习得的艺术。"我们常常需要通过痛苦的自律和自虐来学习那些据说女性生来就有的品质：耐心，自我牺牲，愿意不断重复与人交往时必要的琐事。"阿德里安娜·里奇写道。我们通过哺乳，通过触摸，通过心甘情愿坐下来抚摸和妥协来自我灌输做母亲的概念。我们让自己的身体包裹住婴儿，用所有的感觉围绕着孩子，如同免疫细胞向彼此亮明抗原标志一样把婴儿呈现给身体，这相当于宣布，我是你的。于是，我们全身做出剧烈反应。"让我们惊讶的是，我们身体中的爱与暴力比预想的更为猛烈。"里奇写道。

关爱和哺育婴儿的习惯并不局限于女性。这是女性出于习惯而养成的习惯，因为女性比男性花了更多时间陪伴婴儿。谈什么性别之分呢。人体中交织着千丝万缕的微妙关联，如果有机会，这些关联可以被引导和改变。例如雄大鼠。雄大鼠通常不会照顾新生的幼崽，父爱不在它们的标准程序中，但它们拥有父爱的原材料。如果将一只年轻的雄大鼠与一窝新生幼崽关在一起，让它熟悉它们的气味，听它们的叫声，雄大鼠最终会开始用鼻子触碰它们，缩挤在幼崽身边舔舐它们。如果有幼崽离巢，雄大鼠会把它衔回来，它会爱上这群扭来扭去的粉色肉肉。实验中有一项关键因素：母大鼠必须被隔离，因为如果母大鼠在场，它会杀死雄大鼠，不让它接近自己的幼崽。

人类男性有能力疯狂爱上小婴儿，他们越是坐下来，抱孩子，闻孩子的气味，他们对孩子的爱越浓厚。但，一般的父亲有多经常坐下来抱孩子呢？不够经常，他们做得不会像一般的母亲那样多。母亲往往独占了自己的孩子。出于哺乳的需要，她们必须抱住孩子，于是她们养成了抱孩子的习惯，并且她们不愿意放弃这种习惯。父亲与孩子的接触往往只限于当母亲疲惫要休息时，因此抱孩子成了父亲的一项家务和义务，而不是必修课。他穿着衬衫，扣子扣得好好的。他的神经末梢只能有限地感受婴儿的存在。此时母亲密切关注着父亲，确保他把事情做得妥帖。毕竟，母亲是育儿专家，父亲只是门外汉。女性会嘲笑男性在抱孩子时笨手笨脚、不知所措。育儿仍然是母亲的学问。如果我们希望男性参与进来并表现出色，对他们表达质疑与歧视是有失公允的。如果女性期望男性投入人性的温情中，感受孩子的依恋，我们必须不断把孩子交到他们手中。轮流哺乳，轮流抱，轮流抚摸——像橄榄球一样传递下去。

不是所有的男性都愿意躬身投入育儿事业，他们不愿意每天晚上鼻子抵着孩子的脑门儿，不愿意请陪产假。但我相信，如果有可能，这种行为变得可以接受和流行起来时，更多男性会比现在更有意愿。随着经济的发展，女性必须更努力地工作才能与时俱进，男女为了平等互助必须相互妥协，因此父亲的育儿前景是有可能实现的。有人说男性的育儿投入必然比女性少，说男性总是要征服新的子宫，他们总想迫不及待地跨出家门，我是不信的。在人类你死我活的生存环境中，男性的繁殖成功需要他们关注自己每一个孩子，让每一个孩子尽可能沐浴在有利条件中。如今的男性需要女性和孩子，正如女性和孩子一直被认为需要男性那样。

人类的感情既深沉又狡黠，因此，我们既要感谢又要责怪我们的大脑。我们的爱长期而强烈，因为我们知道得太多。我们知道自己会死，这种意识对我们产生了深刻的影响，世界上的信仰便是由此产生的。死亡的概念夺走了我们所有古老的渴望——对权力、威望、爱、关系的渴望——并让这些欲望如金属般耀眼，照见我们的倒影。请停下脚步跟我聊一聊。你可以大步走开，但要记住，时空是弯曲的，你将会再次回来与我，与你的朋友，与你的女儿，与你的母亲，与你的爱人对谈。

我天生是一个理想的悲观主义者，相信机械论和不切实际的幻想。我相信思想和意志的永恒变革。1987 年，我与快 80 岁的外婆、我母亲和 18 岁的表妹朱莉一起吃晚饭。我们聊起如果可以，我们愿不愿意当男人。是的，我们都说愿意，甚至连外婆也这样说，让我感到惊讶。我外婆说："男人有更多自由。"

最近我问起我母亲是否记得那次谈话。我们都觉得我们现在的想法不同了。我们不再想成为男人。这种变化不仅仅是因为我们年纪大了，更能接受自己，我外婆当时可比我们年纪都大。也不是因为我认为女性在过去十年取得了很多进步，或是监狱的门消失了，快乐的囚犯翻身做主人了。对我而言，对我母亲可能也是一样，思想的转变是认识真相的结果，我们意识到，我们的力量和灵魂很大部分来自我们的女性身份，来自此时此地在当下的文化中以及想象中的未来，我们对于身为女性的思考。我们的部落是女性的部落。我们的部落要定义女性，我们仍在努力，我们不会放弃，我们会永远革命下去。多么带劲！我们不会放弃自己的部落和斗争，我们不会把自己的部落定义为默认区域或安慰奖。想当男人是向束缚和非难投降，而我们绝不会为自己设置那些限制。投降是懒惰，不属于我们。

如今我有了一个女儿。她太年轻，完全不知道自己是有局限的，她不知道自己并非银河系女王，她也不知道自己终将死去。她知道自己是女生，但她不在乎，也意识不到作为女性意味着什么。或许身为女性不意味任何事。或许这才是我对她的期望：她不用去想自己是女孩或女人，不用将自己归类。她不感兴趣，因为她忙着其他辉煌的事业，比如计算彗星轨迹，弹羽管键琴，或者跟风爱好同龄人喜欢的复古紫色恐龙玩具以及互联网。或许她会走比约克的路线，我只要一提女性主义的老话题，她就会对我翻白眼，假装打哈欠。

或许她会把她老母亲破旧的树皮色独木舟换成载满黄金和欢乐的大船，与一群桀骜不驯的蓬发女武神、长腿的美人鱼和跃跃欲试的仙子同行。我的女儿将会纵声歌唱，坚定地划着桨，穿过风暴和平阔的水域，可与人同盟，亦可与人对峙。她尚未找到传说中的自由之岸，但没关系。她在海上一直轻松自在。

附录

生物学意义上的正确

选自 2003 年出版的《姐妹情万岁》(*Sisterhood is Forever*)

在我的科学写作生涯中，我总是尽量鼓励亲人朋友和其他同胞不要太害怕科学。我劝他们说，科学并非仅属于科学家，就跟艺术并非仅属于艺术家以及政治并非仅属于政治家一样。科学是人类共有的财富，是人类最伟大的成就之一，理解某个学科不像一般人以为的那样难，你甚至可以有自己的观点，比如，你可以探讨一位驾驶 SUV（运动型多功能车）的美国消费者的权利与一位生活在海平面以上的孟加拉国居民的权利有何异同。

但说起我最心仪的话题——进化生物学，我又担心科学民粹主义的概念太过头了。似乎现在人人都是业余的达尔文主义者，都想对普通男女和声嘶力竭的电视脱口秀主持人熟知的现代恶习背后的上新世–更新世起源妄加揣测。律师将进化论的推理引入法庭。心理学家讨论着抑郁症、厌食症、酗酒、蛀牙的进化基础。神学家认为人类大脑的进化是为了信仰上帝，人类相信进化论可能会也可能不会得到上帝的回报。

现在，我对进化论作为"理论"的相信程度类似于我对地心引力和热力学第二定律的相信程度。我认为自己是一名深入骨髓的达尔文主义者，我很高兴与近亲黑猩猩有 98.5% 的 DNA 相似度。但欣赏达尔文伟大的自然选择进化理论是一回事，周六晚上做点跟当年"贝格尔号"（"小猎犬号"）探险时一样的事并把结果叫作"科学"，是另一回事。令我厌恶并有时绝望的是，近年来冒出了很多不负责任的仿达尔文的理论，它们抛开数据不谈，其中很多却广受好评，甚至被认为是生物界的 $E=mc^2$。与进化论相关的概念中，最受欢迎、最有欺骗性和最危险的莫过于那些自称可以解释两性差异的理论。达尔文理论的爱好者，尤其是那些自我标榜"进化心理学家"的人，特别乐于讨论男女之间的鸿沟。我总能看到这些人：他们只是在重复那首可怕的古老歌谣，"一夫多妻，一夫一妻 / 男性是一夫多妻的 / 一夫一妻，一夫多妻 / 女性是一夫一妻的"。或者，说着另一个发霉的版本：男性热烈，女性害羞。或者：男性想要数量，女性想要质量。或者：男性要的是性，女性要的是爱。进化心理学最近证明了这些古老信念的正确性。注意，这些论证不一定有数据支撑——证明显而易见的问题犯得着用很多数据吗？——但是借助漂亮的新理论架构和门槛足够高的术语给这个研究领域点缀了一丝严谨的色彩。

比如，进化心理学家喜欢谈论"心理模块"，这些是小小的心智区域，据说会独立且下意识地阻止我们用极端女权的理性、统一、深思的方式行动。这些经过完善的模块被进化心理学家比作瑞士军刀中的各个配件，由于拥有这些工具，我们会做一个似乎不合逻辑甚至适得其反的事——比如，因为男性个子高或者女性胸部大，我们会盲目选择他 / 她，我们的"择偶模块"将对方看作良好基因的携带者或者生殖力强的子宫，是繁殖的最好工具。如果我们的智力模块或者家族模块与我们的择偶模块相冲突怎么办？如果尚无证据证明这些心理模块的**存在**呢？进化心理学家还强调男女之间不同的"生殖潜力"，将男性的精细胞和女性的卵细胞之间的数值差异转变为性别不平等：女性首席执行官和诺贝尔奖获得者很少，女性的平均工资较低，两性在魄力、运动和行动力方面都存在差异。

男女之间"进化得来的"差异也不再是有待证实的假说，像直到 20 世纪 90 年代初仍然存在的那种情况；如今，它们基本被认为是已验证的事实了。例如，生命伦理学家里昂·卡斯（乔治·W. 布什总统曾任命他为国家生命伦理学顾问团的一把手）在文章《求偶的终结》（"The End of Courtship"）中引用了那首一夫多妻的打油诗，提出——毫无歉意，也没有脚注或引文说明——"奥格登·纳什说得没错"。（给卡斯的提醒：那首诗是威廉·詹姆斯写的。）这位美国道德规范守卫者声称，求偶与婚姻的"一项天然的障碍"是"人类男性根深蒂固的、天生的任性和桀骜不驯"。卡斯继续写道，"一个很好的例子是，信奉《圣经》的宗教尤其试图驯化男性的性行为和男性的性渴望"。至于这个例子有没有道理，那取决于你对所罗门这种《旧约》英雄的看法。他有 700 位妻子和 300 位妃妾，你是否认为他是受到驯化的男性榜样呢？至于现代女性，卡斯同情我们，因为我们非自然地从婚姻跳到没有承诺的性关系中，"生殖力最旺盛的时光既没有待在自己父亲的家中，也没有待在自己丈夫的房子里"。他说，女性没有享受到"性自由"，而是陷入沉默的绝望中，"受不到保护，孤独，与自己的天性背道而驰"。

除了卡斯那泛着人工甜味剂的怀旧令人作呕外，我并不非常介意这种自诩的新达尔文主义者的目光狭隘，他们称一般男性比女性在性方面更贪婪，更容易出轨。我不相信这种说法，实际上有证据表明相反的情况：在产前筛查致病基因时，遗传学顾问无意中发现，有 5% ～ 15% 婴儿的亲生父亲并非其母亲的丈夫——并且这些女性也并非全都是被迫违背自己的"天性"搞婚外情的。

不管怎样，我可以控制自己的性欲，如果某位男性非要觉得自己比我欲望更强、更放荡不羁，那么由他随便说好了。更令人不安以及我非得痛批一顿的是，进化心理学家总是联合起来表扬男性不仅有更强的性欲，对**生命**也有更强的渴望。卡斯写道，男性不仅在性方面是天生的"捕食者"，而且"天生比女性更不甘静止、更有雄心；由于不像女性那样有直接孕育生命以回应必死性的强大能力，男性逃脱了对死亡的恐惧，发展出英雄的行动，无穷的探寻，或者纯粹的不断的玩乐"。

还有人更为专断。在一份全是性别专家的网站清单上，其中一位最近要求对以下一段无出处的引文做出解释：

人类男性作为自身进化史的结果，一般来说，与人类女性在很多基本行为方面不同。男性比女性更有竞争性、进攻性、创造性，更有求知欲。这些行为特征在人类社会中都有不同程度的凸显，总体上说是无可争议的。这些普遍差异清晰地反映在男性于人类历史上在政治、建筑、科学、技术、哲学和文学以及人类活动和智力的其他领域中的主导地位和成就。由此可以认定，人类男性和女性之间的一般差异在于人类男性在人类进化的数万年过程中遭遇的不同环境需求的不同功能。如今这些差异可以在人类男性的基因和激素构成中找到。

我读到这段时的反应是：**哈？你在开玩笑吗？**"男性的基因和激素构成"能让他们比女性更有"创造性"、"更有求知欲"？谁说的？有**数据**吗？让我震惊的是，清单上的其他人没觉得不妥。"这是关于性别差异的标准进化心理学观点。"一位专家耸了耸肩，他提到了很多有关进化心理学的畅销书，包括书名非常直白的《为什么男性是统治者：关于男性统治的理论》（*Why Men Rule: A Theory of Male Dominance*）。如果这位教授在课上表达过自己坚定的观点，认为男性天生有优势，可以在他的课程中表现优异，那么他的女学生真是太可怜了。

我不是要打趣和讽刺。好吧，我是想这么做。但我也想表达我的懊恼，为什么有这么多进化论的观点在发出傲慢的声音，一点都不顾及其他的可能。要记得，我可是达尔文思想的忠实拥护者，我相信通过思考人类深层的根源，我们会丰富自己现在的生活，只因为理解总会战胜无知和否认。我也相信，进化生物学是发展迅速的产业，我们将会看到学术界更努力地从达尔文主义的角度去审视当代人类的行为。好吧。但或许我们不应该让一小群自产自销的进化心理学家来分析，他们只想用一些简单的二元论去强化现状。

或许我们应该使用达尔文的原则来实现我们自己的邪恶目的——从重新理解女性冲动开始。很多主流的新达尔文主义者试图否定女性主义。"我们是科学家！我们追求的是人性的真相，无论真相有多么不堪，"他们大言不惭地表示，"我们必须抵制'政治正确'，寻求真相。"

但这种傲慢的否认无法解释的是，**女性主义以及伴随而来的平等主义冲动是人性的一部分**。因此，任何自称可以解释女性欲望根源的理论也必须解释我们究竟为何要成为女性主义者。我会说，**女性主义是进化出来的特征**——是要解决的难题当中的一部分，而不是让人从这个难题上转移注意力。如果解决这个特定问题的进化生物学家同时也是女性主义者，那么当支持进化心理学的批评者不屑地称他们受到了"政治"动机的左右时，说他们最为"科学"便不为过。

有些科学家确实觉得有必要摆脱陈词滥调，更注重人类动机的细微差别，要意识到人性的可塑性，以及男性和女性随环境变化而调整自己社交和生殖策略的能力。最近有男性和女性科学家提出要拓宽进化心理学的领域，吸收新的概念——人类的心理的确会发生演化，并且生来就会演化，即使在基因不演化的前提下也是如此。人类几乎占领了地球表面的所有栖息地，并将地球和其璀璨的多样性变成了供智人活动的巨大游乐场，不论好坏，这都是有原因的。因为我们是杂食动物——无论是在营养方面，还是在文化和行为方面。任何侮辱了人类可塑性的理论体系，说大多数男性这样，大多数女性那样，都是走不远的。

举一个严格的绝对主义的例子，也是从那个网站上来的，我恨不得一把火把它烧了。一位传统进化心理学家说出了他的理论，好心地告诉我们该如何理解。"有一场竞赛，"他写道，"如果你赢了，你会得到两种奖品中的其中一种：在萨克斯第五大道精品百货店连续十天无限购物的代金券——就是说，你可以买走任何东西——或者得到十位极其迷人的陌生异性，每晚一位来到你房间，撕开你的衣服，跟你疯狂做爱。我向你保证，将近100%的年轻男性会选择后者，而将近100%（或者就是100%）的女性，无论年轻还是年长，都会选择前者。"

性爱与萨克斯精品店的对决。读到这个，我想，"两个我都不想要"。不用提我梦想的奖品是什么——或者我未婚未育时的想法——但这两个选项从来对我没有过吸引力。很多人也不会选这两项，包括很多优秀的进化科学家。我曾向纽约州立大学宾厄姆顿分校的戴维·斯隆·威尔逊（David Sloan Wilson）表达过我的恼怒。他是我一直很钦佩的一位科学家（只是他偶尔喜欢说教，这在科学界似乎很普遍）。威尔逊批评了很多当今的进化心理学理论，同时认为自己仍是个进化心理学家，因此我知道他能理解我想用更为开明和包容的方法来解释人性进化的愿望。我发给他看上面提到的例子，讲了自己的愤怒。达尔文要是听到他巧妙的回复，肯定会鼓掌："你两者皆不选的答案可以用一个严肃的科学公式来解释。进化心理学观点认为女性**所有的**资源都来自男性，只有'找到最佳夫婿'或者'从你的性优势中获得最大回报'的'策略'。没有被列出的选项是'自主决定'，或者自给自足。有了这种简单的补充后，女性主义找到了一种在进化心理学自己的地盘上压制进化心理学的力量。"威尔逊若有所思地停顿了一会儿，接着警告我说，我要是想"对抗狭隘的进化心理学观念或者其他任何关于人类行为的恶臭进化观点"，我必须从自己的进化观角度出发，以免我"给打着达尔文主义旗号的反对声音留出余地"，让他们得以沾沾自喜地声称批评他们的人完全拒斥进化论因而很愚蠢。"说个题外话，"威尔逊继续说，"哪怕是狭义上看，性爱与萨克斯精品店的对决实验也不成立。任何有脑子的男人（脑子和男人在大多数情况下是矛盾的）都会选萨克斯精品店，在十天内积累到的财富会让他拥有十位以上的女性并让她们怀孕。如果只是普通的休闲服装店，那么他可能会放弃这个选择。那些选择了十位女性的傻瓜很可能在第五晚就改变了想法，求8、9、10号陪他一起看电视就好。"威尔逊用萧伯纳的话总结说："'那些把习惯当作人性的人是野蛮人。'"

我们怎样才能挽回达尔文主义的尊严呢？人类在残酷无情的

大自然中闯荡了几百万年，我们如何在考虑到这一点之后重新审视当代的人类呢？我提几个在新进化心理学的流行解释中我认为被忽略的观点。作为一个严肃但没有官方资质的达尔文爱好者，我会尽力呈现一个古代的夏娃，她的生活目标比成为石器时代的购物狂要更宏大，至少是更复杂。

我先说说每当有人问我男女间真正而绝对的基本差异时我给出的答案。我会先承认，在讨论人性根源这样难以捉摸又缺乏化石证据的问题时，我们都是无知的。但有一个很大的区别——效果相当于有意思的相似之处，发挥着深远的影响。一个女性，跟其他雌性灵长类动物一样，有两个核心的欲望。首先是想要为她和她的孩子获取资源，即食物、住所，以及——由于我们脱去了毛发——衣服。第二，对她的性生活和繁殖的控制权。男性的核心欲望是什么呢？他也想要获得资源以及对繁殖的控制权——男性不能单性繁殖，于是他要获得对女性的控制权。这样的欲望**本身**没有问题。但事实是，男女都在争夺同一块宝地——女性的身体——这意味着永无止境的"性别战争"其实来自固有的系统。我绝不是在说男女永远不可能和平共处，最好的朋友和同盟往往是狡猾的竞争者。想一想《伊利亚特》中的希腊战士，他们在特洛伊战争的休战期想到的打发时间的最有趣方式是举办小型的奥林匹克运动会，看看谁跑得最快、扔得最远、跳得最高，每个人都要全裸。再想一想，那些其乐融融的父母和孩子之间，也会出现微小的冲突。胎儿想要很快地长大，母亲则想要保持躯体的紧凑，让自己的身体适应未来的考验，因此一些有利胎儿的基因可以帮助胎盘生长，而有利母亲的基因则会抑制胎盘的雄心壮志。孩子想要年复一年地长大，最好能在接受哺乳时抑制母亲的排卵，从而制约与自己竞争的弟弟妹妹出

　　　　　　　　　　　　　　女性之书

生；母亲想要让贪婪的婴儿断奶，多生几个孩子，同时又不消耗掉自己的钙储备，也不用危及体内的每一个骨细胞。

但无意识的利益冲突并不意味着母亲和孩子是"真正的"敌人而非如通常看上去的那样互相喜爱。其实双方都为自己的生存做出了巨大的妥协，并且对相互形成的关系感到满意。同样，男性和女性也可以陷入疯狂的恋爱，而不一定非要观点一致。

两性之间固有的对立意味着男女可能对自由有不同的定义。进化心理学家从他们标准的男性主义观点出发，强调男性的"不羁"和女性渴望"承诺"之间的冲突，前面引用过里昂·卡斯举的例子——他们的观点是，男性需要自由，女性不需要。但如果从雌性灵长类动物的角度来看，你会发现其实女性才常常想要自由，男性，或者说所有男性，坚定地想要限制女性的自由。女性想要自由自在地逛街，跟雌黑猩猩想从光秃秃的树丛迁往果实累累的林子里的想法一样；但如果出来逛的正好是一位年轻的都市女性，那么她将会在路上受到无情的骚扰。女性可能也想有机会表现大自然赋予她的天赋——社交、调情，如果合得来，跟她喜欢的男性交配，并且躲开那些她不喜欢的男性。

但想想看，有多少女性受到了虐待和殴打，有时她们被跟踪杀害，行凶者往往是那些因为过于有进攻性和占有欲而不再受女性青睐，或从来没被女性选中过的男性。女性可以接受的很多男性会主动去讨好他们觉得不错的对象，女性也会努力去讨好自己心仪的男性。但有时候男性会对女性的严格挑选失去耐心；他们想要永远独占一位女性的身体，对她颐指气使。在这些情况下，谁在试图"驯化"谁，谁又是最害怕无法享受到婚姻快乐的人？

进化心理学家非常清楚男性的嫉妒心所潜藏的威力，他们在很多关于男女不同策略的理论中融入了嫉妒的力量。但他们不愿承认，男性的嫉妒是因为女性是天生的女性主义者，无论女性接不接受这个标签。女性同男性一样，想要自由地驰骋、探索、实验——一个高智商、有好奇心、精明、投机、社会性的动物身上都能看到的欲望。想要独立自主并不"违背"我们的"天性"。在漫长的进化过程中，个体生来会喜欢自己特有的基因库，想要尽可能地让自己的基因融入种群。个体不喜欢受人摆布，失去选择，成为奴隶。个体往往会反抗过度的压迫。这不是"政治正确"，这是常理，达尔文主义的常识，我们的过去、现在和未来都遵循的常识。

这在经济上也有令人振奋的意义。女性渴望的不仅是普通的行动自由。尽管卡斯之类的人会反对，但女性天生也有野心：她们想要社会的权力、尊重和崇拜。这些欲望不是现代女性主义运动的发明，这些欲望是我们生来的权力或者说负担，因为我们是根深蒂固的社会性动物，个人的权力能转化为生活上的各种好处。对赞誉和职位的渴望也不与女性的"育儿"天性相违背。这两种冲动——在社会上取得成功和照顾孩子——是同一种欲望的不同表现。一位好母亲是一位强大的母亲。好母亲会为自己的孩子积累资源，真正优秀的母亲会胜过周围的其他母亲，保证自己的孩子过得好，而那些野心不足的母亲的孩子只能在林子里嚼嚼树叶，最后被豹子叼走。

只要女性没有被限制在家中或罩袍中，任何国家的女性都天生具有野心。只要有一点点机会，女性就会涌向学校，连美国大学的领导都会哀叹男学生的数量相对少了很多。女性在专业方面表现得轻松自如：自从当代女性主义运动帮助女性打开了之前封闭的行业大门，女性医生和女性律师的数量从百分之几突增到近50%，女性经营的公司也是发展最快的。尽管媒体上报道的女性很多想待在家被男性养活，但调查反复证明大多数职场女想要的是自己挣钱。

进化心理学家无视那些证据，仍然否认女性存在野心。否认的背后藏着他们像板栗一样顽固的观念，需要好好拿火烤一烤。

首先，他们认为男女的生殖潜力天差地别。按照这种观点，男性要么是"一事无成"，要么是"功不可没"，大部分男性完全无法繁殖，少数幸运儿坐拥大多数女性资源，是大部分孩子的父亲。而女性被认为可以随便替代，每个女性生的孩子都差不多，育儿天赋也差不多。因此，男性有强烈的动机，会极有抱负和竞争性，而女性只需低调，让自己忙着照料一群孩子就行。

最近的研究，包括很多利用DNA指纹技术对父亲的研究，击碎了这种传说。原来，很多物种中的领头雄性生育的后代比猜测的要少，而孩子的父亲有时会是雌性的情人。另一方面，雌性生育的数量差异也比之前认为的大很多。有些女性尤为擅长生育后代，有些超级母亲简直是自己社群的供电站。比方说，珍·古道尔长期研究的贡贝黑猩猩中有一只叫作弗洛（Flo），它是其中最多产的雌性黑猩猩。弗洛有9个孩子，将其中8个养到成年，成功率是一般黑猩猩母亲的至少两倍。弗洛也是研究者所观察到的最强大的雌黑猩猩。它可以将任何一只黑猩猩驱逐出宝贵的觅食区——除了地位最高的体形更大的那些雄黑猩猩外，它的下级都争着给它理毛。弗洛非常强大，于是它的女儿们都可以留在出生地，而不用被迫像其他雌黑猩猩一样在青春期离开；它的女儿们也变成了强大而多产的雌性首领。

"像弗洛这样的黑猩猩母亲不仅仅是疼爱孩子的养育者，也是有企业家精神的统治者，"灵长类动物学家莎拉·布莱弗·赫迪在她精彩的著作《母性：母亲的本能及其对人类的影响》（*Mother Nature: Maternal Instincts and How They Shape the Human Species*）中提到，"女性对地位的追求——可以说，她的野心——与她保证子孙存活的能力不可分割。"赫迪认为，争取在本地获得影响力是种普遍的追求，早就刻了在了雌性灵长类动物的精神中，是高级地位和成功育儿结合的结果。

进化心理学家偷换女性抱负概念的另一原因在于，他们认为，女性所追求的地位和权力都是二手的，都是与强壮、有野心、有权力的男性结合后得到的产物。这种猜想来自一种更广泛的观点，认为人类女性对男性的需求远大于其他雌性灵长类动物对雄性伴侣的需要。（据说）人类婴儿长期无助意味着女性无法独自抚养孩子；因此进化出了爱情、浪漫，以及忠诚的父亲。女性确实需要有人协助养育后代，比其他灵长类动物需要的更多。但最新的人类学证据强烈表明，女性可以从很多地方得到帮助：从男性、亲戚以及大一点的孩子那里。在一些传统文化中，年长女性对于年青一代是不可或缺的福气；而在某些文化中，也有女性更依赖于兄弟、舅舅和男性表亲的帮助，较少依靠伴侣带回的猎物；还有些地方，女性会接受来自多位伴侣的赠予。人类学家梅雷迪思·F. 斯莫尔在《孩子：生物学和文化如何塑造了我们养育孩子的方式》（*Kids: How Biology and Culture Shape the Way We Raise Our Children*）中提到，全世界 90% 的育儿是由哥哥姐姐完成的。

总之，各个年纪和不同文化阶段的女性在应对育儿危机时都极有创意和适应性。我们的生活总是处于某种需要照顾孩子的阶段，而男性并不总会表现出好爸爸的特点。杰弗里·F. 米勒（Geoffrey F. Miller）在《求偶思维：性选择如何塑造了人性的进化》（*The Mating Mind: How Sexual Choice Shaped the Evolution of Human Nature*）中写道，很多我们以为是父爱的行为可能是一种求偶表现，是为了讨好目前的配偶，或许也是想吸引附近女性的注意。如果父爱的驱动力与母爱一样——为了提高后代的存活率——米勒问道，那么为什么会有那么多失职的父亲抛弃了妻子，对自己的孩子毫无付出呢？毕竟，DNA 亲子鉴定是很新的技术，男性对于孩子可能不是自己的这件事的恐惧不会轻易消散。

如果不确定的父亲身份会导致男性失职，那么我们可以推论，将自己的未来和孩子的幸福绑定在一个男性身上的女性也会犹疑不定——无论这个男性有多么优秀。女性如果仅仅为了嫁给一个有野心的男性，而放弃获得一定的个人权力或者获得可靠的资源，那么她该有多愚蠢啊，这个男性可以轻易抛弃她，或者在打猎时被杀，或者是个骗子。人们很愿意认为女性"进化"成将自己的未来拴牢在伴侣身上，因为我们在历史记载中读到了太多这样的案例——都不用提简·奥斯汀的小说——但实际上，女性极度依赖男性的情况是非常晚近才出现的，并且依靠强大的法律系统才得以维持下去，这样的法律系统给离婚设置了障碍，并且会惩罚失职的父母。最近几十年，我们看到法律对离婚有所松动。婚姻破裂时，经济完全依赖丈夫的女性会遭遇严重的经济困境，她们和孩子非常有可能陷入贫困。"男人是饭票"的冒险策略或许得以出现和持续于史前、缺乏法律以及长期面临饥荒的年代，现在看来着实可笑了。女性最好要充满野心，要精明，并且，是的，要有创造力，还要有竞争性和攻击性。女性最好取得学位，学习技能，挣到工资，好好存起来。如果你打算理财，也最好以自己的名字开个银行账户。

科学方法："稻草人有 DNA 吗？"

选自 2003 年《美国学者》(*The American Scholar*) 期刊

不久前我参加了一次研讨会。会议有个俏皮的名字，叫"想象力谈话"。连续三小时，连上厕所的休息时间都没有，模模糊糊探讨了想象力的本质以及如何在生活中运用想象力的问题。我竭力抑制住哈欠和不悦，不让自己偷看手表，当他们说起想象力的可遗传性时，我差点跳起来对观众喊道："你们付钱来看这个吗？"突然，我发现身边都是反对生育的人，那些无聊的声音变得带劲起来。

另外五位谈话者认为，人要么拥有丰富的想象力，要么没有。想象力是学不会、教不了的。幸运的少数人写出了经久不衰的杰作，呈现了精彩的演出，或者发现了伟大想象力的遗传基础；剩下大部分人天生的脑回路需要永远接受悲哀的自己："只能看到眼前的事实。"

换句话说，观众是带着很大的期待来的。他们大多是教师和艺术教育者，想必希望听到有关如何激发想象力思维的新颖理念，对他们自己、他们的学生以及他们的单位领导有所助益。但在架着麦克风的高台子上，大家一致的看法是，很抱歉，普通人做不到。

我可能天生是个胆小鬼——父母培养我的方式更是如此——但当时听到这个观点的我强烈地表达了愤怒。想象力是天生的，不是培养的？这么想可真是懒惰啊！我讲了一些刺激创造力的方法，它们都被证明过非常有用。我提到发表在《科学》期刊上的一篇报告，研究者研发了一种电脑程序，可以生成高明的新广告。研究者写了一个子程序，可以做"替换匹配模板"，让两种主题的视觉元素混合，匹配产生新组合。通过这个程序，电脑可以做出非常厉害的宣传广告。例如，要宣传航空公司的准点飞行服务，算法制作了一幅有布谷鸟自鸣钟的图画，原本应该是布谷鸟出现的地方出现了一架小飞机。为了体现苹果电脑的"用户友好性"，电脑呈现出了一个桌面终端，里面伸出一只手，献出一束花。

人们也可以学习替换匹配模板以及类似的精神子程序啊。噱头吗？没错。但杰克逊·波洛克（Jackson Pollock）的绘画也是噱头，康奈尔盒（Cornell box）是噱头，花朵、蝴蝶、婴儿的笑容是噱头，它们都是为了引诱你，让你爱上它们，做那些华而不实的摆噱头的人要你做的事。

我很讨厌说健康的想象力是天赋而非技能，这就像在说你要么擅长数学，要么不擅长数学，所有代数考了C的美国小孩都会拿这个做借口。我提到一些研究，它们探究了美国人和亚洲人对数学成绩优秀的不同解释。美国人认为数学好需要天赋和天生对数字的敏感，而亚洲人认为数学好需要用功。猜猜谁能在国际比赛上领先？

针对这点，几个与会者反驳道，哦，当然了，亚洲人数学很好——不过都是死记硬背的。而要论发挥创意和天赋，我们得承认，美国人才真厉害。亚洲人的教育系统毁掉了创新，我们美国人崇尚创新。为我们欢呼吧！我们的基因就是强大！我们是想象力之国！

我承认。那天下午，我没有说服任何人相信想象力的可塑性或想象力所具有的巨大市场潜力——我得说，其实我也没说服自己。我真的相信如果有创意流程图、强健的体魄和充分的目的性，任何人都能像莎士比亚、达·芬奇或者乔治·艾略特那样有想象力吗？不。就我看来，那些"人"，那些不朽的人，是真正的变异人。他们这类人或许没有尾巴或触角，但是他们的行为如同外星生命，从小就坐在钢琴边谱写小步舞曲，或者在高校求学的假期里研究一般运动定律。这些都不是普通人的行为。他们是千万里挑一的例子，他们的基因型、表型和原型对于解释人性的本质和发展毫无助益，就像比尔·盖茨的净资产对我预测我弟弟会不会还我钱毫无帮助一样。

如果去掉分布曲线的最底部，针对钟形曲线的中部提问，这个人类创造性的正常范围中有多少可以用"先天"来解释，又有多少是"后天"的结果，那么会有什么答案呢？"先天"通常被认为包含基因、进化、激素以及"生物学"的其他方面，因此是实实在在的，没有讨价还价的余地；而"后天"，也就是环境，则是一个漂亮的概念行囊，我们往里塞入了一些柔软的东西，像父母、同辈以及教区牧师对待你的方式，是否有人在你的婴儿床里挂上了精致昂贵的宝宝玩具，你是否在童年夏天去阿迪朗达克划过独木舟，是否为你布朗克斯区的公寓选择过地板颜色。我完全否认了"先天"的重要性了吗？我属于反进化论、目光狭隘的社会建构主义者，认为只要有适当的教养，连毒蛇都能吃素吗？还是说我承认遗传的重要性，认为查尔斯·达尔文很聪明，人性的大多数困境都可以解决，方法是比较研究分开养育的同卵双胞胎和被迫穿一样睡衣的异卵双胞胎？

哦，天哪，我又来了。我所抨击的是一项试图理解人类生物基础的繁杂研究。我必须咬住嘴唇，还要放轻松。我必须选择立场，我必须选择一个数字。我会给等位基因和细胞分配多少百分比的创造力，给其他不中用的东西又分配多少呢？哪组数字更大呢？我不能忘记的是，如今的生活环境最近在很多方面被称为生物学的黄金年代。自从詹姆斯·沃森（James Watson）和弗朗西斯·克里克（Francis Crick）发现 DNA 双螺旋结构以来，已经有 60 年了。我们已经解码了 30 亿个人类 DNA 亚基，以及约 200 种其他动物的基因组——老鼠、蚊子、鸭嘴兽等。我们知道了 DNA 的重要性，它是对比研究的重要手段：它是圣杯，是生命之书，是蓝图，是良方，是化石记录，是万物的百货商店，是所有有机体融合的印记。

在基因组研究风起云涌之际，人们很容易认为我们很快能解码自己，但实际上，希望的曙光尚未到来。尽管科学家非常努力，生物学界也取得了了不起的进步，但比起 100 年前甚至 1 000 年前，我们并没有多了解多少人类行为的神经、化学、遗传机制。有很多假说，还有很多观点像催眠一般不断重复，且言之凿凿，但在行为遗传学和进化心理学领域最值得注意的是，他们的研究结果往往经不起外部的检验和解释。一些与追求创新、男性性倾向、神经症、精神分裂症、躁郁症、酒瘾、毒瘾、注意缺陷障碍、暴力以及露阴癖有关的基因逐渐淡出了人们视野。

至于进化心理学，这种新兴的达尔文主义所做的不过是证实已知的理论而已。也就是说：我们不喜欢抄袭。我们喜欢高地位。孩子们会模仿同龄人。自从人类开始将小石块磨成危险的尖锐物品以来，我们一直这样，更喜欢戳穿谎言，获得高地位，生很多孩子让别人家的孩子模仿。现在，我敬仰进化生物学，自从 20 世纪 80 年代初我开始科学写作以来，我一直在写这方面的文章。人类的很多行为显然有不理性的成分，它们很可能来自史前人类——比如想要把放在面前的超大盘食物吃光，因为我们可怜的祖先可能一连几天吃不上饭。

但对于达尔文主义固有的集群效应，进化心理学家倒会胡搅蛮缠、自艾自怜，从中获得不少乐趣。如果他们想到一个关于人类行为的假定，而有人不赞成或者提出了相反的数据，进化心理学家会攻击批评者，说他们顽固不化。戴维·巴斯是其中的佼佼者之一，去年 10 月，有一份报告反驳了他关于男女嫉妒心差异的论文，他在那时便使用了这种成熟的方法。长期以来，巴斯认为，男性想到伴侣给自己戴绿帽子时会嫉妒——哪个男人想抚养别的男人的杂种？——而女性想到伴侣爱上别的女人、把他获得资源的能力用在别处时会相对更恼火。美国东北大学和耶鲁大学的研究发现，男女的嫉妒并无差异，男女都认为伴侣跟别人睡觉而不仅仅是动心，会更令人烦恼，巴斯是如何回应的呢？"人们总是抗拒进化论，"巴斯向《纽约时报》的埃丽卡·古德（Erica Goode）——我的一位同事——抱怨说，"我们正在经历心理学的科学革命。"但这位蒙昧守旧的老先生自己却在抗拒。不过，在巴斯之前还有很多位尊贵的先行者。"天主教会花了 400 年才原谅伽利略，"他叹息道，"这次要更久吗？"

但，"这次"究竟是什么呢？进化心理学家笃信的是哪种进化？一定不是人类的鲜明标志——文化进化。用不着伽利略和他的望远镜，人人都能发现人类文化的进化速度比基因进化的速度快得多。语言会进化，经济制度会进化，宗教、洗发水、牙膏都在以令人眩晕的速度进化，而人类总共的 DNA 每一千年左右才勉强出现一对碱基的更替。人类中一直存在文化的进化，无论我们有多么留恋过去。

这算不上什么新概念，但进化心理学的著作中却几乎完全没有这部分内容。比如最近《人性》杂志中提到，西班牙研究者通过分析西班牙报纸上登载的个人广告，探究了择偶选择中的基本模块。进化心理学宠爱的理论再次无法在研究结果中得到验证。研究者发现，登载广告的年长女性表示自己想找社会经济地位高的伴侣，而年轻女性更关心男性的外貌，而非其资历。这是怎么回事呢？难道年轻女性没有认识到，进化心理学家说女性对有能力的男性进化出了需求吗？他们说，男性应该更注重女性的漂亮脸蛋和合适的腰臀比才对，女性不知道这点吗？难道年轻女性没有发现，对财富和地位的执念是根深蒂固地嵌入女性基因中的吗？科学家别无选择，只能硬着头皮解释。或许年轻女性能自立，不再需要或期待男性供养自己，这种现象"正在改变女性择偶的重心"，他们写道。"我们的猜测是，进化使个体有可能发展出一定的行为可塑性，使其可以根据自己的社会经济状况精微调整自己的偏好。"

"**我们的猜测**"？我是不是该说"**我们的猜测**"？有没有哪种理论真的不允许存在"一定的行为可塑性"以回应环境的变化，尤其是涉及择偶问题时？"选择"这个词的意思难道不是根据个人能力在多种选项中权衡得失，然后**挑选**吗？

我再来探讨一下想象力的问题。他们说想象力是天生的特点，说有些人比别人多一些想象力，生活向来不公平，我想思考下这种说法意味着什么。首先是个明显的问题：我们如何定义和测量"好的想象力"。写出好看的电影剧本的人比发明符合人类工程学的雪铲的人更有想象力吗？如果是，人类为何不直接进化出相对更丰富的想象力来呢——为商业，为娱乐，为超过父母，都好啊？那么，你认为这种特点从何而来？用你的想象力想一想！如果想不到，你可以问问进化心理学家。

　　想要搞清想象力的终极来源是极为不可靠的。有些人格特质似乎会一辈子保持惊人的稳定。小时候性格古怪的孩子长大了变得爱发牢骚，天生乐观的人去了临终养老院也会参加瑜伽课和读书俱乐部。如果你想看看特质极端不稳定的例子，为广受好评的畅销书写续集的小说家是个好选择。她的面容多么苍白，她的手指多么无力，她的电脑屏幕多么空旷！连天才也会偶尔弹错琴键，亨德尔的很多音乐听起来很像他的其他曲目，而且听起来让人隐约觉得很像他的英国前辈亨利·珀塞尔。

　　总之，我不知道生理因素与环境因素对于创造力各有多少贡献，就算我听说了具体数字，也会持怀疑态度。我常常因人性中更为残酷和自毁的一面而陷入沉思：我们会从恶毒的流言中得到快感；我们会不假思索地公开威吓他人；历史上的很多创意都来自对武器的设计；婴儿长成儿童，儿童变成青少年，当你正要杀死他们时，他们会先弃你而去。我相信，科学可以解释人类的黑暗面，我们不应因为它们令人失望而指责所有的创意。我坚信，先天与后天的古老争论终将受到厌恶。这种二分法一直是一种假象。很多科学家多年来都在声明这一点，他们希望成为真正的心身交感论者，希望人人都知道先天因素也需要后天因素的参与，探索两者互动的意义。

我举几个例子来说明我们怎样做可以开始理解自己和环境的关系，理解这最初的双螺旋的意义。很简单，想想免疫系统。免疫系统非常神奇。给免疫系统一个它从未遇见过的新微生物，形状像星星，或者五边形、足球、一撮稻草，都可以。免疫系统在几分钟内会设计出一个合适的工具去进攻微生物，这个工具是为对手完美定制的抗体。我们没有足够的基因吩咐免疫蛋白用拿破仑情结对付每一个讨厌的鼻病毒，我们也不需要那么多的基因和蛋白。免疫系统只需要对几个初始蛋白、短链、长链、V 链、J 链剪切粘贴，就能造出浩浩荡荡的大军。如果制造出来的产品有效果，可以杀敌，免疫系统会制造更多。免疫系统是进化的微缩版——快速地尝试多种形式，筛选出最成功的模板，再大规模复制。免疫系统的目的是要抵御不断变化的环境。这种最大限度的灵活性和应对机制，是基因组中唯一"固有的"的设计。

我们的行为跟免疫系统的情况一样：说些打趣的话，披上羽毛围巾，挺胸抬头，面带微笑，当这是个测试。如果有人嘲笑你，就把行头扔了，如果有人赞赏，就加强这种效果。我们的行为不也是这样吗？我们观察自己，不正像研究别人观察我们自己一样吗？我们会绕圈圈，会调整旋钮，会哈哈笑，会突然前倾，会打扑克牌，假装兴奋，会躲躲藏藏，同时希望自己表现得自然，做自己，如果没有效果，会感到无聊，决心明天再努力。想想这个，每次新的社交体验是不是很像免疫反应：是敌是友，对方是组织相容的灵魂伴侣还是装成糖衣炮弹的寄生虫？

实际上，内与外的边界，即你与这个世界的边界总是充满孔隙的，你们总是在协商，讨价还价，争取支持，还会闹情绪。拿啮齿目动物举例子。大鼠很早就开始大量繁殖，雌鼠生完一窝后不久，仍处在哺乳期，便会再次怀孕。如果一窝中 12 只左右的幼崽活下来，继续吃奶，下一窝的性别比例会很平均，6 只雄，6 只雌。但如果有吃奶的幼鼠死掉，下一窝生下的大部分将是雌性。怎么会这样呢？如果幼崽死掉时雌鼠已经怀孕，发育中的胚胎怎么还会变化，长成雌性呢？原来，雌鼠母亲的身体像一根巨大的触须，探听着世界的动向。它的肚子里有几个多余的胚胎。当它的每个乳头都塞在幼鼠的嘴里时，雄性和雌性的胚胎会得到生化信号，开始生长。但如果雌鼠母亲的乳头有段时间空置，它的身体会切断对雄性胚胎的血液供养，多余的雌性胚胎会开始发育。你看，动物在艰难时期想要的还是女儿。女儿是开辟未来的更有力的保证。

这个故事里最重要的是，每一步都有规划，每一个节点都能被察觉，身体与行为的交互都得到了记录和表达。在人类的怀孕过程中发生过这样的对话吗？人类腹中的儿子或女儿也取决于我们的健康、丈夫的汗味或邻居行为传递的信号吗？每当我送女儿去公交站，发现虽然她的学校是男女同校，但周围跟她一起等车的都是女孩，我不禁会想到这个问题。公交车来了，清一色 9 个女孩上了车。不知什么原因，早在 1996 年，住在附近的女性生出了一大批女孩。是因为饮用水，百吉饼，高压冷锋，还是因为同辈人的压力？哦，或许都不是。我们已经幸运地拥有了女儿，干吗还费劲去管什么先天后天的争论呢？

异性相吸？不符合现实

选自 2003 年《纽约时报》

假设大法官安东宁·斯卡利亚（Justice Antonin Scalia）最近猛烈抨击的事情是对的。他认为，通过推翻得克萨斯州的禁止同性性行为法，最高法院为"同性婚姻"铺平了道路。加拿大已经允许同性结婚了，为什么还有人大惊小怪？

毕竟，当性染色体一致的两个人选择彼此作为长期伴侣，他们在择偶策略上只是略微更加引人注意，科学家说他们的择偶策略与大多数异性恋差不多。

一份新报告简洁有力地证明，人类在配偶身上追求的往往是他们最熟悉的形象：自己。漂亮的人想找漂亮的伴侣，有钱人想找穿普拉达的伴侣。对家人朋友忠心耿耿、从不错过一次逾越节家宴的人，希望找的对象是每晚在自己身边酣然入睡的人。

如果翻看报纸上的结婚公告，有人可能会想，那些要结婚的人不会刚好是亲兄妹吧，因为物以类聚嘛。新达尔文主义中的进化心理学对男女择偶策略的差异做过理论总结，但有新的研究结果对此进行了反驳。

根据进化心理学领域广为流传的理论，男性相对更在乎伴侣的外表，而女性往往更关注追求者的财富和抱负。该理论认为，择偶差异可能会让一个美国纽约郊区的富有但相貌平平的金融家娶到一位来自布朗克斯区的美丽女招待：他的物质资源是她进化而来的天性中所希求的，而她的细腰、对称的颧骨和迷人的锁骨，象征着年轻的生殖力和基因品质。

康奈尔大学神经生物学和行为研究系的教授斯蒂芬·T. 埃姆伦博士以及他以前的学生，如今就职于加州大学圣巴巴拉分校生态研究与合成国家中心的彼得·M. 巴斯顿博士给出的新报告中，并没有多少支持男女感情算法差距的证据。

相反，在调查谁在长期关系中想要什么时，研究者发现，那些非常可能追求美貌女性的男性不是富二代，而是那些认为自己很帅气的男性；而那些认为自己富有又有野心的男性更有可能关注未来配偶的财富和地位，而不是她的外貌。

类似的是，认为自己有魅力的女性会将未来丈夫的外表置于他的其他条件之上；而地位显赫的女性希望自己的夫婿懂得正式餐具中四种叉子的用途和摆放位置。

调查列举了十项特征，都符合"越像自己越好"的原则，包括投入、忠诚、家庭责任感、健康、愿意生孩子以及抚养孩子所需的品质。一个人在择偶时如何排列这些特点可以从他对自己的定位中找到答案。

这些发现即将发表在本月的《美国科学院院报》上，调查包括了伊萨卡的 978 位居民，他们的年龄在 18 岁到 24 岁之间，其中大部分是学生，并且，为了易于分析，他们都是异性恋。

"人们似乎寻找的是多个层面的灵魂伴侣，这从进化的角度看是合理的，"埃姆伦博士在电话访谈中说，"我和彼得是进化生物学家，因此我们都很想知道为什么人们要求别人在自己重视的很多事情上像自己。如果你是这样，那么你会遇到一个合得来的伴侣，在相处中少一些摩擦，更有可能形成长期关系以及成功抚养孩子。"

智人的孩子需要十年或更长的时间才能抚养长大，伴侣关系的相对强度可以解释家族延续与家丑不断的差异。

当被问到为什么不把智商这样重要的特征考虑进去时，埃姆伦教授回答说，他们想要保持调查的精简程度，关注与个人"生殖潜力"相关的特征。此外，他补充道，常春藤名校的学生会率先把自己评为家族中的例外，而不是把自己的智商评为中上或优秀。

利物浦大学的进化心理学教授罗宾·邓巴（Robin Dunbar）博士认为这是个"很好的研究，结果也很好"，不过他还是反驳了其中的一些解释，说研究者忽略了人们对理想伴侣的真正期待与认清现实后的勉强接受之间的差异。

得克萨斯大学的心理学博士戴维·M. 巴斯研究过全世界 37 种文化中 1 万多人的择偶情况，他在电子邮件中评价了这份新报告："研究者呈现了很多新的和真实的情况；不幸的是，那些真实的情况不是新的；而那些新的情况不是真实的。"巴斯博士认为，"同类相吸"很常见，他在自己 1994 年出版的书《欲望的进化》（*The Evolution of Desire*）中详尽地讨论了这个问题。

尽管人们一般会寻找与自己有很多共同特征的伴侣，但巴斯博士补充说，他和其他人发现，男性和女性对于伴侣的外表和财富表现出明显不同的重视程度。"研究者选择不去分析男女择偶差异的数据，"他随后补充道，如果去研究这些数据，"你会发现，他们的数据，同世界上很多研究数据一样，都能反映出各种差异。"

埃姆伦博士回答说，是的，巴斯博士和其他人谈到了同类相吸，尽管如此，他们还是强调了择偶偏好的性别差异，巴斯博士的书的第二章和第三章的标题"女人想要什么"和"男人想要别的"清楚地表明了这一点。

相反，埃姆伦教授说，新论文强调的是相似性：个人的自我认知和个人对长期伴侣的偏好之间的相似性，以及男女都依赖"镜像法"来择偶所体现的相似性。他说，强调的重点"是很新颖的"。

至于从性别差异的角度来分析数据，巴斯顿博士在电话访谈中说，是的，性别间存在微小的差异，是的，漂亮女性对男性的钱感兴趣，相较于英俊男性对女性的钱感兴趣，前者的可能性略大；富有的年轻男性比富有的女性略微更多注重潜在对象的外表。

"但与自认为外貌出众的女性选择帅气男性的可能性相比，以及与富有男女选择富有对象的可能性相比，以上所说的差异非常微弱。"巴斯顿博士说。

为了让人了解同类相吸的力量，研究者说，女性在财富、地位和对家庭忠诚（这些被认为是男性作为配偶的好品质）方面的择偶偏好得分中，只有 5% 的差异可以用女性的外表吸引力和忠贞度（相应被认为可以表明女性的生殖价值）来解释，而 35% 以上的差异要看女性对于自己的财富、地位和对家庭忠诚度的评价。

新研究结果在多大程度上可以复制，其结论在其他文化中是否站得住脚，都是未知的。研究者在论文的标题中特别强调说，他们讨论的是"西方社会"中的择偶条件。巴斯顿博士说，一夫多妻文化中的品味和需求可能很不一样，不适合和谐的"配对"理想。

"说到底，人类是复杂的生物，"邓巴博士说，"灵长类动物够差劲的了，人类就更糟了。"

至于感情问题，谁知道镜子的另一面有什么呢?

喜新厌旧不仅仅是男人的游戏

选自 2009 年《纽约时报》

在美国和很多西方国家，当一对夫妻离婚，女方和判给她的孩子所得的平均收入往往会减少 20% 以上，而她毫无羁绊的前夫，以前要拼命赚钱养家，离婚后付来养育孩子的费用却没有相应增加。如获新生的单身汉有了很好的条件吸引更年轻的新妻子，可以建立新家庭。

难怪很多持达尔文主义观点的人观察人类择偶习俗时一直认为，连续结婚其实同社会认可的妻妾成群没什么区别。按照这种传统的进化心理学脚本，不断另寻新欢的男性，跟养了一大群女眷的苏丹一样，只是想"让自己的生殖力最大化"，与尽可能多的妻子生下尽可能多的后代。这是男性，尤其是有权力的男性更倾向的策略，是不是？不管是接二连三，还是同时拥有，男性总要达成一夫多妻的理想。

而女性天生被认为一段时间只能接受一个伴侣。当然，女孩年轻的时候也会到处约会，不过一旦成了家，她就被认为是渴望稳定的。毕竟，她一生中只能生那么多孩子，离婚会增加她贫穷的概率。除非某个暴发户抛弃了她，哪个理智的女性会想再办一次婚礼呢？女性会想，省省吧，我还是老老实实坚持一夫一妻。

《人性》杂志的夏季刊登载了一份报道，作者是加州大学戴维斯分校的莫妮克·伯格霍夫·穆尔德（Monique Borgerhoff Mulder）。报告提出了有力的证据，证明至少在非西方的一些文化中——那里条件艰苦，母亲必须努力保证孩子的存活，连续结婚绝对不只是男性的游戏。正相反，伯格霍夫·穆尔德博士说，她研究坦桑尼亚的平布韦人的生活和感情状态约 15 年，发现他们的连续结婚不太像一夫多妻，而更像一种被某些进化心理学家忽视的策略：一妻多夫，一位女性与尽可能多的男性结合。

伯格霍夫·穆尔德教授的分析发现，尽管平布韦人男性比女性更可能结婚多次，但女性也不差，平均结婚 5 次以上，有时结婚次数甚至超过男性。伯格霍夫·穆尔德博士研究了谁在连续结婚中获得生殖回报最多，以及谁可以让最多孩子活过生命之初最凶险的 5 年，发现女性以微弱的优势胜出。换过两任丈夫的女性，平均而言，会获得更高的生殖成果，孩子的存活率更高，胜过那些没换过丈夫的女性，或者没换过妻子的男性。

连续结婚的男女情况相反，颇惹人争议。在平布韦女性中，配偶数量最多的女性被她们认为是高品质配偶，这种女性最勤劳、可靠，不会贪杯。相反，在平布韦男性中，结婚次数越多的男性地位越低，他们更有可能变成游手好闲的醉汉。

"我们太习惯认为，男性会从多次婚姻中获益，而女性不会，认为女性是多次结婚的受害者，"伯格霍夫·穆尔德博士说，"但我的数据表明，平布韦女性会随着自己经济状况的起伏而有策略地选择男性、抛弃男性、重新结婚。"

虽然只是初步的分析，但其所依凭的数据更为详尽，来自研究者在非西方文化中辛苦收集的有关婚姻和生殖模式的数据集。数据结果说明我们要避免随便下结论，这种做法常常会像大学生回答教授的调查问卷那样，对深刻的人性做出概括性的定论。伯格霍夫·穆尔德博士说，从古至今，在各个文化中，"女性的生殖策略都有着令人惊异的多样性"。

新墨西哥大学的进化心理学家杰弗里·F. 米勒同意这个观点。"进化心理学和人类学确实需要从各个维度上认真看待女性视角，"米勒博士说，"男性主导的连续婚姻，可以叫作一夫多妻，如果是女性主动选择，则是一妻多夫，但不同文化中女性解除婚姻关系的能力被大大低估了。"

多年来，平布韦文化受到了殖民主义和政府干预的破坏，无法作为精美的展品反映我们祖先的生活，但人们面对的挑战更多基于生存，而不是拼命让孩子上精英幼儿园。平布韦人生活在小村庄里，极少拥有自己的财产，他们以耕地、饲养牲畜、捕鱼、打猎、采集为生。实际上，所有平布韦人都会至少结一次婚，伯格霍夫·穆尔德博士说，他们结婚不需要法官、牧师的祝福，不去拉斯维加斯度蜜月。"婚姻没有任何形式的仪式，"她说，"一方离开，这段婚姻就结束了。"

也不存在非常正式的性别分工。"在耕地方面，男女做的工作差不多，"伯格霍夫·穆尔德博士说，"男人会做饭、带孩子。"

西方的男性比女性控制的资源多得多，在中东和非洲等传统畜牧社会，女性完全依赖于丈夫的财富，如果离婚，可能连一只瘸腿的羊都分不到，而平布韦女性不同，她们是独立的，可以与男性共享资源。

但这不意味着母亲可以独自带孩子。与现代西方社会相反的是，平布韦的儿童死亡情况严峻，养活一个孩子需要一个以上的成年人。勤劳的好丈夫是笔好资产——丈夫的亲戚也是。进化理论学家莎拉·布莱弗·赫迪提出，结婚次数多的平布韦女性生下的孩子相对活得好的原因是，孩子有一大群照顾者。"女性为自己的孩子集合了更多保护、更多投资和更多的社会关系，"她说，"很多人把这种行为称作滥交，而我觉得这是慈母的苦心。"

如果四处为家能帮助小鹅飞翔，那么母鹅与公鹅一样，会觉得流浪很有吸引力。

参考文献

Abusharaf, Rogaia Mustafa. 1998. "Unmasking Tradition." *The Sciences,* Mar.–Apr.

Alberts, Bruce, et al. 1989. *Molecular Biology of the Cell.* New York: Garland.

Anderson, Peter B., and Ronelle Aymami. 1993. "Reports of Female Initiation of Sexual Contact: Male and Female Differences." *Archives of Sexual Behavior* 22: 335–43.

Arn, Pamela, et al. 1994. "SRVX, a Sex Reversing Locus in XP21.2–p22.11." *Human Genetics* 93: 389–93.

Austad, Steven N. 1994. "Menopause: An Evolutionary Perspective." *Experimental Gerontology* 29: 255–63.

_____. 1997. *Why We Age.* New York: John Wiley & Sons.

Ayalah, Daphna, and Isaac J. Weinstock. 1979. *Breasts: Women Speak About Their Breasts and Their Lives.* New York: Summit.

Bachmann, Gloria A. 1990. "Hysterectomy: A Critical Review." *Journal of Reproductive Medicine* 35: 839–62.

Bailey, J. M., et al. 1994. "Effects of Gender and Sexual Orientation on Evolutionarily Relevant Aspects of Human Mating Psychology." *Journal of Personality and Social Psychology* 66: 1081–93.

Baker, Robin, and Mark A. Bellis. 1996. *Human Sperm Competition: Copulation, Masturbation and Infidelity.* New York: Chapman & Hall.

Bardoni, B., et al. 1994. "Dosage Sensitive Locus at Chromosome Xp21 Is Involved in Male to Female Sex Reversal." *Nature Genetics* 7: 497–501.

Barentsen, R. 1996. "The Climacteric in the Netherlands: A Review of Dutch Studies on Epidemiology, Attitudes and Use of Hormone Replacement Therapy." *European Journal of Obstetrics, Gynecology and Reproductive Biology* 64: S7–11.

Barker, Tara. 1998. *The Woman's Book of Orgasm.* Secaucus, N.J.: Citadel.

Barnard, Mary. 1958. *Sappho: A New Translation.* Berkeley: University of California Press.

Bass, Thomas A. 1993. *Reinventing the Future: Conversations with the World's Leading Scientists.* Reading, Mass.: Addison-Wesley.

Bear, David. 1991. "Neurological Perspectives on Aggressive Behavior." *Journal of Neuropsychiatry* 3: 53–58.

_____. 1997. "The Neuropsychiatry of Aggression." In *Neuropsychiatry: A Comprehensive Textbook.* Edited by B. S. Fogel, B. Schiffer, and R. B. Schiffer. Baltimore: Williams and Wilkins.

Beauchamp, Gary K., et al. 1995. "Evidence Suggesting that the Odortypes of Pregnant Women Are a Compound of Maternal and Fetal Odortypes." *Proceedings of the National Academy of Sciences* 92: 2617–21.

Beauvoir, Simone de. 1952. *The Second Sex.* New York: Random House.

Beckerman, Stephen, et al. 1998. "The Barí Partible Paternity Project Preliminary Results." *Current Anthropology* 39: 164–67.

Benderly, Beryl Lieff. 1994. "The Testosterone Excuse." *Glamour,* Mar.

Benton, Robin, et al. 1993. "'Breaking the Law,' a Metaphor for Female Empowerment Through Aggression." *Journal of the American Academy of Psychoanalysis* 21: 133–47.

Bhasin, Shalender, et al. 1996. "The Effects of Supraphysiologic Doses of Testosterone on Muscle Size and Strength in Normal Men." *New England Journal of Medicine* 335: 1–7.

Bianchi, Diana W., et al. 1996. "Male Fetal Progenitor Cells Persist in Maternal Blood for as Long as 27 Years Postpartum." *Proceedings of the National Academy of Sciences* 93: 705–8.

Binkley, Sue A. 1995. *Endocrinology.* New York: HarperCollins.

Bjork, J. M., et al. 1997. "A Positive Correlation Between Self-Ratings of Depression and Laboratory-Measured Aggression." *Psychiatry Research* 69: 33–38.

Björkqvist, Kaj. 1994. "Sex Differences in Physical, Verbal, and Indirect Aggression: A Review of Recent Research." *Sex Roles* 30: 177–88.

Björkqvist, Kaj, and Pekka Niemela, eds. 1992. *Of Mice and Women: Aspects of Female Aggression.* New York: Academic Press.

Bjorkqvist, Kaj, et al. 1992. "Do Girls Manipulate and Boys Fight?" *Aggressive Behavior* 18: 117–27.

_____. 1994. "Aggression among University Employees." *Aggressive Behavior* 20: 173–84.

_____. 1994. "Sex Differences in Covert Aggression among Adults." *Aggressive Behavior* 20: 27–33.

_____. 1994. "Testosterone Intake and Aggressiveness." *Aggressive Behavior* 20: 17–26.

Blum, Deborah. 1997. *Sex on the Brain.* New York: Viking.

Blumberg, G., et al. 1996. "Women's Attitudes Toward Menopause and Hormone Replacement Therapy." *International Journal of Gynaecology and Obstetrics* 54: 271–77.

Blumberg, M., et al. 1992. "Facultative Sex Ratio Adjustment in Norway Rats: Litters Born Asynchronously Are Female Biased." *Behavioral Ecology and Sociobiology* 31: 401–8.

Blumstein, Philip, and Pepper Schwartz. 1985. *American Couples: Money, Work, Sex.* New York: William Morrow.

Blurton Jones, Nicholas. 2000. "Hunter-Gatherer Divorce Rates and the Paternal Investment Theory of Human Pair-Bonding." In *Adaptation and Human Behavior.* Edited by L. Cronk et al. Hawthorne, N.Y.: Aldine de Gruyter.

Boston Women's Health Collective. 1992. *The New Our Bodies, Ourselves.* New York: Simon & Schuster.

Brody, Jane. 1997. "Personal Health: First of Two Columns on Hormone Replacement." *New York Times,* Aug. 20.

Brotherton, Peter N. M., and Martha B. Manser. "Female Dispersion and the Evolution of Monogamy in the Dik-dik." *Animal Behaviour* 54: 1413–24.

Burleson, M. H., et al. 1995. "Heterosexual Activity: Relationship with Ovarian Function." *Psychoneuroendocrinology* 20: 405–21.

Buss, David. 1989. "Sex Differences in Human Mate Preferences." *Behavioral and Brain Sciences* 12: 1–49.

_____. 1994. *The Evolution of Desire.* New York: Basic Books.

_____. 1995. "Psychological Sex Differences." *American Psychologist,* Mar.: 164–68.

Cadden, Joan. 1993. *Meanings and Differences*. Cambridge, England: Cambridge University Press.

Carani, Cesare. 1997. "Effect of Testosterone and Estradiol in a Man with Aromatase Deficiency." *New England Journal of Medicine* 337: 91–95.

Carlson, Karen J., et al. 1993. "Indications for Hysterectomy." *New England Journal of Medicine* 328: 856–60.

Carter, C. Sue. 1998. "Neuroendocrine Perspectives on Social Attachment and Love." *Psychoneuroendocrinology* 23: 779–818.

Carter, C. Sue, et al., eds. 1997. *The Integrative Neurobiology of Affiliation*. New York: New York Academy of Sciences.

Cashdan, Elizabeth. 1995. "Hormones, Sex, and Status in Women." *Hormones and Behavior* 29: 354–66.

_____. 1997. "Women's Mating Strategies." *Evolutionary Anthropology* 5: 134–42.

Ceronetti, Guido. 1993. *The Silence of the Body*. New York: Farrar, Straus, & Giroux.

Chard, T., and J. G. Grudzinskas. 1994. *The Uterus*. Cambridge, England: Cambridge University Press.

Chehab, F. F., et al. 1997. "Early Onset of Reproductive Function in Normal Female Mice Treated with Leptin." *Science* 275: 88–90.

Clutton-Brock, T. H., and G. A. Parker. 1995. "Sexual Coercion in Animal Societies." *Animal Behaviour* 49: 1345–65.

Constantino, J. N., et al. 1993. "Testosterone and Aggression in Children." *Journal of the American Academy of Child and Adolescent Psychiatry* 32: 1217–22.

Crews, David. 1993. "The Organizational Concept and Vertebrates Without Sex Chromosomes." *Brain Behavior and Evolution* 42: 202–14.

Dabbs, James M., Jr., and Marian F. Hargrove. 1997. "Age, Testosterone, and Behavior among Female Prison Inmates." *Psychosomatic Medicine* 59: 477–80.

Dabbs, James M., et al. 1998. "Trial Lawyers and Testosterone: Blue-Collar Talent in a White-Collar World." *Journal of Applied Social Psychology* 28: 84–94.

Denby, David. 1997. "In Darwin's Wake." *The New Yorker*, July 21.

DeVries, Courtney A., et al. 1996. "The Effects of Stress on Social Preferences Are Sexually Dimorphic in Prairie Voles." *Proceedings of the National Academy of Sciences* 93: 11980–84.

de Waal, Frans. 1989. *Peacemaking among Primates.* Cambridge, Mass.: Harvard University Press.

_____. 1995. "Bonobo Sex and Society." *Scientific American*, Mar.: 82–88.

_____. 1996. *Good Natured.* Cambridge, Mass.: Harvard University Press.

de Waal, Frans, and Frans Lanting. 1997. *Bonobo: The Forgotten Ape.* Berkeley: University of California Press.

Diamond, Jared. 1996. "Why Women Change." *Discover*, July.

Dumas, Janifer. 1997. "Tales of a Lingerie Saleswoman." *New York Times Magazine*, Sept. 21.

Eagly, Alice H. 1995. "The Science and Politics of Comparing Women and Men." *American Psychologist*, Mar.: 145–58.

Eagly, Alice H., and Valerie J. Steffen. 1986. "Gender and Aggressive Behavior: A Meta-analytic Review of the Social Psychological Literature." *Psychological Bulletin* 100: 309–30.

Ehrlich, Paul R. *Human Natures: Genes, Cultures, and Human Prospects.* Washington, D.C.: Island Press, 2000.

Eschenbach, David A. 1993. "History and Review of Bacterial Vaginosis." *American Journal of Obstetrics and Gynecology* 169: 441–45.

Fausto-Sterling, Anne. 1992. *Myths of Gender.* New York: Basic Books.

Fieser, Louis F., and Mary Fieser. 1959. *Steroids.* New York: Reinhold.

Fildes, Valerie. 1986. *Breasts, Bottles, and Babies: A History of Infant Feeding.* Edinburgh: Edinburgh Press.

Fink, G., et al. 1996. "Estrogen Control of Central Neurotransmission: Effect on Mood, Mental State, and Memory." *Cellular and Molecular Neurobiology* 6: 325–44.

Finkelstein, Jordan W., et al. 1994. "The Relationship Between Aggressive Behavior and Puberty in Normal Adolescents: A Longitudinal Study." *Journal of Adolescent Health* 15: 319–26.

Fisher, Helen E. 1982. *The Sex Contract: The Evolution of Human Behavior.* New York: William Morrow.

_____. 1992. *Anatomy of Love.* New York: W. W. Norton.

_____. 1998. "Lust, Attraction, and Attachment in Mammalian Reproduction." *Human Nature* 9: 23–52.

Frank, L. G., et al. 1994. "Giving Birth Through a Penile Clitoris: Parturition and Dystocia in the Spotted Hyena." *Journal of Zoology* 234: 659–90.

Frisch, Rose E. 1994. "The Right Weight: Body Fat, Menarche and Fertility." *Proceedings of the Nutrition Society* 53: 113–29.

Fuller, Roy W. 1995. "Neural Functions of Serotonin." *Scientific American Science & Medicine,* July–Aug.: 48–57.

Gagneux, Pascal, et al. 1997. "Furtive Mating in Female Chimpanzees." *Nature* 387: 358–59.

Gale, Catharine R., and Christopher N. Martyn. 1996. "Breastfeeding, Dummy Use, and Adult Intelligence." *The Lancet* 347: 1072–75.

Garcia, Guy. 1994. "Chrissie Hynde Still Rocks; She's Just Mellower." *New York Times,* June 12.

Gladwell, Malcolm. 1997. "The Estrogen Question." *The New Yorker,* June 9.

Goto, Hiromi. 1996. "Tales from the Breast." *Ms.,* Sept.–Oct. Readers' responses, *Ms.,* Jan.–Feb. 1997.

Gougeon, Alain. 1996. "Regulation of Ovarian Follicular Development in Primates: Facts and Hypotheses." *Endocrine Reviews* 17: 121–55.

Gould, James L., and Carol Grant Gould. 1997. *Sexual Selection.* New York: Scientific American Library.

Gould, Stephen Jay, ed. 1993. *The Book of Life.* New York: W. W. Norton.

Gould, S. J., and R. C. Lewontin. 1979. "The Spandrels of San Marco and the Panglossian Paradigm: A Critique of the Adaptationist Programme." *Proceedings of the Royal Society of London* 205: 581–98.

Gowaty, Patricia Adair. 1996. "Battles of the Sexes and the Origins of Monogamy." *Partnerships in Birds.* Oxford, England: Oxford University Press.

_____. 1996. "Field Studies of Parental Care in Birds." *Advances in the Study of Behavior* 25: 477–531.

_____. 1996. "Multiple Mating by Females Selects for Males That Stay." *Animal Behavior* 51: 482–84.

_____, ed. 1997. *Feminism and Evolutionary Biology.* New York: Chapman & Hall.

_____. 1997. "Principles of Females' Perspectives in Avian Behavioral Ecology." *Journal of Avian Biology* 28: 95–102.

女性之书

_____. 1998. "Ultimate Causation of Aggressive and Forced Copulation in Birds: Female Resistance, the CODE Hypothesis, and Social Monogamy." *American Zoologist* 38: 207–25.

Gravanis, A., et al. 1994. "Interaction Between Steroid Hormones and Endometrial Opioids." *Annals of the New York Academy of Sciences* 734: 245–56.

Grodstein, F., et al. 1997. "Postmenopausal Hormone Therapy and Mortality." *New England Journal of Medicine* 336: 1769–75.

Gustafsson, Jan-Åke. 1997. "Estrogen Receptor b—Getting In on the Action?" *Nature Medicine* 3: 493.

Haas, Adelaide, and Susan L. Puretz. 1995. *The Woman's Guide to Hysterectomy.* Berkeley: Celestial Arts.

Hager, Lori D., ed. 1997. *Women in Human Evolution.* London: Routledge.

Hamer, Dean, and Peter Copeland. 1998. *Living with Our Genes.* New York: Doubleday.

Hawkes, K., et al. 2000. "The Grandmother Hypothesis and Human Evolution." In *Adaptation and Evolutionary Biology.* Edited by L. Cronk et al. Hawthorne, N.Y.: Aldine de Gruyter.

_____. 1997. "Hadza Women's Time Allocation, Offspring Provisioning, and the Evolution of Long Postmenopausal Life Spans." *Current Anthropology* 38: 551–77.

_____. 1998. "Grandmothering, Menopause, and the Evolution of Human Life Histories." *Proceedings of the National Academy of Sciences* 95: 1–4.

Hillier, Sharon L. 1993. "Diagnostic Microbiology of Bacterial Vaginosis." *American Journal of Obstetrics and Gynecology* 169: 455–59.

Hollander, Anne. 1994. *Sex and Suits.* New York: Knopf.

Hoogland, John L. "Why Do Female Gunnison's Prairie Dogs Copulate with More than One Male?" *Animal Behaviour* 55: 351–59.

Horgan, John. 1995. "The New Social Darwinists." *Scientific American*, Oct.

Hrdy, Sarah Blaffer. 1981. "'Nepotists' and 'Altruists': The Behavior of Old Females among Macaques and Langur Monkeys." In *Other Ways of Growing Old.* Edited by P. Amoss and S. Harrell. Stanford, Calif.: Stanford University Press.

_____. 1981. *The Woman That Never Evolved.* Cambridge, Mass.: Harvard University Press.

_____. 1995. "Natural-Born Mothers." *Natural History,* Dec.

_____. 1997. "Raising Darwin's Consciousness: Female Sexuality and the Prehominid Origins of Patriarchy." *Human Nature* 8: 1–50.

Hrdy, Sarah Blaffer, and Daniel B. Hrdy. 1976. "Hierarchical Relations among Female Hanuman Langurs." *Science* 193: 913–15.

Hubbard, Ruth, et al., eds. 1982. *Biological Woman: The Convenient Myth.* Rochester, Vt.: Schenkman.

Hunter, M. S., and K. L. Liao. 1994. "Intentions to Use Hormone Replacement Therapy in a Community Sample of 45-Year-Old Women." *Maturitas* 20: 13–23.

Hyde, Janet Shibley, and Elizabeth Ashby Plant. 1995. "Magnitude of Psychological Gender Differences." *American Psychologist,* Mar.: 159–61.

Institute of Medicine Committee on Nutritional Status During Pregnancy and Lactation. 1990. "Milk Composition." In *Nutrition During Lactation.* Washington, D.C.: National Academy Press.

Jafrati, Mark D., et al. 1997. "Estrogen Inhibits the Vascular Injury Response in Estrogen Receptor a-Deficient Mice." *Nature Medicine* 3: 545–48.

Jolly, Alison. *Lucy's Legacy: Sex and Intelligence in Human Evolution.* Cambridge, Mass: Harvard University Press, 1999.

Kalloo, N. B., et al. 1993. "Sexually Dimorphic Expression of Estrogen Receptors, But Not of Androgen Receptors, in Human Female External Genitalia." *Journal of Clinical Endocrinology and Metabolism* 77: 692–98.

Kandel, Eric R., et al. 1995. *Essentials of Neural Science and Behavior.* Norwalk, Conn.: Appleton & Lange.

Katzenellenbogen, Benita S., and Kenneth S. Korach. 1997. "Editorial: A New Actor in the Estrogen Receptor Drama — enter ER-b." *Endocrinology* 138: 861–62.

Kauppila, Olavi, et al. 1985. "Prolapse of the Vagina after Hysterectomy." *Surgery, Gynecology & Obstetrics* 161: 9–11.

Kevles, Bettyann. 1986. *Female of the Species.* Cambridge, Mass.: Harvard University Press.

Koldovsky, Otakar. 1994. "Hormones in Milk." In *Vitamins and Hormones.* New York: Academic Press.

Kuhnle, U., et al. 1993. "Partnership and Sexuality in Adult Female Patients with Congenital Adrenal Hyperplasia." *Journal of Steroid Biochemistry and Molecular Biology* 45: 123–26.

Kuiper, George G. J. M., et al. 1996. "Cloning of a Novel Estrogen Receptor Expressed in Rat Prostate and Ovary." *Proceedings of the National Academy of Sciences* 93: 5925–30.

_____. 1997. "Comparison of the Ligand Binding Specificity and Transcript Tissue Distribution of Estrogen Receptors a and b." *Endocrinology* 138: 863–70.

Laan, Ellen. 1994. *Determinants of Sexual Arousal in Women.* Amsterdam: University of Amsterdam Monographs.

Laan, Ellen, et al. 1994. "Women's Sexual and Emotional Responses to Male- and Female-Produced Erotica." *Archives of Sexual Behavior* 23: 153–69.

Landau, Carol, et al. 1994. *The Complete Book of Menopause.* Berkeley: Perigee.

Laqueur, Thomas. 1990. *Making Sex: Body and Gender from the Greeks to Freud.* Cambridge, Mass.: Harvard University Press.

Lavoisier, Pierre, et al. 1995. "Clitoral Blood Flow Increases Following Vaginal Pressure Stimulation." *Archives of Sexual Behavior* 24: 37–45.

Lerner, Gerda. 1986. *The Creation of Patriarchy.* New York: Oxford University Press.

_____. 1993. *The Creation of Feminist Consciousness.* New York: Oxford University Press.

Levin, R. J. 1991. "VIP, Vagina, Clitoral and Periurethral Glans—An Update on Human Female Genital Arousal." *Experiments in Clinical Endocrinology* 98: 61–69.

Levin, R. J., and G. Wagner. 1985. "Orgasm in Women in the Laboratory—Quantitative Studies on Duration, Intensity, Latency, and Vaginal Blood Flow." *Archives of Sexual Behavior* 14: 439–49.

Lorch, Donatella. 1996. "Bride Wore White, Groom Hopes for Parole." *New York Times,* Sept. 5.

Love, Susan M. 1997. "Sometimes Mother Nature Knows Best." *New York Times,* Mar. 20.

Love, Susan M., and Karen Lindsey. 1995. *Dr. Susan Love's Breast Book.* New York: Perseus.

_____. 1997. *Dr. Susan Love's Hormone Book.* New York: Random House.

Lowry, Thomas P. 1978. *The Classic Clitoris.* Chicago: Nelson-Hall.

Lowry, Thomas P., and T. S. Lowry, eds. 1976. *The Clitoris.* St. Louis: Warren H. Green.

Manson, Joseph H., et al. 1997. "Nonconceptive Sexual Behavior in Bonobos and Capuchins." *International Journal of Primatology* 18: 767–86.

Martin, Emily. 1992. *The Woman in the Body.* Boston: Beacon Press.

Masters, William H., and Virginia E. Johnson. 1966. *Human Sexual Response.* Boston: Little, Brown.

Matteo, Sherri, and Emilie F. Rissman. 1984. "Increased Sexual Activity During the Midcycle Portion of the Human Menstrual Cycle." *Hormones and Behavior* 18: 249–55.

Mazur, Allan. 1998. "Testosterone and Dominance in Men." *Behavioral and Brain Sciences* 21: 353–97.

McClintock, Martha K. 1971. "Menstrual Synchrony and Suppression." *Nature* 291: 244–45.

_____. 1981. "Social Control of the Ovarian Cycle and the Function of Estrous Synchrony." *American Zoologist* 21: 243–56.

McEwen, B. S. 1997. "Meeting Report — Is There a Neurobiology of Love?" *Molecular Psychiatry* 2: 15–16.

Michael, Robert T., et al. 1994. *Sex in America.* Boston: Little, Brown.

Michel, George F., and Celia L. Moore. 1995. *Developmental Psychobiology.* Cambridge, Mass.: MIT Press.

Miles, Margaret R. 1986. "The Virgin's One Bare Breast: Female Nudity and Religious Meaning in Tuscan Early Renaissance Cultures." In *The Female Body in Western Culture.* Edited by Susan Rubin Sulerman. Cambridge, Mass.: Harvard University Press.

Mitchell, George W., Jr., and Lawrence W. Bassett, eds. 1990. *The Female Breast and Its Disorders.* Baltimore: Williams and Wilkins.

Modney, B. K., and G. I. Hatton. 1994. "Maternal Behaviors: Evidence That They Feed Back to Alter Brain Morphology and Function." *Acta Pediatrica Supplement* 397: 29–32.

Money, John. 1997. *Principles of Developmental Sexology.* New York: Continuum.

Morbeck, Mary Ellen, et al., eds. 1997. *The Evolving Female.* Princeton, N.J.: Princeton University Press.

Morgan, Elaine. 1982. *The Aquatic Ape.* New York: Stein and Day.

_____. 1994. *The Scars of Evolution*. New York: Oxford University Press.

_____. 1995. *The Descent of the Child*. New York: Oxford University Press.

Morishima, A., et al. 1995. "Aromatase Deficiency in Male and Female Siblings Caused by a Novel Mutation and the Physiological Role of Estrogens." *Journal of Clinical Endocrinology and Metabolism* 80: 3689–98.

Morris, Desmond. 1967. *The Naked Ape*. New York: McGraw-Hill.

_____. 1985. *Bodywatching*. New York: Crown.

_____. 1994. *The Human Animal*. New York: Crown.

Myers, L. S., et al. "Effects of Estrogen, Androgen, and Progestin on Sexual Psychophysiology and Behavior in Postmenopausal Women." *Journal of Clinical Endocrinology and Metabolism* 70: 1124–31.

Nelson, Miriam E. 1997. *Strong Women Stay Young*. New York: Bantam.

Nelson, Randy J. 1995. *An Introduction to Behavioral Endocrinology*. Sunderland, Mass.: Sinauer Assoc.

Neville, Margaret C. 1987. *The Mammary Gland: Development, Regulation and Function*. New York: Plenum Press.

Newman, Jack. 1995. "How Breast Milk Protects Newborns." *Scientific American*, Dec.: 76–79.

Nicolson, Paula. 1995. "The Menstrual Cycle, Science and Femininity." *Social Science and Medicine* 41: 779–84.

Niemala, Pekka. 1992. "Lady Macbeth as a Problem for Shakespeare." In *Of Mice and Women*. Edited by K. Bjorkqvist and P. Niemala. San Diego: Academic Press.

Nilsson, Lennart, and Lars Hamberger. 1990. *A Child Is Born*. New York: Doubleday.

Nishimori, Katsuhiko, et al. 1996. "Oxytocin Is Required for Nursing But Is Not Essential for Parturition or Reproductive Behavior." *Proceedings of the National Academy of Sciences* 93: 11699–704.

Nissen, E., et al. 1998. "Oxytocin, Prolactin, Milk Production and Their Relationship with Personality Traits in Women after Vaginal Delivery or Cesarean Section." *Journal of Psychosomatic Obstetrics and Gynecology* 19: 49–58.

Nuland, Sherwin B. 1997. *The Wisdom of the Body*. New York: Knopf.

Ogawa, Sonoko, et al. 1997. "Behavioral Effects of Estrogen Receptor Gene

Disruption in Male Mice." *Proceedings of the National Academy of Sciences* 94: 1476–81.

_____. 1997. "Reversal of Sex Roles in Genetic Female Mice by Disruption of Estrogen Receptor Gene." *Neuroendocrinology* 64: 467–70.

Oliver, Mary Beth, and Janet Shibley Hyde. 1993. "Gender Differences in Sexuality: A Meta-analysis." *Psychological Bulletin* 114: 29–51.

Osterman, Karin, et al. 1994. "Peer and Self-Estimated Aggression and Victimization in 8-Year-Old Children from Five Ethnic Groups." *Aggressive Behavior* 20: 411–28.

Packer, Craig, et al. 1998. "Reproductive Cessation in Female Mammals." *Nature* 329: 807–11.

Palmon, Aaron, et al. 1994. "The Gene for the Neuropeptide Gonadotropin-releasing Hormone Is Expressed in the Mammary Gland of Lactating Rats." *Proceedings of the National Academy of Sciences* 91: 4994–96.

Peccei, J. S. 1995. "A Hypothesis for the Origin and Evolution of Menopause." *Maturitas* 21: 83–89.

Pedersen, Cort A., et al., eds. 1992. *Oxytocin in Maternal, Sexual, and Social Behaviors.* New York: New York Academy of Sciences.

Perry, Ruth. 1992. "Colonizing the Breast." In *Forbidden History.* Edited by John C. Font. Chicago: University of Chicago Press.

Pham, K. T., et al. 1997. "Ovarian Aging and Hormone Replacement Therapy. Hormonal Levels, Symptoms, and Attitudes of African-American and White Women." *Journal of General Internal Medicine* 12: 230–36.

Pinker, Steven. 1997. *How the Mind Works.* New York: W. W. Norton.

_____. 1998. "Boys Will Be Boys." *The New Yorker,* Feb. 9.

Plath, Sylvia. 1966. *Ariel.* New York: Harper and Row.

_____. 1992. *Letters Home: Correspondence 1950–1963.* New York: HarperPerennial.

Population Council Research. 1997. "Female Genital Mutilation: Common, Controversial, and Bad for Women's Health." *Population Briefs* 3, no. 2.

Profet, Margie. 1993. "Menstruation as a Defense Against Pathogens Transported by Sperm." *Quarterly Review of Biology* 68: 335–86.

Pusey, Anne, et al. 1997. "The Influence of Dominance Rank on the Reproductive Success of Female Chimpanzees." *Nature* 277: 827–31.

Quakenbush, Debra M., et al. 1995. "Gender Effects of Romantic Themes in Erotica." *Archives of Sexual Behavior* 24: 21–35.

女性之书

Redmond, Geoffrey. 1995. *The Good News about Women's Hormones.* New York: Warner.

Rhode, Deborah L. 1990. *Theoretical Perspectives on Sexual Difference.* New Haven, Conn.: Yale University Press.

Rich, Adrienne. 1986. *Of Woman Born.* New York: W. W. Norton.

Rink, J. D., et al. 1996. "Cellular Characterization of Adipose Tissue from Various Body Sites of Women." *Journal of Clinical Endocrinology and Metabolism* 81: 2443–47.

Rissman, Emilie F., et al. 1997. "Estrogen Receptors Are Essential for Female Sexual Receptivity." *Endocrinology* 138: 507–10.

Rose, Hilary, and Steven Rose, eds. *Alas, Poor Darwin: Arguments Against Evolutionary Psychology.* New York: Random House, 2000.

Rosenberg, Karen, and Wenda Trevathan. 1996. "Bipedalism and Human Birth: The Obstetrical Dilemma Revisited." *Evolutionary Anthropology* 4: 161–68.

Rosenthal, Elisabeth. 1991. "The Forgotten Female." *Discover,* Dec. 22–27.

Roth, Philip. 1995. *Sabbath's Theater.* Boston: Houghton Mifflin.

Roueche, Berton. 1996. *The Man Who Grew Two Breasts.* New York: Plume.

Ryan, K. J., et al., eds. 1995. *Kistner's Gynecology: Principles and Practice.* 6th ed. St. Louis: Mosby.

Sane, Kumud, and Ora Hirsch Pescovitz. 1992. "The Clitoral Index: A Determination of Clitoral Size in Normal Girls and in Girls with Abnormal Sexual Development." *Journal of Pediatrics* 120: 264–66.

Sapolsky, Robert. 1997. "Testosterone Rules." *Discover,* Mar.: 45–50.

Schaal, B., et al. 1996. "Male Testosterone Linked to High Social Dominance But Low Physical Aggression in Early Adolescence." *Journal of the American Academy of Child and Adolescent Psychiatry* 35: 1322–30.

Schiebinger, Londa. 1993. *Nature's Body.* Boston: Beacon Press.

—————. 1993. "Why Mammals Are Called Mammals: Gender Politics in Eighteenth-Century Natural History." *American Historical Review* 98: 382–411.

Schlinger, Barney A. 1994. "Estrogens and Song: Products of the Songbird Brain." *BioScience* 44: 605–12.

Schmid, Patricia C., et al. 1997. "Changes in Anandamide Levels in Mouse Uterus Are Associated with Uterine Receptivity for Embryo Implantation." *Proceedings of the National Academy of Sciences* 94: 4188–92.

Schwartz, Charles E. 1993. "X-linked Mental Retardation." *American Journal of Human Genetics* 52: 1025–31.

Schwartz, Lynne Sharon. 1987. *The Melting Pot and Other Subversive Stories.* New York: Harper and Row.

Shaw, Evelyn, and Joan Darling. 1985. *Female Strategies.* New York: Touchstone.

Short, R. V., and E. Balaban, eds. 1994. *The Differences Between the Sexes.* Cambridge, England: Cambridge University Press.

Shulkin, Jay, ed. 1993. *Hormonally Induced Changes in Mind and Brain.* San Diego: Academic Press.

Silber, Marta. 1994. "Menstrual Cycle and Work Schedule: Effects on Women's Sexuality." *Archives of Sexual Behavior* 23: 397–404.

Simons, Anna. 1997. "In War, Let Men Be Men." *New York Times,* Apr. 23.

Singh, D. 1993. "Body Shape and Women's Attractiveness — The Critical Role of Waist-to-Hip Ratio." *Human Nature* 4: 297–322.

Singh, D., et al. 1998. "Frequency and Timing of Coital Orgasm in Women Desirous of Becoming Pregnant." *Archives of Sexual Behavior* 27: 15–29.

Skuse, D. H., et al. 1997. "Evidence from Turner's Syndrome of an Imprinted X-linked Locus Affecting Cognitive Function." *Nature* 387: 705–8.

Sloane, Ethel. 1993. *Biology of Women.* New York: Delmar.

Small, Meredith F. 1993. *Female Choices.* Ithaca, N.Y.: Cornell University Press.

_____. 1995. *What's Love Got to Do with It?* New York: Anchor Books.

_____. 1998. *Our Babies, Ourselves.* New York: Anchor Books.

Smith, Eric P., et al. 1994. "Estrogen Resistance Caused by a Mutation in the Estrogen-Receptor Gene in a Man." *New England Journal of Medicine* 331: 1056–61.

Smuts, Barbara. 1992. "Male Aggression Against Women: An Evolutionary Perspective." *Human Nature* 3: 1–44.

_____. 1995. "Apes of Wrath." *Discover,* Aug. 35–37.

_____. 1995. "The Evolutionary Origins of Patriarchy." *Human Nature* 6: 1–32.

Smuts, Barbara, and Robert W. Smuts. 1993. "Male Aggression and Sexual Coercion of Females in Nonhuman Primates and Other Mammals." *Advances in the Study of Behavior* 22: 1–63.

Stern, Kathleen, and Martha McClintock. 1998. "Regulation of Ovulation by Human Pheromones." *Nature* 392: 177–79.

Stevens, Jane E. 1995. "Hyenas Yield Clues to Human Infertility, Aggression." *Technology Review*, Feb.–Mar.

Strassmann, Beverly I. 1992. "The Function of Menstrual Taboos among the Dogon: Defense Against Cuckoldry?" *Human Nature* 3: 89–131.

_____. 1996. "The Evolution of Endometrial Cycles and Menstruation." *Quarterly Review of Biology* 71: 181–220.

Strausz, Ivan. 1993. *You Don't Need a Hysterectomy*. Reading, Mass.: Addison-Wesley.

Suplee, Curt. 1996. "Animal Researchers Transplant Sperm-producing Cells from Species to Species." *Washington Post*, May 30.

Symons, Donald. 1979. *The Evolution of Human Sexuality*. New York: Oxford University Press.

Taylor, Timothy. 1996. *The Prehistory of Sex*. New York: Bantam.

Tilly, Jonathan L., and Valerie S. Ratts. 1996. "Biological and Clinical Importance of Ovarian Cell Death." *Contemporary Ob/Gyn*, Mar.

Tingley, Deborah. 1996. "Evolutions: Steroid-Hormone Receptor Signaling." *Journal of NIH Research* 8: 81–87.

Toesca, Amelia, et al. 1996. "Immunohistochemical Study of the Corpora Cavernosa of the Human Clitoris." *Journal of Anatomy* 188: 513–20.

Toubia, Nahid. 1994. "Female Circumcision as a Public Health Issue." *New England Journal of Medicine* 331: 712–16.

Townsend, John Marshall. 1995. "Sex Without Emotional Involvement: An Evolutionary Interpretation of Sex Differences." *Archives of Sexual Behavior* 24: 173–205.

_____. 1998. *What Women Want, What Men Want*. New York: Oxford University Press.

Travis, John. 1997. "Brave New Egg." *Discover*, Apr.

Trevathan, Wenda. 1987. *Human Birth: An Evolutionary Perspective*. New York: de Gruyter.

Ussher, Jane. 1989. *The Psychology of the Female Body*. London: Routledge.

Uvnäs-Moberg, Kerstin. 1994. "Role of Efferent and Afferent Vagal Nerve Activity During Reproduction: Integrating Function of Oxytocin on Metabolism and Behavior." *Psychoneuroendocrinology* 19: 687–95.

_____. 1996. "Neuroendocrinology of the Mother-Child Interaction." *Trends in Endocrinology and Metabolism* 7: 126–31.

Valian, Virginia. 1998. "Running in Place." *The Sciences*, Jan.–Feb.

_____. 1998. *Why So Slow?* Cambridge, Mass.: MIT Press.

Verkauf, Barry S., et al. 1992. "Clitoral Size in Normal Women." *Obstetrics & Gynecology* 80: 41–44.

Voda, Ann M. 1992. "Menopause: A Normal View." *Clinical Obstetrics and Gynecology* 35: 923–33.

Wallen, Kim. 1990. "Desire and Ability: Hormones and the Regulation of Female Sexual Behavior." *Neuroscience & Biobehavioral Reviews* 14: 233–41.

_____. 1995. "The Evolution of Female Sexual Desire." In *Sexual Nature/Sexual Culture.* Edited by P. R. Abramson and S. D. Pinkerton. Chicago: University of Chicago Press.

_____. 1996. "Nature Needs Nurture: The Interaction of Hormonal and Social Influences on the Development of Behavioral Sex Differences in Rhesus Monkeys." *Hormones and Behavior* 30: 364–78.

Wederkind, Claus, et al. 1995. "MHC-dependent Mate Preferences in Humans." *Proceedings of the Royal Society of London* 260: 245–49.

Weller, A., and L. Weller. 1993. "Human Menstrual Synchrony: A Critical Assessment." *Neuroscience and Biobehavioral Reviews* 17: 427–39.

Wilcox, Allen J., et al. 1995. "Timing of Sexual Intercourse in Relation to Ovulation." *New England Journal of Medicine* 333: 1517–21.

Wilson, Edward O. 1975. *Sociobiology.* Cambridge, Mass.: Harvard University Press.

_____. 1996. *In Search of Nature.* Washington, D.C.: Island Press.

Wilson, J. D., and D. W. Foster, eds. 1992. *Williams Textbook of Endocrinology.* Philadelphia: Saunders.

Wilson, Robert Anton. 1974. *The Book of the Breast.* Chicago: Playboy Press.

Witt, Diane M. 1995. "Oxytocin and Rodent Sociosexual Responses: From Behavior to Gene Expression." *Neuroscience and Biobehavioral Reviews* 19: 315–24.

World Health Organization. 1994. "Female Genital Mutilation." A Committee Report.

Wright, Robert. 1994. *The Moral Animal.* New York: Vintage.

Yalom, Marilyn. 1997. *A History of the Breast.* New York: Knopf.

Zorrilla, Eric P., et al. 1995. "High Self-Esteem, Hardiness and Affective Stability Are Associated with Higher Basal Pituitary-Adrenal Hormone Levels." *Psychoneuroendocrinology* 20: 591–601.

Zussman, Leon, et al. 1981. "Sexual Response after Hysterectomy-Oophorectomy: Recent Studies and Reconsideration of Psychogenesis." *American Journal of Obstetrics and Gynecology* 140: 725–29.

致谢

在为本书做调研的过程中，我采访过数百位才思敏捷、不吝赐教的人，其中多位是权威的科学家和医生，还有些是自己研究领域中的专家。我无法一一列出需要感谢的人的姓名，但我想在这里对所有曾花费时间与我交谈的人表示感谢，感谢他们与我一起对女性的身体机制表达畅想。

我尤其要感谢以下研究者：莎拉·布莱弗·赫迪，帕特里夏·阿代尔·高瓦蒂，芭芭拉·斯穆茨，南茜·伯利，克里斯滕·霍克斯，金·沃伦，苏·卡特，谢斯廷·乌纳斯-莫贝里，苏珊·洛夫，温达·特雷瓦森，卡伊·比约克奎斯特，弗朗斯·德瓦尔，埃伦·拉恩，莎朗·希利尔，马利亚·布斯蒂略，杰罗尔德·迈因沃尔德（Jerrold Meinwald），托马斯·埃斯纳（Thomas Eisner），贝妮塔和约翰·卡兹耐伦伯根，托马斯·因塞尔（Thomas Insel），罗杰·戈斯基（Roger Gorski），弗洛伦斯·哈塞尔廷（Florence Haseltine），玛莎·麦克林托克，戈特·德·弗里斯（Geert de Vries），多米尼克·托兰-阿勒兰德（Dominique

Toran-Allerand），玛吉·普罗费，隆达·席宾格，巴尼·施林格（Barney Schlinger），米丽娅姆·纳尔逊，罗南·鲁比诺夫（Ronenn Roubenoff），潘提·西泰里（Pentii Siiteri），妮科莱特·霍尔巴赫，杰·舒尔金（Jay Schulkin），迈克尔·托夫，黛安·韦特（Diane Witt），路易斯·菲格拉，以及弗吉尼亚·瓦利安。

我也对以下个人深表感谢，他们分享了自己的个人历史，有些让我近距离观察了医疗过程：霍普·菲利浦斯，贝丝·德洛基，安东尼娅·阿尔巴（Antonia Alba），桑德拉·甘兹曼（Sandra Gandsman），简·卡登，谢丽尔·蔡斯，玛莎·考文垂，以及北美双性人协会（Intersex Society of North America）的成员。

我衷心感谢霍顿米夫林出版公司的编辑，谢谢他们的体恤、细致、耐心，以及偶尔不留情面的指正。我也非常感谢我的研究助理劳拉·贝特曼（Laura Beitman），谢谢她的力量和智识。

最后，我要对我的丈夫表达深深的爱和感激，他帮助我穿越了疑虑和阴霾的重重风暴，让我打消了放弃的念头。

女性之书